基础护理技术操作

主 编 姜 雪 蒋 玮 郎红娟

西北大学出版社
·西安·

图书在版编目(CIP)数据

基础护理技术操作/姜雪,蒋玮,郎红娟主编. —西安:
西北大学出版社,2021.4
　ISBN 978-7-5604-4728-5

Ⅰ. ①基… Ⅱ. ①姜… ②蒋… ③郎… Ⅲ. ①护理学
Ⅳ. ①R47

中国版本图书馆 CIP 数据核字(2021)第 066544 号

基础护理技术操作
JICHU HULI JISHU CAOZUO

主　　编	姜　雪　蒋　玮　郎红娟
出版发行	西北大学出版社
地　　址	西安市太白北路 229 号
邮　　编	710069
电　　话	029-88305287
网　　址	http://nwupress.nwu.edu.cn
E-mail	xdpress@nwu.edu.cn
经　　销	全国新华书店
印　　装	陕西隆昌印刷有限公司
开　　本	720 毫米×1020 毫米　1/16
印　　张	21
字　　数	410 千字
版　　次	2021 年 4 月第 1 版　2021 年 4 月第 1 次印刷
书　　号	ISBN 978-7-5604-4728-5
定　　价	39.00 元

本版图书如有印装质量问题,请拨打 029-88302966 予以调换。

《基础护理技术操作》
编 委 会

主　编　姜　雪　蒋　玮　郎红娟
副主编　金　鑫　王晓庆　王　靖　赵　将
　　　　　潘　卓　马建军　薛　峰
编　者（以姓氏笔画为序）
　　　　　王　黎　王文燕　王宏玲　史小英
　　　　　冯倩倩　朱　珠　向富森　刘美彤
　　　　　刘媛媛　江　逊　李　杨　李　佳
　　　　　李　娜　杨　萍　何乾峰　苑佳花
　　　　　宗子钰　贺晓燕　党敏玲　高　原
　　　　　高丽娟　郭文秋　梁　倩　程莎莎
　　　　　潘文娟

前 言

在护理教学及临床实践中，护理技术操作是一项非常重要的教学环节；同时，护理技术操作也是护理工作的基础，是护士从事护理活动中必须掌握的一门专业技能。随着社会的飞速发展，护理技术操作也在不断改进、不断完善。为了更好地满足临床护理操作需求，本书详尽阐述了医院重点及特殊部门所开展的护理技术操作目的、评估、准备、操作步骤及注意事项等，旨在对学习者以针对性的指导和帮助。

本书在编写过程中参照最新指南、最新标准，结合常见护理并发症的预防等进行编写。全书分为七章：APN岗位设置、基础护理技术、手术室专科护理技术、新生儿专科护理技术、急救护理技术、护理技术操作并发症预防与处理、基础护理操作考核评分标准等，涵盖了护理技术操作最基础、最常见、最重要的内容，为护理同仁提供理论培训教材及实践参考依据，进而达到提升医院整体护理水平的目标。

本书在编写的过程中，得到了各级领导、各专家教授及护理同仁的指导和支持，在此深表谢意！由于编者的能力和水平有限，书中难免存在错误和疏漏之处，恳请使用本教材的师生和读者惠予指正。

编者

2021年1月

目　录

第一章　APN 岗位设置 …………………………………………………（ 1 ）
第一节　概述 ………………………………………………………（ 1 ）
第二节　护理人员分层管理 ………………………………………（ 1 ）
第三节　APN 主要岗位工作日程 …………………………………（ 4 ）
第四节　APN 相关岗位工作日程 …………………………………（ 7 ）

第二章　基础护理技术 …………………………………………………（ 9 ）
第一节　铺床法 ……………………………………………………（ 9 ）
第二节　患者移动和安全保护 ……………………………………（ 15 ）
第三节　感染预防控制 ……………………………………………（ 22 ）
第四节　清洁护理技术 ……………………………………………（ 29 ）
第五节　生命体征测量 ……………………………………………（ 36 ）
第六节　冷疗与热疗技术 …………………………………………（ 39 ）
第七节　饮食、营养与排泄 ………………………………………（ 42 ）
第八节　药物治疗和过敏试验 ……………………………………（ 49 ）
第九节　静脉输液和输血技术 ……………………………………（ 56 ）
第十节　标本采集技术 ……………………………………………（ 60 ）
第十一节　常用输液设备的使用 …………………………………（ 69 ）
第十二节　常见引流管的护理 ……………………………………（ 71 ）

第三章　手术室专科护理技术 …………………………………………（ 75 ）
第一节　手术室基本操作技术 ……………………………………（ 75 ）
第二节　手术体位护理 ……………………………………………（ 88 ）
第三节　手术患者安全管理 ………………………………………（ 94 ）

第四章　新生儿专科护理技术 …………………………………………（ 105 ）
第一节　新生儿心电监护仪的使用 ………………………………（ 105 ）
第二节　新生儿暖箱使用技术 ……………………………………（ 106 ）
第三节　新生儿静脉穿刺技术 ……………………………………（ 107 ）

第四节　新生儿输血术 …………………………………………（109）
第五节　新生儿血糖浓度检测技术 ……………………………（111）
第六节　新生儿微量泵的使用 …………………………………（112）
第七节　新生儿末梢采血技术 …………………………………（113）
第八节　新生儿动脉采血术（桡动脉采血）…………………（115）
第九节　新生儿经外周中心静脉置管技术 ……………………（117）
第十节　新生儿胃肠减压术 ……………………………………（118）
第十一节　新生儿洗胃术 ………………………………………（120）
第十二节　新生儿保留灌肠 ……………………………………（121）
第十三节　新生儿不保留灌肠 …………………………………（122）
第十四节　新生儿光照疗法 ……………………………………（123）
第十五节　新生儿体格生长指标的测量 ………………………（125）
第十六节　人工喂养技术 ………………………………………（126）

第五章　急救护理技术 ……………………………………………（128）
第一节　氧气吸入 ………………………………………………（128）
第二节　电动吸引器吸痰法 ……………………………………（130）
第三节　电动洗胃机洗胃法 ……………………………………（131）
第四节　口咽通气管放置技术 …………………………………（133）
第五节　简易呼吸器通气护理技术 ……………………………（134）
第六节　心肺复苏术 ……………………………………………（136）
第七节　尸体护理 ………………………………………………（137）

第六章　护理技术操作并发症预防与处理 ………………………（140）
第一节　轴线翻身法并发症预防与处理 ………………………（140）
第二节　患者搬运操作技术并发症预防与处理 ………………（144）
第三节　患者保护性约束并发症预防与处理 …………………（146）
第四节　口腔护理操作并发症预防与处理 ……………………（151）
第五节　血糖监测技术操作并发症预防与处理 ………………（155）
第六节　热疗技术并发症预防与处理 …………………………（156）
第七节　冷疗技术并发症预防与处理 …………………………（158）
第八节　鼻胃管鼻饲法操作并发症预防与处理 ………………（160）
第九节　留置胃管鼻饲法操作并发症预防与处理 ……………（166）
第十节　胃肠减压术操作并发症预防与处理 …………………（168）

第十一节　导尿术操作并发症预防与处理 …………………………（175）
　　第十二节　导尿管留置技术操作并发症预防与处理 ………………（179）
　　第十三节　大量不保留灌肠法操作并发症预防与处理 ……………（186）
　　第十四节　膀胱冲洗技术并发症预防与处理 ………………………（192）
　　第十五节　雾化吸入法操作并发症预防与处理 ……………………（194）
　　第十六节　皮内注射法并发症预防与处理 …………………………（198）
　　第十七节　皮下注射法并发症预防及处理 …………………………（203）
　　第十八节　肌内注射法操作并发症预防与处理 ……………………（206）
　　第十九节　静脉注射法操作并发症预防与处理 ……………………（209）
　　第二十节　静脉输液法操作并发症预防与处理 ……………………（215）
　　第二十一节　浅静脉留置针输液法操作并发症预防与处理 ………（224）
　　第二十二节　静脉输血法操作并发症预防与处理 …………………（228）
　　第二十三节　静脉采血技术操作并发症预防与处理 ………………（236）
　　第二十四节　动脉采血技术操作并发症预防与处理 ………………（239）
　　第二十五节　输液泵输液法并发症预防与处理 ……………………（244）
　　第二十六节　脑室引流管的护理并发症预防及处理 ………………（245）
　　第二十七节　新生儿暖箱使用并发症预防与处理 …………………（247）
　　第二十八节　光照疗法并发症预防与处理 …………………………（249）
　　第二十九节　氧气吸入法操作并发症预防与处理 …………………（255）
　　第三十节　吸痰技术并发症预防与处理 ……………………………（261）
　　第三十一节　洗胃技术并发症预防与处理 …………………………（266）
　　第三十二节　心肺复苏术并发症预防与处理 ………………………（272）

第七章　基础护理操作考核评分标准 …………………………………（278）
　　第一节　铺备用床操作考核评分标准 ………………………………（278）
　　第二节　轴线翻身法操作考核评分标准 ……………………………（279）
　　第三节　协助患者移向床头法操作考核评分标准 …………………（280）
　　第四节　协助患者由床上移至平车法操作考核评分标准 …………（282）
　　第五节　患者保护性约束法操作考核评分标准 ……………………（283）
　　第六节　无菌技术操作考核评分标准 ………………………………（284）
　　第七节　穿、脱隔离衣操作考核评分标准 …………………………（286）
　　第八节　口腔护理技术操作考核评分标准 …………………………（287）
　　第九节　生命体征监测技术操作评分标准 …………………………（288）

第十节　血糖监测技术操作考核评分标准 ……………………………（289）

第十一节　乙醇拭浴法操作考核评分标准 …………………………（290）

第十二节　鼻饲技术操作考核评分标准 ………………………………（292）

第十三节　胃肠减压术操作考核评分标准 ……………………………（293）

第十四节　导尿术操作考核评分标准 …………………………………（294）

第十五节　大量不保留灌肠技术操作考核评分标准 ……………………（296）

第十六节　膀胱冲洗技术操作考核评分标准 …………………………（297）

第十七节　口服给药法操作考核评分标准 ……………………………（298）

第十八节　雾化吸入法操作考核评分标准 ……………………………（299）

第十九节　皮内注射法操作考核评分标准 ……………………………（300）

第二十节　皮下注射法操作考核评分标准 ……………………………（302）

第二十一节　肌内注射法操作考核评分标准 …………………………（303）

第二十二节　静脉注射法操作考核评分标准 …………………………（304）

第二十三节　静脉输液法操作考核评分标准 …………………………（306）

第二十四节　浅静脉留置针输液法操作考核评分标准 ………………（307）

第二十五节　静脉输血法操作考核评分标准 …………………………（308）

第二十六节　痰标本采集技术操作考核评分标准 ……………………（309）

第二十七节　静脉采血技术操作考核评分标准 ………………………（310）

第二十八节　动脉采血技术操作考核评分标准 ………………………（312）

第二十九节　输液泵的使用操作考核评分标准 ………………………（313）

第三十节　脑室引流管的护理操作考核评分标准 ……………………（314）

第三十一节　新生儿暖箱的使用操作考核评分标准 …………………（315）

第三十二节　光照疗法操作考核评分标准 ……………………………（317）

第三十三节　鼻塞（鼻导管）吸氧技术操作考核评分标准 ……………（318）

第三十四节　经鼻/口腔吸痰技术操作考核评分标准 …………………（319）

第三十五节　洗胃技术操作考核评分标准 ……………………………（320）

第三十六节　心肺复苏术操作考核评分标准 …………………………（322）

第一章

APN 岗位设置

第一节 概 述

岗位设置是建立和完善岗位管理制度的一项基础性工作,是设置岗位并赋予各个岗位特定功能的过程,它体现了医院的管理理念和水平。

现阶段病区的临床护理工作主要采用 APN 岗位设置。所谓 APN 岗位设置,就是将一天 24 小时分成连续不间断的 A 班(上午班)、P 班(下午班)、N 班(夜班)三班,将不同层级、不同工作能力和工作经验的护士分成几个小组,以责任组长带领小组成员对患者实施连续性护理的排班模式。该排班模式的原则是使护理人力足量均衡,保证护理高峰时段人力,提高工作的连续性,减少交接班缝隙和拖班,实现新老护士的合理配置,在满足患者和诊疗活动需求的同时,保障护士合法权益,减轻护士压力,保证患者安全。

APN 排班模式的改革,从护理安全和护理管理的角度来说是有绝对优势的。其优点体现在:①APN 连续性排班模式,减少交接班次数,减少交接班环节中的安全隐患;②加强中、晚班薄弱环节中的人员力量,确保中、晚班人力比例相对合理,提高护理质量及患者安全;③在 A 班和 P 班均有 1~2 名护师以上职称的高年资护士担任责任组长,对护理工作中的高难度护理及危重患者的护理进行把关,充分保障护理安全;④对护士本人来说,连续上班的形式,有利于更好地安排自己的工作,避开上下班高峰等。

第二节 护理人员分层管理

为保证护理专业长足发展,有效发挥不同能力、不同层次护士的作用,体现职业的认同感与责任感,更好地为患者服务,结合临床护理实际,建立完善护理人员分层管理体系。

一、分层级别

一级(N0 级):助理护士。

二级（N1级）：初级责任护士。
三级（N2级）：中级责任护士。
四级（N3级）：高级责任护士。
五级（N4级）：护理专家。

二、分层标准

（一）一级（助理护士）

1. 任职资格　在医院工作≤1年的护士，或未取得护士执业证书者。
2. 岗位职责　在上级护士指导下，按分级护理要求，完成基础护理工作。
3. 能力要求

（1）能运用《基础护理学》相关知识与技能完成基础护理工作，达到使患者清洁、舒适、安全的要求。

（2）能描述本专科常见病、多发病病情观察要点，经常巡视病房，发现异常及时报告。

（3）掌握原卫生部下发的《基础护理服务项目》及《常用临床护理技术服务规范》中规定的临床操作项目。

（4）能识别临床常见的异常检验结果。

（5）能对患者进行环境、饮食、标本留取、安全防范等内容的健康教育。

（6）掌握《护士条例》、感染监控知识及突发意外事件应急预案。

（二）二级（初级责任护士）

1. 任职资格　在医院工作>1年并≤3年的护士。
2. 岗位职责　担任责任护士，在责任组长（中级责任护士及以上）带领下实施所分管患者的各项治疗、用药处置、康复指导，同时辅助带教。
3. 能力要求

（1）能运用护理程序对患者实施整体护理。

（2）能描述本专科常见病、多发病的诊断、治疗、护理及病情观察内容，主动巡视病房，发现异常及时报告并积极采取有效措施。

（3）掌握原卫生部下发的《基础护理服务项目》及《常用临床护理技术服务规范》中规定的临床操作项目。

（4）能描述常用药物及特殊治疗药物的药理作用、不良反应、用法及注意事项。

（5）能识别临床常见的异常检验结果并描述其临床意义。

（6）能正确使用各种抢救仪器，有效配合抢救危重患者的工作。

（7）能应对各种突发事件，熟悉相关应急预案、处理流程。

（8）能对患者进行有关疾病知识、检查、治疗、手术配合等健康宣教。

（9）熟练完成护理病历书写。

（10）熟悉病房管理要求并协助上级护士管理病房。

（11）掌握论文纂写的基本方法，能完成一般经验总结、个案报道。

（12）具有传授基本技能的教学能力。

（13）具有良好的人际沟通与团队协作能力。

（三）三级（中级责任护士）

1. 任职资格　在医院工作＞3年的护师，或工作＞5年的护士，以及获得相关部门认证的专科护士。

2. 岗位职责　担任责任组长，带领小组护士完成所分管患者的各项治疗、用药处置、康复指导等，检查、指导下级护士工作，保证护理质量。

3. 能力要求

（1）能运用责任制整体护理理论、方法对患者实施整体护理，并具有获取相关知识的能力。

（2）能结合本专科疾病特点，准确评估、判断和处理护理问题，具有较丰富的专科知识和技能。

（3）能带领责任小组完成危重、疑难病例的护理，掌握高难度护理操作技术。

（4）能灵活应对各类突发事件和抢救工作。

（5）熟练书写护理病历，并具有指导、修改护理病例书写的能力。

（6）具有发现护理质量缺陷并进行改进的能力。

（7）具有管理病房的能力。

（8）每年至少在专业期刊发表论文1篇。

（9）具有全面的健康教育能力。

（10）具有查房、讲课、示教等教学能力。

（四）四级（高级责任护士）

1. 任职资格　在医院工作＞5年的护师或主管护师。

2. 岗位职责　全面负责病房护理工作，做好质量控制、人员培训、临床教学及科研工作。

3. 能力要求

（1）运用管理学、卫生经济学、人文关怀、责任制整体护理理论进行护理管理。

（2）知晓危重患者的救治原则，具备各类静脉置管、气管插管配合等抢救技能，在突发事件及危重症患者救治中正确实施抢救护理。

（3）能指导并参与危重、疑难病例护理计划的制订与措施的落实。

（4）具有良好的观察能力和分析能力，及时发现护理质量缺陷与安全隐患，并持续改进。

（5）具有丰富扎实的专科知识和技能，结合本专科特点开展新技术、新业务。

（6）有组织、指导教学、培训和开展科研的能力，每年在统计源期刊发表较高水平的论文不少于1篇，积极申报各类课题、奖项，是本学科学术带头人。

（7）善于沟通与协调，解决护理难点问题。

（五）五级（护理专家）

1. 任职资格　副主任护师以上。

2. 岗位职责　指导病房护理管理工作，负责院内疑难护理病例会诊，开展临床相关研究，开展新技术、新业务，推动护理专业发展。

3. 能力要求

（1）具有丰富扎实的专业知识和业务技能。

（2）负责院内会诊，协助处理本专业相关疑难问题及并发症。

（3）具有不断改进优化技术操作流程，实施培训与指导的能力。

（4）具有评价、分析和改进护理质量的能力。

（5）能提供本专业的业务技术咨询、指导和帮助。

（6）能针对本专业护理问题和难点展开研究工作。

（7）及时了解并推广本专业新指南、新技术、新业务。

（8）了解护理最新仪器、耗材等动态，对引进的高尖端技术和护理产品进行论证或监测。

（9）每年在统计源期刊发表论文不少于2篇，积极申报各类课题、奖项。

（10）具有良好的组织、协调、沟通能力。

第三节　APN主要岗位工作日程

一、责任组长工作日程

1. 严格床旁交接，掌握病房患者动态，做好特殊治疗护理交接。

2. 交接物品、器械、毒麻药品，查看交班本及护理工作记录。

3. 准确核对、处理并协助执行本班医嘱。在护士长的领导下，负责本小组患者护理工作的协调与落实，督导组员全面落实全程、连续责任制整体护理。

4. 负责分管病情有特殊变化、大手术后等危重患者，完成分管患者的各项治疗、护理等工作。

5. 承担危重、疑难和抢救患者的护理工作，完成难度较大的技术操作，进行新业务、新技术临床实践。

6. 参加科主任查房、科内会诊和疑难、死亡病例讨论，有特殊情况，详细向责任护士交代。

7. 督促本组护理人员严格执行各项规章制度和技术操作规程，做好技术把关，指导危重患者护理计划的制订和实施。

8. 实施质量管理，达到质量标准要求，发现问题，及时解决或上报。

9. 如发生差错、事故、护理不良事件或护理并发症，及时向护士长汇报，查明原因，吸取教训，提出改进措施或建议，并追踪改进效果。

10. 负责实习护士、新聘护士等的临床带教及培训工作，参与护理科研。

11. 协助护士长做好病区管理，保持病区整洁、安静、安全。做好病区单元的消毒隔离工作，预防院内感染的发生。

12. 检查本班治疗、护理完成情况，协助书写相关护理记录。

13. 总结分析本组工作成绩、经验教训及存在的问题，提出改进方案并追踪落实。

二、责任护士工作日程

1. 在护士长、责任组长指导下，按照护理工作流程及规范，正确完成所分管患者的各项基础护理和部分专科护理工作。

2. 按整体护理要求，对分管患者做到"九知道"（姓名、性别、床号、诊断、病情、治疗、饮食、护理和心理需要）。

3. 热情接待新入院患者，做好入院评估、健康教育、卫生处置等工作。根据病情和诊疗计划，掌握患者所需要解决的护理问题，从而制订计划、执行计划、密切观察病情，随时评价护理措施并修订计划。

4. 巡视病房，密切观察与记录患者生命体征和病情变化，发现异常情况及时处理并报告。

5. 准确核对并执行医嘱，正确书写护理文书。

6. 负责标本收集、送检等工作。摆放所有次日长期医嘱的药品。

7. 协助患者进餐，对不能自理的患者提供生活护理和帮助。

8. 参加常规护理查房、护理教学查房，参与危重患者护理会诊和护理个案讨论。

9. 负责出院、专科、死亡患者的床单位处理，隔离患者的床单位消毒。

10. 参与病区管理，保持病区整洁、安静、安全，病室定时开窗通风，做好患者的消毒隔离工作。

11. 督促患者午休，参与制订患者安全防护措施。

12. 做好患者的健康教育及出院指导工作。
13. 检查本班治疗护理完成及护理文书书写情况，认真完成交班报告。

三、小夜班护士工作日程

1. 严格床旁交接，掌握病房患者动态，做好特殊治疗护理交接。
2. 交接物品、器械、毒麻药品，查看交班本及护理工作记录。
3. 负责核对、分发晚8时口服药及注射针剂，做好各种治疗及护理工作。
4. 巡视病房，密切观察与记录患者生命体征和病情变化，发现异常情况及时处理并报告。
5. 核对医嘱、化验单、检查单，分发标本容器，并通知次日晨取血、特殊检查及手术患者禁食水等注意事项。
6. 准确查对白班医嘱执行、护理工作落实及记录情况。查对白班所摆所有长期医嘱的药品。
7. 做好病区管理，按时关闭水、电、门窗及病区落锁，保障病区安全，保持环境整洁。严格执行病区陪人管理制度。
8. 及时处理并执行临时医嘱。
9. 检查本班治疗护理完成及护理文书书写情况，认真完成交班报告。

四、大夜班护士工作日程

1. 严格床旁交接，掌握病房患者动态，做好特殊治疗护理交接。
2. 交接物品、器械、毒麻药品，查看交班本及护理工作记录。
3. 负责核对、分发后夜口服液、注射针剂，做好各种治疗及护理工作。
4. 巡视病房，密切观察与记录患者生命体征和病情变化，发现异常情况及时处理并报告。
5. 及时处理并执行临时医嘱。
6. 负责标本收集、送检等工作。倾倒各种引流液，准确记录24小时出入量。
7. 检查当日手术患者术前准备情况。做好患者术前宣教，并与手术室做好病员交接工作。
8. 完善大夜班护理记录，正确书写交班报告。
9. 准备好晨间护理所需用物，整理治疗车，保持病区环境整洁。
10. 负责晨交班。

第四节　APN 相关岗位工作日程

一、办公护士工作日程

1. 在护士长领导下，负责病区护理器材、办公用品、被服用具等各类物品的保管、维修和请领。
2. 协助护士长检查病区环境及陪人制度落实情况。
3. 负责办理入院、出院、转科、死亡患者的各种手续及相关病历书写。做好入院介绍及各类来科人员的咨询和患者费用查询工作。
4. 认真完成医嘱的核对、处理、录入、打印等工作，并督促正确执行，按时完成患者生命体征及出入量记录工作。
5. 协助护士长检查各班执行医嘱情况及护理文书书写质量，保证各类文书质量达标。
6. 保持库房环境整洁，各类物品分类分区定点放置，妥善保管，防止受潮过期等。定期检查并清点物品，做好登记。
7. 协助护士长解决护理工作中出现的紧急情况，护士长不在班时，代理护士长工作。
8. 负责各种外送通知单、维修等联系工作，指导实习生及进修护士的带教工作。
9. 检查各类耗材使用登记及计费完成情况。

二、药疗护士工作日程

1. 负责毒、麻、高危药品等的请领与保管。
2. 负责病室口服药、注射药、静脉溶液、外用药物的请领。
3. 负责急救车药品及物品的清点与请领。
4. 负责准备、发放口服药，做到发药到口，及时收回药杯，定时清洗、消毒。
5. 负责注射药的准备，严格执行查对制度。
6. 检查无菌物品的有效期，保持无菌物品的清洁整齐，定期清点并进行大消毒。
7. 到供应室请领消毒物品，保持药柜和药车清洁、整齐。
8. 负责实习生及进修护士的带教工作。

三、辅助班护士工作日程

1. 在护士长的领导和护理组长及责任护士的指导下进行工作。

2. 认真落实晨间洗脸、洗手及梳头，完成基础护理；认真落实黄昏洗脸、洗手及梳头，完成基础护理。

3. 在护理组长的指导下巡视病房，发现问题及时报告。

4. 保持患者清洁卫生，整理或更换床单位，负责一般患者的转床，保持病房的整洁与通风。

5. 准备床单位，对新入院患者进行环境介绍，管理陪护。

6. 每月清点财产、被服、器械1次，每周清点贵重药品1次，并做好记录。

7. 协助科室贵重物品的保养与维护，完成消毒瓶、无菌缸等的更换、清洗、待干、打包、消毒工作。

8. 协助患者进餐与下床活动，协助患者翻身并拍背；倾倒尿液、引流液等。

第二章

基础护理技术

第一节 铺床法

一、铺备用床(被套式)

(一)目的

1. 准备接收新患者。
2. 保持病室的整洁、美观。

(二)评估

1. 铺床操作过程对其他患者及环境有无影响。
2. 检查床有无损坏，床、被褥等是否符合安全、舒适、清洁的要求，适应季节需要。

(三)准备

1. 用物　床、床垫、床褥、枕芯、棉被或毛毯、大单、被套、枕套(按先后顺序放置)、扫床刷、速干手消毒剂、护理车。
2. 环境　环境整洁、宽敞，光线充足；同病室内无患者进行治疗或进餐。
3. 护士　着装整洁，戴口罩，洗手，备齐用物。

(四)实施

1. 操作步骤

(1)铺床前　护士携用物至床旁→移床旁桌距床20cm→移椅至床尾15cm→翻转床垫，用扫床刷扫去床垫的灰尘→床褥铺于床上→用物按顺序放于椅上。

(2)铺床　①铺大单：大单中线对齐床中线，分别散开→包角(直角或斜角，先床头后床尾)→中部拉紧塞于床垫下→转至对侧，同法铺对侧大单；②铺盖被：被套正面向外展开，开口端朝床尾，中线对齐展开→拉被套上层至1/3处→"S"形棉被置于被套内，相吻合套好→折成被筒，被头与床头平齐→被筒齐床沿，尾端塞于床垫下；③套枕套：枕套套于枕芯上，四角充实→开口背门,放于床头。

(3)铺床后　桌椅归位→整理用物和环境→洗手。

2. 注意事项

(1)同室患者进行治疗或进餐时暂停铺床。

(2)注意节力原则,即扩大支撑面、动作连续、避免多余动作、减少走动次数。

(3)动作轻快娴熟,尽量减少灰尘对环境的污染及对患者造成的不适。

(五)评价

1. 病床符合实用、耐用、舒适、安全的原则。

2. 病室及床单位环境整洁、美观。

二、铺暂空床(被套式)

(一)目的

1. 供新患者或暂时离床活动的患者使用。

2. 保持病室整洁、美观。

(二)评估

1. 铺床操作过程对其他患者及环境有无影响。

2. 检查床有无损坏,床、被褥等是否符合安全、舒适、清洁的要求,适应季节需要。

3. 评估患者是否可以暂时离床活动或外出检查,向患者做好解释。

(三)准备

1. 用物　床、床垫、床褥、枕芯、棉被或毛毯、大单、被套、枕套(按先后顺序放置)、扫床刷、速干手消毒剂、护理车,必要时备橡胶单、中单和(或)一次性垫单。

2. 环境　环境整洁、宽敞,光线充足;同病室内无患者进行治疗或进餐。

3. 患者　暂离床,注意安全。

4. 护士　着装整洁,戴口罩,洗手,备齐用物。

(四)实施

1. 操作步骤

(1)铺床前　护士携用物至床旁→移床旁桌距床头20cm→移床旁椅距床尾15cm→检查床垫或根据需要翻转床垫→用扫床刷扫去床垫的灰尘→床褥铺于床上→用物按顺序放于椅上。

(2)铺床　①铺大单:大单中线对齐床中线,分别散开→包角(直角或斜角,先床头后床尾)→中部拉紧塞于床垫下→转至对侧,同法铺对侧大单;②铺橡胶单和中单:需铺橡胶单和中单时,橡胶单(上缘距床头45~50cm)对齐床中线铺于大单上→中单铺于橡胶单上→两端下垂部分平整塞于床垫下→转至对侧，同法铺好；③铺盖被：被套正面向外展开，开口端朝床尾，中线对齐展开→拉被套上层至1/3处→"S"形棉被置于被套内，相吻合套好→折成被筒，被头与床头平齐→被筒齐床沿，尾端向内折叠，与床尾齐→盖被对折三折于床尾；④套枕套：枕套套于枕芯上，四角充实→开口背门，放于床头。

(3) 铺床后 桌椅归位→整理用物和环境→洗手。

2. 注意事项

(1) 同室患者进行治疗或进餐时暂停铺床。

(2) 注意节力原则，即扩大支撑面、动作连续、避免多余动作、减少走动次数。

(3) 动作轻巧、迅速，尽量减少灰尘对环境的污染及对患者造成的不适。

(4) 注意观察离床活动患者的病情变化和安全。

(五) 评价

1. 病床符合实用、耐用、舒适、安全的原则。

2. 病室及床单位环境整洁、美观。

3. 患者上下床方便，躺卧时感觉舒适。

三、铺麻醉床(被套式)

(一) 目的

1. 便于接收和护理手术后的患者。

2. 使患者安全、舒适，预防并发症。

3. 避免床上用物被污染，便于更换。

(二) 评估

1. 患者病情、手术部位与麻醉方式。

2. 床单位设施、呼叫装置、氧气装置、吸引装置性能等是否完好，术后需要的抢救物品及药品是否准备齐全。

3. 病室环境状况和病友的心理反应。

(三) 准备

1. 用物

(1) 床上相关用品 床、床垫、床褥、枕芯、棉被或毛毯、大单、被套、枕套(按先后顺序放置)、扫床刷、速干手消毒剂、护理车，另备橡胶单及中单各2条(按先后顺序放置)。

(2) 麻醉护理盘 治疗巾内放置治疗碗、开口器、舌钳、牙垫、吸痰管、氧气导管、压舌板、镊子、纱布；治疗巾外另备手电筒、血压计、听诊器、弯盘、胶布、棉签、护理记录单、笔、输液架等。

2. 环境　环境整洁、宽敞，光线充足；同病室内无其他患者进行治疗或进餐。

3. 护士　着装整齐，戴口罩，洗手，备齐用物。

(四)实施

1. 操作步骤

(1)铺床前　护士携用物至床旁→移床旁桌距床头20cm→移床旁椅距床尾15cm→检查床垫或根据需要翻转床垫→用扫床刷扫去床垫的灰尘→床褥铺于床上→用物按顺序放于椅上。

(2)铺床　①铺大单：大单中线对齐床中线，分别散开→包角(直角或斜角，先床头后床尾)→中部拉紧塞于床垫下→橡胶单和中单对齐中线铺于床中部→下垂部分塞于床垫下→根据患者麻醉方式及手术部位按需铺另一橡胶单和中单→转至对侧，同法铺对侧大单、橡胶单和中单；②铺盖被：被套正面向外展开，开口端朝床尾，中线对齐展开→拉被套上层至1/3处→"S"形棉被置于被套内，相吻合套好→折成被筒，被头与床头平齐→被筒齐床沿，尾端向内折叠，与床尾齐→盖被三折放于一侧床边，开口处向门；③套枕套：枕套套于枕芯上，四角充实→开口背门，横立于床头。

(3)铺床后　桌归位，椅放于折叠被同侧床尾→置麻醉护理盘于床旁桌上，输液架置于床尾，其他物品按需放置→整理用物和环境→洗手。

2. 注意事项

(1)根据病情需要，铺橡胶单和中单，防止术后呕吐物、排泄物、伤口渗液等污染床上物品。

(2)注意中单要遮盖橡胶单，避免橡胶单与患者皮肤接触，导致患者不适。

(3)下肢手术患者，可将第二块橡胶单、中单铺于床尾，一端齐床尾。

(4)非全麻手术患者，只需在床中部铺橡胶单和中单。

(5)同室患者进行治疗或进餐时暂停铺床。

(6)注意节力原则，即扩大支撑面、动作连续、避免多余动作、减少走动次数。

(7)拆除污被单和铺床时尽量减少灰尘对环境的污染及对其他患者造成的不适。

(五)评价

1. 病床符合实用、耐用、舒适、安全的原则。

2. 病室及床单位环境整洁、美观。

3. 护理术后患者的物品齐全，患者能得到及时抢救和护理。

四、卧床患者床单位整理

(一)目的

1. 保持病床的清洁,使患者感觉舒适。
2. 预防压疮等并发症的发生。
3. 保持病室的整洁、美观。

(二)评估

1. 患者的病情,有无活动限制。
2. 患者病损部位及合作程度。
3. 病室环境是否会影响周围患者的治疗或进餐。

(三)准备

1. 用物 扫床刷、扫床套、污衣袋,需要时备清洁衣裤。
2. 环境 环境整洁、宽敞,光线充足;同病室内无患者进行治疗或进餐;按季节调节室内温度。
3. 患者 患者理解、能积极配合。
4. 护士 着装整齐,戴口罩,洗手,备齐用物。

(四)实施

1. 操作步骤 护士携用物至床旁→向患者解释,了解其需求→酌情关门窗→移床旁桌椅(如病情许可,放平床头及床尾支架,便于彻底清扫)→协助患者侧卧对侧(先移枕头后移患者)→松开近侧各层单→先扫净中单、橡胶单,搭于患者身上→从床头至床尾扫净大单(注意枕下及患者身下各层彻底扫净)→将大单、橡胶单、中单逐层拉平铺好→将患者移至近侧,护士转至对侧同法逐层清扫并拉平铺好各单→患者平卧→整理盖被→为患者盖好→取出枕头扫净、揉松后置于患者头下→支起床上支架,移回床旁桌椅→整理床单位→清理用物(取下扫床刷上的扫床套,洗净后消毒备用)→洗手。

2. 注意事项

(1)护士动作敏捷轻稳,不过多翻动和暴露患者,以免患者疲劳及受凉。

(2)注意观察病情及患者的皮肤有无异常改变,放置引流管的患者要防止管道扭曲受压或脱落。

(3)应运用人体力学原理,以节省体力和时间,提高工作效率。

(4)患者的衣服、床单、被套每周更换1~2次,若污染则要及时更换。

(5)为防止交叉感染,应采用一床一巾湿扫法,用后消毒。

(6)禁止在病房、走廊堆放更换下来的衣物。

(五)评价

1. 患者感觉舒适安全。

2. 操作轻稳、节力，床单位整洁、美观。
3. 患者了解操作的目的、方法，能配合操作。

五、卧床患者更换床单

(一)目的
1. 保持病床的清洁，使患者感觉舒适。
2. 预防压疮等并发症的发生。
3. 保持病室环境整洁、美观。

(二)评估
1. 患者的病情，有无活动限制。
2. 患者病损部位及合作程度。
3. 病室环境是否会影响周围患者的治疗或进餐。

(三)准备
1. 用物　大单、被套、枕套、中单、扫床刷、扫床套、污衣袋，需要时备清洁衣裤。
2. 环境　环境整洁、宽敞，光线充足；同病室内无患者进行治疗或进餐，按季节调节室内温度。
3. 患者　患者理解、能积极配合。
4. 护士　着装整齐，戴口罩，洗手，备齐用物。

(四)实施
1. 操作步骤

(1)换单前　护士携用物至床旁→向患者做好解释并说明配合方法→酌情关门窗→移床旁桌距床头20cm→移床旁椅距床尾15cm，护理车至床尾正中→放平床支架，松开床尾盖被→协助患者移向对侧并侧卧，背向护士→松近侧各单→中单卷于患者身下→扫净橡胶单，搭于患者身上→卷大单于患者身下，扫净床褥。

(2)铺单　铺洁净大单，中线对齐展开→远侧1/2塞于患者身下→铺近侧大单→放平橡胶单→铺清洁中单→中单、橡胶单一并塞于床垫下→患者翻身至近侧并侧卧→护士移至对侧→松开各单，污中单置床尾→扫净橡胶单，搭于患者身上→取出污单置于护理车下层→扫净床褥，扫床套置于护理车下层，扫床刷置于护理车上层→同法铺对侧大单、橡胶单和中单→患者平卧→清洁被套铺于盖被上，打开尾端→棉被取出拉成"S"形，置于清洁被套内→展开拉平棉被→折成被筒，尾端折于患者脚下→撤污被套→更换枕套，揉松并整理平整。

(3)换单后　床头桌椅归位→整理床单位→协助患者取舒适卧位→开窗通

风→整理用物→洗手。

2. 注意事项

（1）污中单、大单污染面向内卷塞于患者身下，清洁大单、中单清洁面向内卷塞。

（2）对于不能翻身侧卧的患者采取平卧换单法，从床头至床尾更换。平卧换单法先取出枕头并拆开，铺完大单后先换枕套再换被套。

（3）护士动作敏捷轻稳，不过多翻动和暴露患者，以免患者疲劳及受凉。

（4）注意观察病情及患者的皮肤有无异常改变，放置引流管的患者要防止管道扭曲受压或脱落。

（5）运用人体力学原理，以节省体力和时间，提高工作效率。

（6）患者的衣服、床单、被套每周更换1~2次，若污染则要及时更换。

（7）为防止交叉感染，应采用一床一巾湿扫法，用后消毒。

（8）禁止在病房、走廊堆放更换下来的衣物。

（五）评价

1. 患者感觉舒适安全。
2. 操作轻稳、节力、床单位整洁、美观。
3. 患者了解操作的目的、方法，能配合操作。

第二节　患者移动和安全保护

一、更换卧位

（一）目的

1. 协助身体有移动障碍的患者变换卧位，使患者舒适。
2. 减轻患者局部组织受压，预防压疮的发生。
3. 减少坠积性肺炎的发生。
4. 满足治疗和护理的需要。

（二）评估

1. 患者病情、意识状态和皮肤状况，有无各种导管、牵引、石膏夹板固定，以及肢体活动情况。
2. 患者年龄、体重，需要移动的目的、活动耐力、合作程度及自理能力。
3. 患者的心理状态、沟通能力、对移动方法的认识水平及经验。
4. 环境和设备状况。

（三）准备

1. 用物　软枕2个、扫床刷、扫床刷套、笔、翻身卡，必要时备大单、中单。

2. 环境　环境整洁、宽敞，光线充足。

3. 患者　患者理解、能积极配合。

4. 护士　根据患者病情确定护士人数和配合方法；着装整齐，戴口罩，洗手，备齐用物。

(四)实施

1. 操作步骤

(1)协助患者翻身　①一人协助法：患者仰卧→患者双手放于腹部→双腿屈膝→将患者移向床边(护士同侧)→护士一手扶肩、一手扶膝→轻推患者翻向对侧侧卧→整理患者衣服→在背部、膝下垫软枕→整理床单位→洗手；②两人协助法：患者仰卧→患者双手放于腹部→双腿屈膝→护士两人站在病床同一侧→一护士双手托住患者肩、腰部→另一护士托住患者臀部、腘窝部→同时抬起患者移向自己→患者翻向对侧侧卧→整理患者衣服→在背部、膝下垫软枕→整理床单位→洗手。

(2)协助患者移向床头　①一人协助法：放平床头支架(根据病情)→枕头横立床头→患者仰卧屈膝→护士一手臂伸入患者肩下→另一手臂托住患者臀部→患者双手握住床头栏杆，双脚蹬床面→护士助力使患者上移→放回枕头→支起床头支架→整理床单位→洗手；②两人协助法：放平床头支架(根据病情)→枕头横立床头→患者仰卧屈膝→两护士分别站在床的两侧→分别托住患者一侧肩、臀部→同时抬起患者移向床头→放回枕头→支起床头支架→整理床单位→洗手。

2. 注意事项

(1)翻身时注意保护患者安全；一人翻身时不可拖拉患者，两人操作时注意协调配合，注意节力。

(2)根据患者病情和皮肤受压情况，确定翻身的间隔时间。

(3)有管道时注意妥善放置，保持通畅。

(4)为手术患者翻身时，先检查敷料是否脱落或有无分泌物，如分泌物浸湿敷料，应先更换再翻身。

(5)颅脑手术后，头部翻动过剧可引起脑移位形成脑疝，压迫脑干而致突然死亡，因此头部只能卧于健侧或平卧；颈椎和颅骨牵引的患者翻身时不可放松牵引；石膏固定或伤口较大的患者翻身后注意将该伤处放于适当位置，防止受压。

(五)评价

1. 患者舒适、安全，皮肤受压情况得到改善。

2. 操作轻稳、节力、动作娴熟。

二、轴线翻身法

(一)目的

1. 协助颅骨牵引、高颈段脊髓手术、脊髓损伤、脊柱手术后及髋关节手术后患者在床上翻身。
2. 预防脊髓、脊椎再损伤及关节脱位。
3. 预防压疮,增加患者舒适感。

(二)评估

1. 患者病情、意识状态及营养状况。
2. 患者损伤部位、伤口及管道情况。
3. 患者皮肤受压情况。
4. 患者的心理状况及合作程度。

(三)准备

1. 用物　软枕2个、扫床刷、扫床刷套、笔、表、翻身卡,必要时备大单、中单。
2. 环境　环境整洁、宽敞,光线充足。
3. 患者　患者理解、能积极配合。
4. 护士　根据患者病情确定护士人数和配合方法;着装整齐,戴口罩,洗手,备齐用物。

(四)实施

1. 操作步骤　护士携用物至床旁→核对、解释→移开床旁桌、椅→放下床档→松开床尾、移去枕头→协助患者翻身→协助患者取舒适卧位,将患者肢体放置于功能位或良肢位→整理床单位→整理用物→洗手、记录翻身时间。

翻身方法包括两人协助法和三人协助法。

(1)两人协助法　两位操作者站于患者同侧→将大单置于患者身下,分别抓紧靠近患者肩部、腰背、髋部、大腿等处的大单,将患者拉至近侧并放置床档→操作者绕至对侧,将患者近侧手臂置于头侧,远侧手臂置于胸前→两人分别抓紧患者肩、腰背、髋部、大腿等处的大单→动作一致地将患者整个身体翻转至侧卧,枕头置于患者头下→另一枕头置于患者背部,侧卧角度不超过60°→第三个枕头置于患者两膝之间,使双膝自然弯曲。

(2)三人协助法　三位操作者站于患者同侧→将患者双手交叉放于胸前,平移患者至近侧→一位操作者固定患者头部,沿纵轴向上略加牵引→第二位操作者将双手分别置于肩、背部→第三位操作者将双手分别置于腰、臀部→使患者头、颈、肩、腰、髋保持在同一水平线上→三人同时用力,轻柔反转至侧卧,枕头置于患者头下→另一枕头置于患者背部,侧卧角度不超过60°→

第三个枕头置于患者两膝之间，使双膝自然弯曲。

2. 注意事项

（1）操作前询问患者有无不适，特别注意损伤部位、伤口及管道情况。

（2）操作中动作轻柔，轴位翻身时，使头、颈、躯干保持在同一水平位翻动，严防脊柱扭曲。翻身时注意患者保暖，并防止坠床。

（3）操作后注意患者有无头晕等不适感，防止体位性低血压的发生，检查腰背及骶尾部皮肤，并准确记录翻身时间。

（五）评价

1. 患者舒适、安全，皮肤受压情况得到改善。
2. 操作轻稳、节力、动作娴熟。

三、轮椅运送患者

（一）目的

1. 运送不能行走但能坐起的患者入院、出院、检查、治疗或室外活动。
2. 帮助患者下床活动，促进血液循环和体力恢复。

（二）评估

1. 评估病床间距是否方便轮椅出入。
2. 患者的病情、意识状态、体重与躯体活动能力、合作程度，确定移乘方法。
3. 评估轮椅各部件的性能是否完好。

（三）准备

1. 用物　轮椅，根据季节备毛毯、别针、软枕。
2. 环境　移开障碍物，保证环境宽敞。
3. 患者　患者了解轮椅运送的方法和目的，能够主动配合操作。
4. 护士　着装整齐，戴口罩，洗手，备齐用物。

（四）实施

1. 操作步骤　检查轮椅性能，推至床旁→向患者解释→轮椅椅背与床尾平齐，面向床头→翻起脚踏板，闸制动→铺毛毯（视需要而定）→扶患者下床→护士一手固定轮椅，另一手扶患者上轮椅→患者坐好→翻下脚踏板，将患者脚置于其上→毛毯上端向外折，围住颈部，固定→两袖筒固定→包好下肢、脚→整理床单位→患者无不适，松闸→推至目的地→患者下车→将轮椅推至床尾，闸制动，翻起脚踏板→协助患者站立→坐上床缘→取舒适体位→整理床单位→轮椅归位→洗手。

2. 注意事项

（1）转运患者时动作轻稳，确保患者安全、舒适。

(2)当患者由病床移至轮椅或从轮椅移至病床时，务必关闭轮椅制动闸，以免轮椅移动导致患者跌倒。

(3)推轮椅下坡时应倒向行驶，缓慢下坡，过门槛时翘起前轮，使患者头、背后倾，并嘱抓住扶手。

(4)注意路面情况，密切观察患者反应。

(5)在运送过程中，保证输液和引流的通畅。

(6)患者坐位不稳或轮椅下坡时，应系安全带。

(7)根据室外温度适当地采取保暖措施。

(五)评价

1. 患者感觉舒适、安全。
2. 护士操作时动作轻稳、节力、协调。
3. 患者和家属理解操作目的并配合。

四、平车运送患者

(一)目的

运送不能下床或行走功能障碍的患者，协助完成检查、治疗、手术或转运。

(二)评估

1. 询问和查看患者的一般情况，了解患者的病情、意识、运动状况、心理状况、体重及合作程度，有无约束及各种引流管。根据评估结果决定搬运患者的方法。

(1)挪动法　适用于能在床上配合的患者。

(2)一人法　适用于上肢活动自如或体重较轻的患者。

(3)两人法　适用于不能自行活动，体重较重的患者。

(4)三人法　适用于不能自行活动，体重超重的患者。

(5)四人法　适用于病情较重或颈腰椎骨折的患者。

2. 检查平车性能是否良好。

(三)准备

1. 用物　平车、床褥、床单、枕头、毛毯或棉被，必要时备中单、木板。
2. 环境　环境安全、整洁、宽敞，光线充足。
3. 患者　患者了解搬运的目的和方法，能够主动配合操作。
4. 护士　根据患者病情确定护士人数和配合方法；着装整齐，戴口罩，洗手，备齐用物。

(四)实施

1. 操作步骤　准备平车→铺床褥于平车上→平车推置床旁→查对、解释→

妥善安置各管道→搬运患者→整理床单位→洗手→松开平车制动闸，将患者运送至目的地。

搬运患者的方法具体如下：

（1）挪动法　移桌、椅→平车平行紧靠病床，大轮靠近床头→固定平车→松盖被→协助患者按上身、臀部、下肢顺序挪向平车→协助患者取舒适卧位，盖好盖被→整理床单位（下车时先挪动下肢，再移动上半身）。

（2）一人搬运法　移椅至对侧→平车推置床尾，车头端与床尾呈钝角，大轮靠近床尾→固定平车→松盖被→将患者移至近床边→护士一手自患者腋下伸至对侧肩部，一手伸入大腿下→患者双臂搂住护士脖子→抱起放置平车上→盖好盖被→整理床单位。

（3）两人搬运法　移椅至对侧→平车推置床尾，车头端与床尾呈钝角，大轮靠近床尾→固定平车→松盖被→两护士站同侧，患者上肢交叉于胸前→将患者移至床边→护士甲托颈肩部、腰部，护士乙托臀、腘窝→同时抬起→两护士同时移步将患者移至车上→盖好盖被→整理床单位。

（4）三人搬运法　移椅至对侧→平车推置床尾，车头端与床尾呈钝角，大轮靠近床尾→固定平车→松盖被→将患者移至近床边→三护士站同侧→护士甲托头、肩胛部，护士乙托背、臀部，护士丙托腘窝、腿部→同时抬起→同时移步将患者移至车上→盖好盖被→整理床单位。

（5）四人搬运法　移桌、椅→将平车与床平行并紧靠床边，大轮靠近床头→固定平车→患者腰、臀下铺中单→松盖被→患者上肢交叉于胸前→护士甲在床头，托头、颈肩部；护士乙在床尾，托双腿；护士丙和丁在平车与床两侧，紧握中单四角→四人同时抬起患者放于平车上→盖好盖被→整理床单位。

2. 注意事项

（1）搬运前检查平车性能，固定好平车。

（2）搬运骨折患者时车上垫木板，固定好骨折部位再搬运；有输液或引流管时需保持通畅。

（3）尽量使患者靠近搬运者，以达到节力的目的。

（4）注意多人搬运过程中的动作协调，搬运前后妥善固定好管道，以防管道脱落、堵塞。

（5）推车时车速适宜，下坡时减速；护士站在患者头侧，便于观察病情；平车上下坡时，患者头部应在高处一端；有大小轮时，头在大轮，大轮平稳，小轮灵活便于转弯；进出门时不能用车撞门。

（6）保证患者的治疗不间断。

（7）协助患者离开平车回床时，应协助患者先移动下肢，再移动上肢。

（五）评价

1. 搬运是否轻、稳、准确、协调、节力，患者是否安全、舒适。

2. 搬运过程有无病情变化，是否造成损伤等并发症。
3. 患者的持续治疗是否受到影响。

五、保护具的应用

（一）目的

1. 防止小儿、高热、谵妄、昏迷、躁动及危重患者因虚弱、意识不清或其他原因而发生坠床、撞伤、抓伤等意外，确保患者安全。
2. 约束患者身体全部或某部位的活动。
3. 保护受压部位或创面。

（二）评估

1. 使用保护具的目的。
2. 患者的病情、年龄、意识状态、肢体活动情况、是否存在意外损伤的可能；约束部位皮肤色泽、温度及完整性。
3. 患者及家属对保护具使用的认知及合作程度。
4. 保护具器械设备情况。

（三）准备

1. 用物　根据需要选择合适的保护具及棉垫。
2. 环境　环境安静、舒适、安全。
3. 患者　患者及家属理解使用保护具的目的，并能配合使用。
4. 护士　着装整齐，戴口罩，洗手，备齐用物。

（四）实施

1. 操作步骤

（1）操作前　准备好合适的保护具→携至床旁→查对、解释。

（2）应用保护具　①床档：主要预防患者坠床，按需要安装。半自动床档直接拉升；活动床档可直接插入床沿两侧，或用绷带固定于床腿；必要时在床档内侧加软垫。②约束带：一种保护患者安全的工具，用于躁动患者有自伤或坠床危险的，或治疗需要固定身体某一部位时，限制其身体及肢体活动的工具。手腕及踝部约束（固定手腕、踝部）时用棉垫包裹手腕或踝部→宽绷带打成双套结→将双套结套于手腕或踝部棉垫外→稍拉紧（以不脱出、不影响血液循环为宜）→绷带系于床缘上；肩部约束时（固定肩部，限制患者坐起）将肩部约束带袖筒套在患者两肩上→腋下衬棉垫→两细带在胸前打结→两头带系于床头（必要时枕头横立于床头）；膝部约束时（固定膝部，限制患者下肢活动）患者两膝之间衬棉垫→膝部约束带横放于两膝上→腘窝下垫2个棉垫→宽带下两头带各固定一侧膝关节→宽带两端系于床缘上。③支被架：使用时将支被架直接置于受压部位之上→盖被。

（3）操作后　告知患者及家属相关注意事项→妥善安置患者→整理床单位及用物→洗手。

2. 注意事项

（1）严格掌握保护具使用适应证，注意维护患者自尊。

（2）保护具只能短期使用，使用时使肢体处于功能位，并协助患者翻身，保证患者舒适、安全。

（3）使用时，约束带下应垫衬垫，固定时松紧适宜，注意观察受约束部位的血液循环情况，定时松解，必要时进行局部按摩，促进血液循环。

（4）记录使用保护具的原因、时间、每次观察的结果、相应的护理措施、解除约束的时间。

(五)评价

1. 满足使用保护具患者的身体基本需要，并保证患者安全和舒适。
2. 患者无血液循环不良、皮肤破损、骨折等意外发生。
3. 患者及家属了解使用保护具的原因和目的，能配合并接受使用。
4. 各项检查、治疗和护理能顺利进行。

第三节　感染预防控制

一、无菌持物钳的使用法

(一)目的

无菌持物钳用于取用和传递无菌物品，保持无菌物品的无菌状态。

(二)评估

1. 环境清洁、宽敞，物品布局合理，定期消毒。
2. 无菌持物钳及盛装容器的灭菌日期、失效日期、灭菌效果、包装完整性、有无潮湿和破损。

(三)准备

1. 用物　适宜的无菌持物钳及盛装容器，必要时备浸泡用的消毒液，签字笔。
2. 环境　环境清洁、宽敞、定期消毒；半小时内未打扫、无扬尘；操作台清洁、干燥、平坦，物品布局合理。
3. 护士　按要求着装，洗手，戴口罩。

(四)实施

1. 操作步骤　检查用物是否符合要求→打开无菌包→取出无菌持物钳及盛装容器→将持物钳放入容器内，保持干燥（湿式保存时，倒入消毒液，盖上容器盖)→打开容器盖→无菌持物钳钳端闭合,垂直取出→关闭容器盖→使用时保持钳端向下,不可倒转向上→用后闭合钳端→垂直放回容器内→浸泡时轴节松开→注明开启日期、时间及责任人。

2. 注意事项

(1)选择的持物钳与容器大小应匹配,以持物钳的上 1/3 高出容器口为宜。

(2)手持持物钳的上 1/3 处,手指不可伸入容器内取拿持物钳。

(3)无菌持物钳保存时应闭合钳端。采用消毒液浸泡、湿式保存时,钳端则应保持打开状态。

(4)取、放持物钳时不可触及容器口边缘及液面以上的容器内壁。使用时始终保持钳端向下,不可倒转向上,防止消毒液倒流污染钳端。

(5)无菌持物钳不可夹取油纱或用于换药及消毒皮肤。

(6)污染或可疑污染应重新灭菌。

(7)干燥保存时应每 4 小时更换 1 次,适用于手术室。湿式保存时,无菌持物钳及容器每周灭菌 2 次,并更换消毒液;使用频率高的科室应每日灭菌 1 次(如门诊换药室、注射室、手术室等)。

(8)消毒液需浸没持物钳轴节上 2~3cm 或镊子长度的 1/2。

(五)评价

操作中严格遵守无菌操作原则,动作准确、熟练、节力;操作过程中无污染。

二、无菌容器的使用

(一)目的

无菌容器用于盛放无菌物品并保持无菌状态,供医疗、护理使用。

(二)评估

1. 环境清洁、宽敞、明亮,按要求消毒隔离。

2. 物品准备完善,布局合理,无菌容器性能符合要求、灭菌质量合格、在有效期内、密闭良好。

(三)准备

1. 用物　无菌持物钳、无菌容器(常用的无菌容器有无菌盒、罐、盘及储槽等)。无菌容器内盛放治疗碗、棉球、纱布、弯盘、镊子、止血钳等及记录卡片、笔。

2. 环境　环境清洁、宽敞、定期消毒;半小时内未打扫、无扬尘;操作台清洁、干燥、平坦,物品布局合理。

3. 护士　按要求着装,洗手,戴口罩。

(四)实施

1. 操作步骤　检查无菌容器标记、灭菌日期→打开无菌容器盖,无菌面朝上置于稳妥处或拿在手中→用无菌持物钳夹取无菌物品→取物后立即将盖反转,使内面向下,移至容器口上盖严→注明开启日期、时间、责任人。

2. 注意事项

(1)手不可触及容器的内面及边缘。

(2)手持无菌容器时,应托住底部。

(3)打开容器时,避免手臂跨越容器上方。

(4)从储槽中取物时,应将盖子完全打开,避免物品触碰边缘而污染。

(5)记录无菌容器打开的时间,无菌容器内的无菌物品,限 24 小时内使用。

(6)从无菌容器中取出的物品一经取出,不可再放回原无菌容器中。

(五)评价

操作中严格遵守无菌操作原则,动作准确、熟练、节力;操作过程中无污染。

三、无菌包的使用

(一)目的

保持无菌包内物品的无菌状态,供无菌操作使用。

(二)评估

1. 环境清洁、宽敞,物品布局合理,定期消毒。

2. 无菌物品的名称、灭菌日期、失效日期、灭菌效果、包装完整性、有无潮湿和破损。

(三)准备

1. 用物　无菌持物钳、盛放无菌包内物品的容器或区域、无菌包(内放无菌治疗巾、敷料、器械等)、治疗盘、记录卡片、签字笔。

2. 环境　环境清洁、宽敞、定期消毒;半小时内未打扫、无扬尘;操作台清洁、干燥、平坦,物品布局合理。

3. 护士　按要求着装,洗手,戴口罩。

(四)实施

1. 操作步骤

(1)包扎无菌包　备齐用物→需灭菌的物品放于包布中央→用包布一角盖住物品→左右两角先后盖上并将角尖向外翻折→盖上最后一角后以"十"字形扎妥(或用化学指示胶带贴妥)→贴上注明物品名称及灭菌日期的标签。

(2)打开无菌包　准备用物和环境→核对无菌包的名称、灭菌日期、化学指示胶带颜色变化情况→检查包布是否干燥、完整，系带是否严紧→无菌包平放在操作台上→解开系带放在包布边下→按包布外角、右角、左角、近侧角的顺序打开→若双层包裹的无菌包，内层无菌巾使用无菌持物钳打开→用无菌持物钳夹取物品，放在准备好的无菌区内→包内有剩余物品时，按原折痕打包扎好→注明开包日期、时间及责任人。

2. 注意事项

（1）包内物品一次全部取出时，可将包托在手中打开，另一手将包布四角抓住，使包内物品妥善置于无菌区域内。

（2）打开无菌包时系带妥善处理，不可到处拖扫。

（3）取放无菌物品时，严禁身体各部位或非无菌物品横跨无菌台面。

（4）开包、关包时手不可触及包布内面。

（5）准确注明开包日期及时间，超过 24 小时则不能使用。

（五）评价

操作中严格遵守无菌操作原则，动作准确、熟练、节力；操作过程中无污染。

四、铺无菌盘

（一）目的

为了短期存放无菌物品和便于无菌操作，将无菌治疗巾铺在洁净、干燥的治疗盘内，设立无菌区域，放置无菌物品。

（二）评估

1. 环境清洁、宽敞、明亮，按要求消毒隔离。

2. 物品准备完善，布局合理，无菌物品符合要求、灭菌质量合格，包布清洁、干燥、完好。

（三）准备

1. 用物　无菌持物钳、盛放治疗巾的无菌包、无菌物品（无菌换药碗、弯盘、镊子、止血钳、无菌纱布、棉球）、治疗盘、记录卡片、签字笔。

2. 环境　环境清洁、宽敞、定期消毒；半小时内未打扫、无扬尘；操作台清洁、干燥、平坦，物品布局合理。

3. 护士　按要求着装，洗手，戴口罩。

（四）实施

1. 操作步骤

（1）铺盘前　准备用物及环境→取无菌包，检查无菌包标记、灭菌日期、有无潮湿或破损。

（2）铺盘　①单层底铺盘：打开无菌包，用无菌持物钳取一块治疗巾放在治疗盘内→双手捏住无菌巾一边外面两角，轻轻抖开→双折铺于治疗盘上，将上层折成扇形，边缘向外，治疗巾内面构成无菌区→放入无菌物品后，拉开扇形折叠层遮盖于物品上，上下层边缘对齐→将开口处向上折两次，两侧边缘分别向下折一次，露出治疗盘边缘，注明铺盘时间及责任人，4小时内有效；②双层底铺盘：取出无菌巾→双手捏住无菌巾一边外面两角，轻轻抖开，从远到近，三折成双层底，上层呈扇形折叠，开口边向外→放入无菌物品，拉平扇形折叠层，盖于物品上，边缘对齐→保持盘内无菌，注明铺盘时间及责任人，4小时内有效。

2. 注意事项

(1) 铺无菌盘区域必须清洁干燥。

(2) 铺盘时非无菌物品和身体应与无菌盘保持适当距离，不可横跨无菌区。

(3) 无菌巾避免潮湿，保持内面和放入的无菌物品不被污染。

(4) 无菌巾的位置恰当，放入无菌物品后上下两层的边缘应对齐。

(5) 无菌巾内的物品放置有序，取用方便。

(6) 打开未用完的治疗巾，按原折痕回包，限24小时内使用。

(7) 准备好的无菌盘应尽快使用，4小时内有效。

(五)评价

操作中严格遵守无菌操作原则，动作准确、熟练、节力；操作过程中无污染。

五、取用无菌溶液

(一)目的

提供无菌溶液并保持无菌溶液的无菌状态，供医疗、护理使用。

(二)评估

1. 环境清洁、宽敞、明亮，按要求消毒隔离。

2. 无菌溶液的名称、剂量、浓度、有效期、液体质量，瓶盖有无松动，瓶身是否完好。

(三)准备

1. 用物 无菌溶液、启瓶器、弯盘、盛装无菌溶液的容器(无菌弯盘或换药碗)、治疗盘内盛棉签、消毒溶液、签字笔。

2. 环境 环境清洁、宽敞、定期消毒；半小时内未打扫、无扬尘；操作台清洁、干燥、平坦，物品布局合理。

3. 护士 按要求着装，洗手，戴口罩。

(四)实施

1. 操作步骤 准备用物及环境→打开无菌容器，妥善放置→取盛有无菌溶液的密封瓶，擦净瓶口，核对标签，检查瓶盖是否松动，溶液有无变质、混浊→启开铝盖，用拇指、示指或用双手拇指于标签侧翻起瓶塞，示指、中指套住橡胶塞将其拉出→瓶签朝向掌心，倒出少量溶液冲洗瓶口，再由原处倒出适量溶液→倒毕塞紧瓶塞，消毒后盖好→注明开瓶日期及责任人，放回原处，24小时内有效（如取烧瓶内无菌溶液，解开系带，手拿瓶口盖布外面，取出瓶塞，倾倒溶液的方法同上）。

2. 注意事项

（1）手不可触及瓶口及瓶塞内面，勿使瓶口接触容器口周围。

（2）勿将溶液瓶横跨无菌区，同时勿抬举过高，避免液体溅至非无菌区。

（3）倾倒溶液时，勿将瓶签沾湿。

（4）不可将物品伸入瓶内蘸取溶液，已倒出的溶液不可再倒回瓶内。

（5）开启的瓶装溶液24小时内有效。

（五）评价

操作中严格遵守无菌操作原则，动作准确、熟练、节力；操作过程无污染。

六、戴、脱无菌手套

（一）目的

预防病原微生物通过医务人员的手传播，保护患者和操作者。用于医务人员执行某些无菌操作或接触患者破损皮肤黏膜时。

（二）评估

1. 环境清洁、宽敞、明亮，桌面清洁、干燥。

2. 无菌手套的型号、灭菌日期、有效日期及包装完整性。

（三）准备

1. 用物　无菌手套、医疗废物桶。

2. 环境　环境清洁、宽敞、定期消毒；半小时内未打扫、无扬尘；操作台清洁、干燥、平坦，物品布局合理。

3. 护士　按要求着装，戴口罩，修剪指甲，洗手，备齐用物。

（四）实施

1. 操作步骤

（1）取、戴手套前　核对手套型号、灭菌日期及包装完整性→沿开口指示方向撕开外包装→取出内包装，平放于桌面打开。

（2）取、戴手套　①分次取、戴法：一手掀开手套袋开口处，另一手捏住一只手套上的反褶部分（手套内面）取出手套，对准五指戴上→掀起另一只袋口，再以戴好手套的手指插入另一只手套的反褶面内（手套外面），取出手套，同法戴好→调整手套位置,将手套的翻边扣套在工作服衣袖外面;②一次取、戴法:两手同时掀开手套袋开口处→捏住两只手套的反褶部分,取出手套→将两手套拇指向内对准五指,先戴一只手,再以戴好手套的手指插入另一只手套的反褶面内,同法戴好→调整手套位置,将手套的翻边扣套在工作服衣袖外面。

(3)脱手套 一手捏住另一手套腕部外面→翻转脱下→再以脱下手套的手插入另一手套内面,将其往下翻转脱下→将手套弃于医疗废物桶内→洗手。

2. 注意事项

(1)戴、脱手套时不能强行拉扯手套边缘。

(2)未戴手套的手不可触及手套外面,戴手套的手不能触及未戴手套的手及手套的内面。

(3)戴好手套的手始终保持在腰部以上水平、视线范围内。

(4)戴好手套进行操作前,应用无菌盐水将手套表面的滑石粉冲洗干净。

(5)手套破裂或污染,应立即更换。

(6)脱手套时勿使手套外面接触到皮肤。脱后应洗手。

(五)评价

操作中严格遵守无菌操作原则,动作轻稳、准确、规范;操作过程中无污染。

七、穿、脱隔离衣

(一)目的

保护患者和工作人员,减少感染和交叉感染的发生。

(二)评估

1. 需要隔离的环境是否清洁、宽敞,洗手和消毒手用具是否完善。

2. 患者的病情、目前采取的隔离种类和隔离措施、治疗及护理情况。

3. 隔离衣是否符合要求(种类、规格、型号、干燥程度、有无破损等)。

(三)准备

1. 用物

(1)隔离衣 挂放得当。

(2)洗手和消毒手用具 盛消毒液的盆、洗手池、灭菌刷、洗手液、干手机或一次性擦手纸。

2. 环境 清洁区、污染区、半污染区划分明确,环境清洁、宽敞、明亮。

3. 护士准备 按要求着装,戴口罩,修剪指甲,洗手并擦干。

(四)实施

1. 操作步骤

(1)穿隔离衣 备齐用物→戴好帽子、口罩,摘除手部饰物→卷袖过肘→

持衣领取下隔离衣，清洁面朝向操作者→先穿左手再穿右手→系衣领→系袖带→距边2~3cm分别将两侧衣边捏至前面→对齐两侧衣边在身后对齐叠紧→腰带在背后交叉回到前面打活结→穿好隔离衣。

（2）脱隔离衣　松开腰带在前面打一活结→解袖带翻起袖口并塞好→消毒手→解领口→右手伸入左袖的清洁面拉下→左手在袖内拉右袖的污染面→脱下衣袖→提起衣领折衣→挂好备用。

2. 注意事项

（1）隔离衣长短合适，需全部遮盖工作服，有破洞、潮湿时不可使用。

（2）清洁的手不能接触隔离衣的污染面，污染的手不能接触隔离衣的清洁面。

（3）穿脱隔离衣过程中避免污染衣领、面部、帽子和清洁面。

（4）消毒手时不可打湿隔离衣。

（5）隔离衣挂在半污染区时，应清洁面向外；挂在污染区时，应将污染面向外。

（6）穿好隔离衣后，只限在规定区域内活动，不得进入清洁区，避免接触清洁物品。

（7）脱去隔离衣，去掉口罩后再次用流动水洗手后方可离开。

（8）隔离衣应每天更换，如有潮湿、污染、接触不同病种时应随时更换。

（五）评价

操作中动作轻巧、准确、规范，保持清洁面未被污染。

第四节　清洁护理技术

一、口腔护理技术

（一）目的

1. 保持口腔清洁、湿润，去除口臭、牙垢，使患者舒适，预防口腔感染等并发症。

2. 增进食欲，保持口腔正常功能。

3. 观察口腔黏膜、舌苔、牙龈等处的变化及特殊的口腔气味，了解病情的动态变化。

4. 促进口腔伤口愈合。

（二）评估

1. 患者的病情、意识状态、自理能力、心理反应、合作程度及有无凝血功能障碍。

2. 患者口腔黏膜情况(有无出血、溃疡、感染)及有无义齿。

3. 是否有传染性疾病。

4. 患者的生活方式、卫生习惯、对口腔卫生知识的掌握水平。

(三)准备

1. 用物　治疗盘内盛放治疗碗 2 个(盛漱口溶液和若干含漱口液的棉球)、根据病情及医嘱选择的漱口液、一杯温开水、棉签、弯血管钳、镊子、压舌板、弯盘、治疗巾、吸水管、液体石蜡、手电筒、小毛巾或纱布，必要时备开口器、过氧化氢(双氧水)、碳酸氢钠溶液。

2. 环境　整洁、舒适，床头桌上无杂物，方便放置口腔护理盘。

3. 患者　患者了解口腔护理的目的和方法，采取舒适体位。

4. 护士　着装整齐，戴口罩，洗手，备齐用物。

(四)实施

1. 操作步骤　护士携用物至床旁→核对床号、姓名→向患者解释口腔护理的目的和方法→患者侧卧或头偏向一侧→铺治疗巾，弯盘置于口角旁→湿润口唇→漱口→观察口腔情况(义齿取下放于凉开水中)→弯血管钳夹棉球(棉球湿度适合)→嘱患者咬合上下齿→用压舌板撑开颊部→分别擦洗左右牙齿外面(由里向外到门齿)→嘱患者张口→依次擦洗左侧上内侧面、咬合面，下内侧面、咬合面，颊部→同法擦洗右侧→擦洗硬腭、舌面、舌下→再次漱口→观察口腔→处理口唇干裂、口腔溃疡等→擦干口唇，撤治疗巾→清点棉球数目前后一致→患者取舒适卧位→整理床单位，清理用物，洗手并记录。

2. 注意事项

(1)擦洗动作要轻，特别是对凝血功能差的患者，要防止损伤黏膜和牙龈。擦洗硬腭及舌面时，勿触及咽部，以免引起恶心。

(2)昏迷患者禁止漱口，用开口器时从臼齿处放入，血管钳夹的棉球不可过湿，以防止因水分过多造成误吸。

(3)操作前后清点棉球，防止棉球遗留口腔。

(4)操作中要随时询问患者感受，如棉球的干湿程度、止血钳操作时是否产生不适、体位是否舒适以及有无其他要求等。

(5)对使用抗生素者应特别注意观察口腔黏膜有无真菌感染。

(6)传染病患者用物严格按消毒隔离原则处理。

(7)漱口溶液应根据患者的口腔状况选择。

(五)评价

1. 患者口唇湿润，感到清洁、舒适、无异味，口腔卫生得到改善。

2. 口腔内病灶愈合，没有牙龈出血。

3. 患者及家属获得了口腔卫生方面的知识和技能。

二、床上洗头法

(一)目的
1. 保持头发整齐清洁,增进美观,促进舒适。
2. 去除头皮屑及污物,防止头发损伤,减少头发异味,减少感染机会。
3. 刺激头部血液循环,促进头发生长和代谢。

(二)评估
1. 患者的年龄、性别、病情、意识状态、生活习惯、自理能力、配合程度、心理状态及沟通能力。
2. 患者头发卫生情况。
3. 患者肢体活动程度。

(三)准备
1. 用物 洗头车(43℃~45℃热水)、大小橡胶单、浴巾、毛巾、棉球2只、洗发液、梳子,必要时备电吹风。
2. 环境 整洁、舒适,关好门窗,调节室温。
3. 患者 按需给予便盆,协助患者排便。
4. 护士 着装整齐,戴口罩,洗手,备齐用物。

(四)实施
1. 操作步骤 护士携用物至床旁→查对、解释→移桌、椅→铺小橡胶单与毛巾于头下→患者取斜卧位→移枕垫肩下→松开并反折衣领,围毛巾于颈部→头部枕于洗头车头托上→接水盘置于头下→干棉球堵塞患者两耳→嘱患者闭眼→松开头发→试水温→打湿头发→涂擦洗发液→反复揉搓→冲洗头发→擦净面部→解下颈部毛巾包住头发→撤去用物,取出耳内棉球→吹干并梳理头发→整理用物→协助患者取舒适卧位→洗手、记录。

2. 注意事项
(1)调节室温并保暖,洗净头发后及时擦干,防止患者着凉。
(2)保护患者眼、耳,避免沾湿衣服、被褥。
(3)操作过程中随时询问患者的感受,并观察病情变化,注意面色、脉搏是否异常。
(4)衰弱患者不宜洗发。

(五)评价
操作轻柔,患者感觉舒适;患者外观整洁,心情愉快。

三、床上擦浴法

(一)目的
1. 清洁皮肤,使患者舒适放松,促进健康。

2. 促进皮肤的血液循环，增强皮肤的排泄功能，预防感染和压疮等并发症的发生。

3. 观察患者一般情况，如患者精神状态、床上活动能力等。

（二）评估

1. 患者的年龄、病情、意识状态。

2. 患者皮肤的完整性、清洁度，是否有管道、留置针、伤口、石膏夹板、牵引等。

3. 患者躯体活动程度、清洁习惯、自理能力等，患者对清洁卫生知识的了解程度及配合程度。

4. 环境是否温暖、有无保护隐私设施，室温保持在24℃左右。

（三）准备

1. 用物　皂液、热水（50℃~52℃）、面盆、毛巾2条、浴巾2条、清洁衣裤、速干手消毒剂，必要时备：50%乙醇、液体石蜡、棉签、胶布、梳子、小剪刀、润肤油或爽肤粉、便盆、污水桶等。

2. 环境　调节室温至24℃±2℃，关门窗，用屏风遮挡。

3. 患者　进食1小时后进行，以免影响消化。

4. 护士　着装整齐，戴口罩，洗手，备齐用物。

（四）实施

1. 操作步骤　护士携用物至床旁→查对、解释，按需给予便器→关闭门窗→面盆放于床边桌上，视病情放平床头及床尾支架，松床尾盖被→调节水温→将擦洗毛巾折叠成手套形→擦洗脸及颈部→脱上衣→浴巾铺于擦洗部位下面→擦洗上肢→洗双手→擦洗胸腹部→患者侧卧，背向护士→擦洗颈、背、臀部→骨隆突处擦洗后用50%乙醇按摩→穿上衣→协助脱裤，遮盖会阴部→擦洗下肢→洗脚→协助清洗会阴部→穿裤→协助取舒适卧位→整理床单位→开窗通风→整理用物。

2. 注意事项

（1）注意保暖，每次只暴露正在擦洗的部位。

（2）注意擦洗顺序，先擦洗上肢，由远心端至近心端，用浴巾遮盖，再擦洗胸腹，协助患者侧卧，再擦净颈、背、腰、臀，必要时按摩。下半身先双下肢，再清洗足部及会阴。先用湿毛巾涂上肥皂擦洗，再用清洁湿毛巾擦净皂液，清洗、拧干毛巾后再次擦洗，用大毛巾边按摩边擦干。

（3）穿脱衣物时先脱近侧，后脱对侧。肢体有疾患时，先脱健肢，后脱患肢；穿衣则反之。

（4）擦洗过程中，及时更换热水。如患者出现寒战、面色苍白等病情变化时立即停止擦洗，及时给予处理。

（五）评价

患者感觉舒适、清洁，身心愉快；操作过程安全，无意外发生，患者满意。

四、背部护理法

（一）目的

1. 促进皮肤血液循环，预防压疮等并发症的发生。
2. 观察患者的一般情况，满足患者身心需要。
3. 保持皮肤清洁，提高患者舒适度。

（二）评估

1. 患者的病情能否耐受此操作。
2. 患者有无严重的脊柱损伤、背部皮肤有无破损、胸腹部管道固定情况等。
3. 患者皮肤的清洁度及有无异常改变。
4. 环境是否隐私，室温是否适宜，保持在24℃左右。

（三）准备

1. 用物　清洁衣物、面盆（内盛50℃～52℃温水）、毛巾、浴巾、50%乙醇、屏风或隐私帘、速干手消毒剂。
2. 环境　关好门窗、调节室温，使用屏风遮挡。
3. 患者　病情稳定。
4. 护士　着装整齐，戴口罩，洗手，备齐用物。

（四）实施

1. 操作步骤　护士携用物至床旁→查对、解释→关闭门窗、遮挡屏风→准备温水、测试水温→患者翻身侧卧，背向护士→松开盖被及衣扣、腰带，露出背部→检查受压部位血液循环情况→铺大毛巾（半铺半盖）→温水清洁背部（从颈部、肩部、背部到臀部）→对受压部位局部按摩（涂抹50%乙醇或润肤油）→叩背→干毛巾擦干背部→穿衣→患者取舒适卧位→整理床单位→清理用物→洗手、记录。

2. 注意事项

（1）擦洗过程中注意保暖，以免患者受凉。

（2）按摩皮肤时力量要能足够刺激肌肉组织，但勿用力过猛。

（3）如果皮肤已有轻度压伤，不可在受伤处按摩，以防加重损伤。

（4）叩背禁用于未经引流的气胸、肋骨骨折患者，有病理性骨折史、咯血、低血压和肺水肿的患者亦不宜叩背。

（五）评价

患者皮肤清洁、无损伤，体位舒适、安全；患者皮肤无发红情况，起到预防压疮的作用。

五、晨间护理法

(一)目的

1. 保持患者清洁、舒适、安全,自我形象得到改善。
2. 促进患者皮肤受压部位血液循环得到改善,无并发症发生。
3. 观察和了解病情,满足其身心需要,促进护患沟通。
4. 保持病室整洁,空气清新,病床平整、清洁。

(二)评估

1. 患者的病情、年龄、意识状态、自理能力、文化背景、生活习惯、睡眠状况及护理级别。
2. 患者皮肤的受压状况及各种治疗性导管、牵引等固定维持情况。
3. 患者床单位、衣裤是否清洁。
4. 患者的心理状况。
5. 患者有无传染性疾病。
6. 环境的清洁、污染状况。

(三)准备

1. 用物　一般患者自备漱口用具、毛巾、面盆、梳子、肥皂、速干手消毒剂,重症患者另备口腔护理盘、便盆等,备清洁衣裤、清洁床上用品、扫床刷、扫床巾。
2. 环境　酌情关闭门窗,调节室温。
3. 患者　根据病情和身体状况取舒适卧位。
4. 护士　着装整齐,戴口罩,洗手,备齐用物。

(四)实施

1. 操作步骤　护士携用物至床旁→查对、解释→放平床支架→协助排泄→协助漱口(口腔护理)、洗脸、洗手、梳头→翻身,检查皮肤受压情况→擦洗背部并按摩→整理床单位(必要时更换被服等)→协助患者取舒适卧位→开窗通风→整理用物→洗手、记录。

2. 注意事项

(1)操作时注意保暖、保护隐私。

(2)操作中注意与患者沟通,观察并询问患者感受及对护理的要求。

(3)对能自理的患者协助做好清洁工作,使患者的自理潜能得到发挥。

(五)评价

1. 患者清洁、舒适、安全,自我形象得到改善。
2. 病房整洁,空气清新,病床平整、清洁。

3. 患者皮肤受压部位血液循环得到改善，无并发症发生。

4. 与患者沟通交流有效，获得患者相关信息。

六、晚间护理法

(一)目的

1. 使患者清洁、舒适，易于入睡。

2. 了解病情，预防压疮及其他并发症，促进护患沟通。

(二)评估

1. 患者的病情、年龄、意识状态、自理能力、睡眠习惯、护理级别、各种治疗性措施维持的情况、患者皮肤的受压状况。

2. 病室温度及床单位是否清洁、平整。

3. 患者的心理状况、有无焦虑等情况。

(三)准备

1. 用物　一般患者自备漱口用具、毛巾、面盆、梳子、肥皂，重症患者另备口腔护理盘、便盆等。

2. 环境　关闭门窗，调节室温，拉窗帘。

3. 患者　根据病情和身体状况取舒适卧位。

4. 护士　着装整齐，戴口罩，洗手，备齐用物。

(四)实施

1. 操作步骤　护士携用物至床旁→查对、解释→关闭门窗、拉好窗帘→准备温水、测试水温→协助漱口(口腔护理)→洗脸、洗手→翻身，检查皮肤受压情况→擦洗背部并按摩→足部护理→需要时协助女患者清洁会阴部→协助患者排便→整理床单位→协助患者取舒适卧位→通风换气后关闭门窗→关大灯，开地灯→整理用物→洗手、记录→巡视患者病情变化和睡眠情况。

2. 注意事项

(1)操作中注意与患者沟通，观察并询问患者感受。

(2)对于情绪不稳定及焦虑的患者，及时给予心理疏导。

(3)经常巡视病房，了解患者睡眠情况。对于睡眠不佳的患者应给予适当帮助。

(五)评价

1. 患者清洁、舒适、易于入睡。

2. 病房整洁、温度适宜，病床平整、清洁。

3. 患者皮肤受压部位血液循环得到改善，无并发症发生。

4. 与患者沟通交流有效，获得患者相关信息。

第五节　生命体征测量

一、体温、脉搏、呼吸测量法

（一）目的

1. 判断体温、脉搏、呼吸有无异常，动态监测体温、脉搏、呼吸变化，提供病情的相关信息。

2. 协助诊断，为治疗、护理、康复提供依据。

（二）评估

1. 患者的年龄、病情、意识状态、测量前体温状态（体温值、热型及伴随症状）、自理能力、合作程度。

2. 测量部位的皮肤黏膜情况、肢体活动度。

3. 有无影响体温、脉搏、呼吸测量准确性的因素。

4. 环境温度适宜、安静、清洁，室内光线充足，空间便于操作。

（三）准备

1. 用物　清洁容器、消毒容器、消毒液纱布、听诊器、有秒针的表、记录本、笔。若测肛温，另备润滑油、棉签、卫生纸。检查体温计的数量及有无破损，体温计的汞柱在35℃以下。

2. 环境　整洁、安静、光线充足。

3. 患者　理解、合作，取舒适卧位。

4. 护士　着装整齐，戴口罩，洗手，备齐用物。

（四）实施

1. 操作步骤

（1）护士携用物至床旁→查对、解释→测量体温→在规定时间内取出体温计，检视度数，用消毒纱布擦净→将体温计浸泡于消毒液容器中→记录体温值→使患者一侧手臂放于舒适位置→护士示、中、环指指端按压在桡动脉表面，测量30秒→手仍按于脉搏部位，观察胸部或腹部起伏，测30秒→脉搏、呼吸次数乘2，记录→协助患者取舒适卧位→整理床单位→清点用物并带回、清洁、消毒体温计→洗手、记录。

（2）测量体温的方法　口腔测温：口表水银端置于患者舌下热窝部位，紧闭口唇，3分钟后取出；直肠测温：肛表用油剂润滑水银端后轻轻插入肛门3～4cm（婴儿1.25cm、幼儿2.5cm），3分钟后取出，用卫生纸擦净肛门；腋下测温：先擦干腋窝下汗液→体温计水银端放于腋窝深处，紧贴皮肤，屈臂过胸，夹紧体温计，5～10分钟后取出。

(3)体温计的清洁消毒法 体温计的消毒可以选用75%乙醇、1%过氧乙酸、0.1%碘伏等消毒溶液,消毒时间为10~30分钟。消毒溶液每天更换,体温计使用后先浸泡消毒,规定时间取出后再放入另一消毒液中浸泡,规定时间取出后用冷开水冲洗,用消毒纱布擦干后放入清洁盘中备用。

(4)体温计的检查 甩至35.0℃以下,同时放入40.0℃以下温水中,3分钟后取出,读数相差0.2℃以上或汞柱出现裂隙则体温计不能使用。

2. 注意事项

(1)婴幼儿、精神异常、昏迷、口腔疾患、口鼻腔手术、呼吸困难、不能合作患者不可采用口表测温,直肠疾病或手术后、腹泻、心肌梗死患者不宜从直肠测温,体形过于消瘦者不宜测量腋温。

(2)运动、进食、冷热饮、冷热敷、洗澡、坐浴、灌肠等活动后应间隔30分钟后测量。

(3)婴幼儿、精神病患者测直肠温时护士需手持肛表,以防体温计断裂或进入直肠,造成意外。

(4)测量脉搏忌用拇指,脉搏异常或危重患者应测量1分钟,脉搏短绌时两人同时测脉搏和心率;呼吸异常时测1分钟;呼吸微弱不易觉察,用棉花放于鼻前,观察棉花摆动的次数。

(五)评价

测量方法、数值正确;患者了解测量的目的、方法并能配合操作;测量过程中无意外发生,患者安全、舒适。

二、血压的测量方法

(一)目的

1. 判断血压有无异常,动态监测血压变化。
2. 提供病情的相关信息,协助诊断,为治疗、护理、康复提供依据。

(二)评估

1. 患者的年龄、病情、心理状态、治疗及基础血压情况。
2. 被测肢体功能及测量部位皮肤状况。
3. 患者的心理反应及合作程度。
4. 有无影响血压测量准确性的因素存在。
5. 环境温度适宜、安静、清洁,室内光线充足,空间便于操作。

(三)准备

1. 用物 血压计、听诊器、记录本及笔,检查用物性能完好。
2. 环境 整洁、安静、光线充足。
3. 患者 嘱患者安静休息15~30分钟,取舒适卧位。

4. 护士　着装整齐，戴口罩，洗手，备齐用物。

(四)实施

1. 操作步骤

(1)上肢肱动脉血压测量法　护士携用物至床旁→查对、解释→协助患者取合适体位(坐位或卧位)，使肱动脉与心脏在同一水平面上(坐位时肱动脉平第四肋软骨，卧位时在腋中线)→放平血压计，驱尽袖带内空气→患者伸直肘部，手掌向上，将袖带缠于上臂中部，袖带下缘距肘窝2～3cm，松紧以能放入一指为宜→戴听诊器，将听诊器放于肘窝肱动脉搏动点→关闭气门充气至肱动脉搏动音消失，再充气约20mmHg→慢慢放开气门，使汞柱缓慢下降→听到第一声搏动时汞柱所指刻度为收缩压，搏动声突然变低或消失时所指刻度为舒张压→松袖带，驱尽袖带余气→整理袖带放入盒中，血压计向右倾斜45°关闭→协助患者整理衣袖，取舒适卧位→洗手、记录。

(2)下肢腘动脉血压测量法　袖带缠于大腿下部，下缘距腘窝3～5cm，其余同上肢测量法。

2. 注意事项

(1)须密切观察血压者，应做到定时间、定部位、定体位、定血压计。

(2)对偏瘫、肢体外伤或手术的患者，应在健侧手臂上测量。

(3)排除影响血压的外界因素，如袖带过宽和(或)缠得过紧测的血压值偏低、袖带过窄和(或)缠得过松测的血压值偏高。

(4)发现血压听不清或异常时应重测，重测时应先使汞柱降至"0"后再测。

(5)打气不可过高、过猛，盖盖时防止玻璃管折断。

(6)血压计要定期检查，并应放置平稳，切勿倒置或震动。

(五)评价

1. 测量方法、数值正确。

2. 患者了解测量的目的、方法并能配合操作。

3. 测量过程中无意外发生，患者安全、舒适。

三、血糖的测量方法

(一)目的

通过血糖仪测试患者血液中的血糖水平，为临床治疗和诊断提供依据。

(二)评估

1. 患者的年龄、病情、心理状态、治疗、采血部位等情况。

2. 患者进食的时间。

3. 患者当日应用药物的情况。

4. 环境温度适宜、安静、清洁，室内光线充足，空间便于操作。

（三）准备

1. 用物　治疗盘、75%乙醇、棉签、采血针、血糖试纸、血糖仪、弯盘、锐器盒。

2. 环境　整洁、安静、光线充足。

3. 患者　理解、合作，取舒适卧位。

4. 护士　着装整齐，戴口罩，洗手，备齐用物。

（四）实施

1. 操作步骤　护士携用物至床旁→查对、解释→协助患者取舒适卧位→准备采血针，安装血糖试纸→开启血糖仪→选择采血部位（宜选择示指、中指、环指）→75%乙醇消毒手指，乙醇完全风干后采血→将采血针紧贴在指端侧缘，直刺预采血部位，将采血针弃于锐器盒→采集血液，用棉签压迫1～3分钟止血→读取显示屏数值即为血糖值→再次查对→整理床单位→整理用物→洗手、记录。

2. 注意事项

（1）血糖试纸如有矫正代码要求的，必须将血糖仪校正后方可使用。

（2）采血针不可重复使用，用后即丢弃，避免感染。

（3）如为筒装试纸，打开取出试纸后需盖紧筒盖，不得长时间暴露于空气中，避免受潮。

（4）血液必须足量，若血液有干涸现象，可能因曾被涂抹或血量不足而无法测量血糖值。血液滴入后不要涂抹，测试开始后，不要再滴入第二滴血，不要将测试纸与仪器分离后才滴入血液，应在插入试纸待机状态下滴血。

（5）试纸获取血样后需放平，不能晃动，待显示结果后拔出试纸，血糖仪自动关机。

（6）每次采血需更换部位，避免手指溃烂或皮肤粗硬。

（五）评价

1. 测量方法、数值正确。

2. 测量过程中无意外发生，患者安全、舒适。

第六节　冷疗与热疗技术

一、热湿敷法

（一）目的

热湿敷法用于消炎、消肿、解痉、减轻疼痛、促进局部血液循环等。

(二)评估

1. 患者病情、热疗部位局部组织状况。
2. 患者对温度的敏感性,确定用热时间和温度。
3. 患者的自理能力、配合程度、对湿热敷的认识水平及心理反应。

(三)准备

1. 用物　盛放热水的水盆、敷布2块、手套、凡士林、棉签、纱布、毛巾或棉垫、治疗巾、水温计,必要时备热源及换药用物。
2. 环境　环境安全,酌情调节室温,如需暴露患者,用屏风或隔帘遮挡。热源置于安全处。
3. 患者　了解湿热敷的目的、方法、注意事项及配合要点,取舒适体位。
4. 护士　着装整齐,戴口罩,洗手,备齐用物。

(四)实施

1. 操作步骤　护士携用物至床旁→查对、解释→敷布放入热水盆内→协助患者暴露局部→受敷部位下铺治疗巾→受敷部位涂凡士林,上盖纱布→敷布拧干,敷于治疗部位→加盖毛巾或棉垫→更换敷布(每3~5分钟1次,每次热敷15~20分钟)→用热源或热水袋保温→结束后揭开纱布→清除凡士林→协助患者取舒适卧位→整理床单位,处理用物→洗手、记录。

2. 注意事项

(1)注意观察局部皮肤的颜色,防止烫伤。

(2)伤口部位做湿热敷,应按无菌操作进行;热敷结束后,按换药法处理伤口。

(3)面部湿热敷者,敷后30分钟方能外出,以防感冒。

(4)湿热敷结束后,轻拭局部皮肤,勿用摩擦的方法擦干。

(5)操作时随时与患者交流,了解患者感受及需要并及时给予处理。如感觉过热,可揭起敷布一角,局部散热。

(五)评价

1. 操作方法正确,能达到热疗的目的,患者未发生烫伤。
2. 能进行有效的护患沟通,满足患者身心需要,得到患者的理解与配合。

二、乙醇拭浴法

(一)目的

乙醇试浴法多用于高热患者降温。

(二)评估

1. 患者年龄、病情、意识状态、乙醇过敏史、冷疗部位局部组织状况。

2. 患者对冷刺激的耐受程度及配合程度。

3. 患者对拭浴的心理反应及环境隐蔽程度。

(三)准备

1. 用物　治疗碗(内盛25%~35%乙醇100~200ml,温度30℃左右)、小毛巾2块、大毛巾、冰袋及布套、热水袋及布套、清洁衣裤、面盆内盛放32℃~34℃温水,必要时备便器及屏风。

2. 环境　关闭门窗,酌情调节室温,如需暴露患者可用屏风或隔帘遮挡。

3. 患者　了解乙醇擦浴的目的、方法、注意事项及配合要点;取舒适体位。

4. 护士　着装整齐,戴口罩,洗手,备齐用物。

(四)实施

1. 操作步骤　护士携用物至床旁→查对、解释→关闭门窗,遮挡屏风→放置冰袋至头部及热水袋至足底→脱上衣拭浴(自颈部侧面开始者：上臂外侧→手背;自侧胸开始者：腋窝→上臂内侧→手掌。每侧各3分钟,拭干)→拭浴背部→擦干皮肤穿好上衣→脱裤拭浴(自髂骨开始者：下肢外侧→足背;自腹股沟开始者：大腿内侧→内踝;自腰部开始者：臀下→腘窝→足跟。每侧各3分钟,拭干)→取下热水袋→协助更衣→协助患者取舒适卧位→整理床单位,处理用物→洗手、记录。

2. 注意事项

(1)拭浴过程中,应随时观察患者情况,如出现寒战、面色苍白、脉搏及呼吸异常时,应立即停止,并及时告知医生。

(2)拭浴时应使乙醇温度接近体温,避免冷刺激使大脑皮质更加兴奋,进一步促使横纹肌收缩,致使体温继续上升。

(3)拭浴时,应以拍拭方式进行,拭腋窝、腹股沟、腘窝等血管丰富处,应适当延长时间,以利于增加散热。

(4)禁拭颈后、心前区、腹部和足底等处,以免引起不良反应。

(5)婴幼儿及血液病、高热寒战患者禁用乙醇擦浴。

(6)拭浴后30分钟测体温并记录,如体温降至39℃以下,即可取下头部冰袋。

(五)评价

1. 方法正确,患者体温有所下降,感觉舒适、安全,未发生不良反应。

2. 进行有效的护患沟通,满足患者身心需要,得到患者的理解与配合。

第七节 饮食、营养与排泄

一、鼻饲法

(一)目的

对不能经口进食者,可通过胃管供给食物和药物,以维持患者营养和治疗的需要。

(二)评估

1. 患者的病情、年龄、意识状态、鼻腔状况(如有无鼻中隔偏曲、鼻腔炎症、阻塞等)。

2. 对鼻饲的心理反应及合作程度。

(三)准备

1. 用物　一次性胃管包、压舌板、镊子、50ml注射器、纱布、治疗巾、棉签、鼻贴、夹子或橡胶圈、弯盘、听诊器、手电筒、松节油、胃管贴、适量温开水、流质饮食200ml(38℃~40℃)。

2. 环境　环境整洁、安静、光线充足。

3. 患者　了解鼻饲的目的、方法、注意事项及配合要点,取舒适的坐位或仰卧位(抬高床头)。

4. 护士　着装整齐,戴口罩,洗手,备齐用物。

(四)实施

1. 操作步骤

(1)插胃管　护士携用物至床旁→查对、解释→摆体位→颌下铺治疗巾→清洁并检查鼻腔→测量并润滑胃管(成人为鼻尖至耳垂到剑突或前额发际到剑突的距离,为45~55cm)→插入胃管(当胃管插入10~15cm时,清醒患者嘱其做吞咽动作;昏迷患者则托起患者头部,使下颌靠近胸骨柄)→确定胃管在胃内(大于两种方法确认)→固定胃管→粘贴标识。

(2)鼻饲　回抽胃液检查胃管位置→注入少量温开水(不少于10ml)→注入食物或药物→注入少量温开水→处理胃管末端并妥善固定→整理床单位、处理用物,为患者取舒适卧位→洗手、记录。

(3)拔管　查对、解释→置弯盘→去鼻贴→纱布包裹胃管→指导患者深呼吸→呼气时拔管→清洁面部→漱口→取舒适卧位→整理床单位,处理用物→洗手、记录。

2. 注意事项

(1)插胃管前,解释鼻饲的目的及配合方法,以取得患者的理解与配合。

（2）操作动作应轻柔，避免损伤鼻腔及食管黏膜。

（3）插管过程中如果患者出现呛咳、呼吸困难、发绀等，应立即拔出胃管。

（4）每次鼻饲前要确认胃管在胃内且通畅，方可使用。

（5）鼻饲者须用药物时，应将药片研碎，溶解后再灌入。

（6）每次鼻饲量不超过200ml，间隔时间不少于2小时。

（7）长期鼻饲者应每天进行口腔护理2~3次，定期更换胃管（根据胃管材质确认留置时长）。

（8）食管静脉曲张、食管梗阻、脑脊液鼻漏患者禁止插胃管。

（五）评价

1. 操作方法正确，动作轻柔，无黏膜损伤及其他并发症。
2. 患者获得基本热能、营养及药物。
3. 护患沟通有效，清醒患者有身心准备并配合操作。

二、胃肠减压术

（一）目的

1. 利用负压技术减轻患者胃肠道内的压力，解除或缓解肠梗阻所致的腹胀，改善胃肠壁的血液循环，促进胃肠功能恢复。
2. 进行胃肠道手术的术前准备，以预防术中呕吐、窒息，减少胃肠胀气，利于手术操作。
3. 通过对胃肠减压吸出物的判断，观察病情、协助诊断。

（二）评估

1. 患者的病情、年龄、意识状态、合作程度及有无特殊需要。患者口腔黏膜、鼻腔及插管周围皮肤情况，有无食管静脉曲张。
2. 患者胃肠减压的目的及时间，胃管的位置、固定情况及负压吸引装置工作情况。
3. 环境是否安静、舒适。

（三）准备

1. 用物　治疗盘、胃管、胃肠减压器、治疗巾、止血钳、弯盘、手套、别针、压舌板、50ml注射器、液体石蜡、听诊器、手电筒、胶布、橡皮圈。治疗碗内分别盛镊子、温开水、吸水管。
2. 环境　环境整洁、安静、光线充足。
3. 患者　理解并配合，取舒适的坐位或仰卧位（抬高床头）。
4. 护士　着装整齐，戴口罩，洗手，备齐用物。

（四）实施

1. 操作步骤　护士携用物至床旁→查对、解释→摆放体位→颌下铺治疗巾，戴手套→按胃管方法常规置入胃管→确定胃管在胃内，固定胃管→做好标记→打开胃肠减压，取下引流管接口护帽，接于胃管末端→反折引流管缓慢轻轻按压胃肠减压器，勿使空气进入胃内，使之处于负压状态→固定并做好标记→再次查对→协助患者取舒适卧位，交代注意事项→整理床单位，处理用物→洗手、记录。

2. 注意事项

（1）插管过程中如果患者出现呛咳、呼吸困难、发绀等，应立即拔出胃管。

（2）保证负压有效。衔接紧密防漏气，及时倾倒引流液，定期更换胃肠减压器。

（3）保持引流通畅。定时挤捏胃管与引流管，必要时用温开水冲洗胃管，防止胃管及引流管扭曲、堵塞。

（4）注意观察、记录引流液量及性状，有异常现象及时告知医生。

（5）保持口腔清洁，每天进行口腔护理2~3次。

（6）安装胃肠减压后，应停止口服药物及食物。如必须口服药物时，需将药物研碎，溶水后注入导管，注药后夹闭导管1~2小时。

（五）评价

1. 操作方法正确，动作轻柔，无黏膜损伤及其他并发症。
2. 患者胃内容物被有效地吸出。

三、导尿术

（一）目的

1. 为尿潴留患者引流出尿液，以减轻患者的痛苦。
2. 协助临床诊断。
3. 为膀胱肿瘤患者进行膀胱内化疗。

（二）评估

1. 患者的病情、年龄、临床诊断、心理反应、意识状态、配合程度、导尿的目的、排尿状态。

2. 腹部触诊了解膀胱充盈度、观察尿道口解剖位置及会阴部皮肤黏膜情况。

（三）准备

1. 用物　一次性无菌导尿包（初步消毒用物：弯盘、消毒棉球袋、镊子、纱布、手套；再次消毒及导尿用物：导尿管、手套、洞巾、弯盘、镊子、消毒棉球袋、润滑油棉球袋、自带无菌液体的10ml注射器、纱布、尿袋），另备治疗巾、手消剂、浴巾、便盆、屏风。

2. 环境　酌情关闭门窗，适当调节室温，用床帘或屏风遮挡。

3. 患者　了解导尿的目的、方法、注意事项及配合要点；清洁外阴，做好导尿准备。

4. 护士　着装整齐，戴口罩，洗手，备齐用物。

(四)实施

1. 操作步骤

(1)护士携用物至床旁→查对并解释，关闭门窗，屏风遮挡→协助患者脱去对侧裤腿，盖在近侧腿部，并盖上浴巾，对侧腿用盖被遮盖→取屈膝仰卧位，两腿略外展，暴露外阴→铺治疗巾→置弯盘。

(2)女患者导尿　初步消毒外阴(阴阜→双侧大阴唇→双侧小阴唇→尿道口→肛门)→撤出消毒用物→导尿包置患者两腿间→打开导尿包→严格无菌技术铺洞巾→排列用物→润滑导尿管→再次消毒外阴(尿道口→双侧小阴唇→尿道口)→插导尿管(插入4~6cm，见尿再插1~2cm)→松左手下移固定导尿管→将尿液引流至尿袋，必要时留尿标本→穿裤，整理床单位，处理用物→洗手、记录。

(3)男患者导尿　初步消毒外阴(阴阜→阴茎→阴囊→尿道口、龟头、冠状沟向外旋转擦拭)→撤出消毒用物→导尿包置患者两腿间→打开导尿包→严格无菌技术铺洞巾→排列用物→润滑导尿管→再次消毒外阴(尿道口→龟头→冠状沟)→插导尿管(插入20~22cm，见尿再插1~2cm)→松左手下移固定导尿管→将尿液引流至尿袋，必要时留尿标本→穿裤，整理床单位，处理用物→洗手、记录。

2. 注意事项

(1)女患者导尿时初步消毒外阴的顺序是：阴阜→大阴唇→小阴唇→尿道口→肛门，再次消毒的顺序是尿道口→双侧小阴唇→尿道口；男患者导尿时初步消毒外阴的顺序是阴阜→阴茎→阴囊→尿道口、龟头、冠状沟向外旋转擦拭，再次消毒外阴顺序是尿道口→龟头→冠状沟。

(2)女患者导尿时用止血钳将润滑的导尿管插入4~6cm，见尿后再插入1~2cm；男患者导尿时插入20~22cm，见尿后再插入1~2cm。

(3)留置气囊导尿管固定时，要将导尿管插入膀胱后，向气囊内注入无菌生理盐水10~15ml，立即夹紧气囊末端，轻拉导尿管证实已固定牢靠。膨胀的气囊不宜卡在尿道内口，以免气囊压迫膀胱内壁，造成黏膜损伤。

(4)严格执行查对制度和无菌操作原则。

(5)耐心解释，保护患者隐私和注意保暖，操作环境要遮挡。

(6)选择光滑、粗细适宜的导尿管，插管动作轻柔，避免损伤尿道黏膜。

(7)为女患者导尿时，若导尿管误入阴道应立即更换导尿管重新插入。

（8）对膀胱高度膨胀且极度虚弱的患者，第一次放尿不应超过 1000ml，因为大量放尿，可使腹腔内压力突然降低，大量血液滞留于腹腔血管内，引起患者血压突然下降产生虚脱；另外，膀胱突然减压，可引起膀胱黏膜急剧充血，发生血尿。

（五）评价

1. 患者痛苦减轻，感觉舒适、安全。
2. 操作方法正确，符合无菌技术原则和操作规程，达到导尿的目的。
3. 护患沟通有效，保护患者隐私，满足患者的生理需要。

四、大量不保留灌肠法

（一）目的

1. 解除便秘、肠胀气。
2. 为某些手术、检查或分娩做准备。
3. 为高热患者降温。
4. 稀释或清除肠道内有害毒物，减轻中毒。

（二）评估

1. 患者的年龄、病情、临床诊断、意识状态、肛门部位皮肤黏膜情况。
2. 灌肠的目的。
3. 患者自理能力、排便习惯、对灌肠的心理反应、配合及耐受程度。
4. 环境的隐蔽程度。

（三）准备

1. 用物　一次性灌肠包（内有灌肠袋、引流管、洞巾、垫巾、肥皂冻1包、纸巾、手套、润滑剂）、肛管（24～26号）、弯盘、棉签、治疗巾、水温计，另备便盆、输液架、屏风、绒毯。灌肠溶液常用 0.1%～0.2% 肥皂液、生理盐水，成人每次用量为 500～1000ml，小儿 200～500ml，溶液温度以 39℃～41℃ 为宜，降温时用 28℃～32℃，中暑患者用 4℃ 生理盐水。
2. 环境　关闭门窗，适当调节室温，用床帘或屏风遮挡。
3. 患者　了解灌肠的目的、方法、注意事项及配合要点，排尿。
4. 护士　着装整齐，戴口罩，洗手，备齐用物。

（四）实施

1. 操作步骤　护士携用物至床旁→查对、解释，嘱患者排尿→患者取左侧卧位，双膝屈曲，脱裤至膝，臀部至床沿→铺治疗巾→挂灌肠袋（液面距肛门 40～60cm）→戴手套→润滑肛管→排气，夹管→插管 7～10cm→固定肛管，松夹、灌液→观察患者和液面下降速度→灌毕→拔管并擦净肛周皮肤→协助患者平卧（保留 5～10 分钟）→协助排便→排便毕，撤去治疗巾，协助患者取舒适卧位→整理床单位,开窗通风,处理用物→洗手、记录。

2. 注意事项

(1)严密观察患者的反应和倾听患者的主诉,灌肠途中如液体流入受阻,可稍转动肛管或挤捏肛管使堵塞管孔的粪块脱落,如患者感觉腹胀或有便意,可降低灌肠筒高度以减慢灌速或暂停片刻,并嘱患者深呼吸以放松腹肌,减轻腹压,如患者出现面色苍白、出冷汗、剧烈腹痛、心慌气急,应立即停止灌肠,并与医生联系给予处理。

(2)保护患者隐私,尽量少暴露患者,防止着凉。

(3)根据医嘱准备溶液,掌握溶液的温度、浓度、压力及量。

(4)降温灌肠者应嘱患者保留30分钟后排出,排便后30分钟测量体温并记录。

(5)充血性心力衰竭或钠潴留患者禁用生理盐水灌肠;肝昏迷患者禁用肥皂水灌肠,以减少氨的产生和吸收。

(6)伤寒患者灌肠溶液量不得超过500ml,压力要低(即液面不得高于肛门30cm)。

(7)禁忌证包括消化道出血、妊娠、急腹症、严重心血管疾病。

(8)灌肠后排便一次记录为"1/E",灌肠后无排便记录为"0/E",自行排便一次者灌肠后又排便一次记录为"11/E"。

(五)评价

1. 操作方法正确,患者的不适症状减轻或消失,感觉舒适、安全。
2. 操作顺利,达到灌肠的目的。
3. 护患沟通有效,患者能够配合操作。

五、保留灌肠法

(一)目的

镇静、催眠和治疗肠道感染。

(二)评估

1. 患者的病情、年龄、临床诊断、意识状况、肠道病变的性质及部位、治疗目的、排便状况、心理反应、肛门部位皮肤黏膜状况。
2. 患者的自理能力、配合程度。

(三)准备

1. 用物 一次性灌肠包、量杯、温开水5~10ml、50ml注射器、手套、弯盘、润滑剂、棉签、卫生纸、治疗巾、水温计、屏风。镇静催眠常用溶液为10%水合氯醛,肠道炎症常用溶液为2%小檗碱或0.5%~1%新霉素或其他抗生素溶液,药物剂量遵医嘱,灌肠溶液量不超过200ml,溶液温度38℃。

2. 环境 同不保留灌肠。

3. 患者 了解保留灌肠的目的、方法、注意事项及配合要点，根据病灶位置不同选择左侧或右侧卧位。

4. 护士 着装整齐，戴口罩，洗手，备齐用物。

(四)实施

1. 操作步骤 护士携用物至床旁→查对、解释，嘱患者排便、排尿→摆放体位，抬高臀部10cm（根据病情，慢性痢疾者应取左侧卧位，阿米巴痢疾者取右侧卧位）→铺治疗巾→挂灌肠袋→置弯盘→戴手套→连接肛管，润滑肛管→排气，夹管→插管15~20cm→固定肛管，松夹→灌注完毕，注入5~10ml温开水→拔管并擦净肛周皮肤（保留1小时以上）→整理床单位，清理用物→洗手、记录。

2. 注意事项

（1）正确评估患者，了解灌肠的目的和病变部位，以便掌握灌肠的卧位和插入导管的深度。

（2）灌肠前，应嘱患者排便，肛管要细，插管要深，液量不宜过多，压力要低，灌入速度宜慢，以减少刺激，使灌入药液能保留较长时间，利于肠黏膜充分吸收。

（3）肛门、直肠、结肠等手术后患者及大便失禁患者均不宜做保留灌肠。

(五)评价

1. 操作方法正确，溶液有效保留，达到治疗目的。

2. 护患沟通有效，患者能够配合，感到安全。

六、膀胱冲洗技术

(一)目的

1. 确保尿液引流通畅。

2. 膀胱、前列腺手术后防止血凝块形成致尿管堵塞。

3. 预防长期留置尿管者发生尿路感染。

(二)评估

1. 患者的病情、年龄、意识状态、自理能力及合作程度。

2. 观察尿液性质、出血情况、排尿不适症状等。

(三)准备

1. 用物 治疗盘内盛皮肤消毒液、无菌棉签、安尔碘、一次性治疗巾、一次性乳胶手套、一次性膀胱冲洗器、膀胱冲洗标识牌、膀胱冲洗标识贴、3000~6000ml生理盐水溶液。

2. 环境 环境整洁、安静、温度适宜，注意屏风遮挡。

3. 患者　了解膀胱冲洗的目的、方法、注意事项及配合要点，能积极配合。

4. 护士　着装整齐，戴口罩，洗手，备齐用物。

（四）实施

1. 操作步骤　护士携用物至床旁→查对、解释→关闭门窗、遮挡屏风，协助患者摆仰卧位或侧卧位→将一次性治疗巾置于患者导尿管连接处→冲洗器流液针头（2枚）分别与消毒后的冲洗液接口连接，挂于输液架上并排气→在输液架上挂标识牌→戴手套→再次查对后，将冲洗器末端与消毒后的三腔导尿管的小腔连接，大腔连接抗反流引流袋→将引流袋妥善固定于床边，最大限度地低位引流→根据导尿管引流液的颜色调节冲洗液的速度，色深则快、色浅则慢，冲洗过程中注意观察患者的反应及引流通畅情况，调整好后在膀胱冲洗器上贴好标识→冲洗器连接好后，撤去一次性治疗巾，脱手套→查对医嘱及患者信息→协助患者取舒适卧位，交代注意事项→整理床单位，处理用物→洗手、记录。

2. 注意事项

（1）严格执行无菌技术操作，严防医源性感染。

（2）冲洗液温度控制在38℃~40℃，有效预防膀胱痉挛的发生。

（3）冲洗过程中需确保膀胱持续冲洗及引流通畅。

（4）根据引流液的颜色调节冲洗液速度，色深则快、色浅则慢。

（5）冲洗液的速度与引流液的速度保持一致，每隔1~2小时挤捏导尿管1次。

（6）每隔2小时翻身1次，以达到彻底冲洗的目的。

（7）密切观察有无腹胀、腹痛及膀胱痉挛等情况发生。

（五）评价

严格按操作规范进行，患者安全，无并发症发生。

第八节　药物治疗和过敏试验

一、口服给药法

（一）目的

协助患者遵医嘱安全、正确服药，药物经胃肠道黏膜吸收而产生疗效。

（二）评估

1. 患者的病情、年龄、意识状态、是否留置鼻饲管、有无呕吐等。

2. 患者对药物相关知识的了解程度。

3. 患者对服药的心理反应及配合程度。

(三) 准备

1. 用物　服药本、小药卡、药杯、药匙、量杯、滴管、研钵、研锤、纱布、适量温开水，需要时备吸管。

2. 环境　环境安静、光线充足、物品放置整齐。

3. 患者　患者了解服药的目的、方法、注意事项、配合要点。

4. 护士　着装整齐，戴口罩，洗手，备齐用物。

(四) 实施

1. 操作步骤

（1）备药　备齐用物→填写小药卡→依据不同药物剂型采取相应的取药方法（固体药用药匙取，液体药用量杯取）→全部药物配备完毕，根据服药本重新核对一次→发药前与另一护士再次核对。

（2）发药　携药盘至病床→再次核对信息后将药物发给患者→协助患者服药→再次核对信息，药杯按要求进行相应处理，清洁发药盘→观察、记录、洗手。

2. 注意事项

（1）严格执行查对制度和无菌操作原则。

（2）发药前护士应了解患者的相关情况，如做特殊检查、手术等必须禁食者暂时不发药，并做好交接班。

（3）发药时若患者提出疑问，护士应认真听取，重新核对，确认无误后耐心地做解释，再给患者服药。

（4）指导患者按药物性能正确服药（对牙齿有腐蚀作用或使牙齿染色的药液，应用吸管，避免药液与牙齿接触，服后漱口，如酸类、铁剂等；服用铁剂时忌饮茶，以免形成铁盐，影响铁剂的吸收；止咳糖浆服后暂不饮水，以防降低疗效，若同时服多种药，则最后服用止咳糖浆；磺胺类和发汗类药物服后多饮水，可减少磺胺类结晶引起肾小管堵塞，并可增强发汗药的疗效；健胃药在饭前服，可刺激味觉感受器，使消化液分泌增多，增加食欲；助消化药和对胃有刺激性的药宜在饭后服，利于食物消化，减少药物对胃壁的刺激；强心苷类药应在服用前测脉率和脉律或心率和心律，如脉率少于每分钟60次或节律出现异常时，应暂停服药并报告医生；缓释片、肠溶片、胶囊吞服时不可嚼碎；舌下含片应放舌下溶化；催眠药在睡前服；驱虫药宜在空腹或半空腹服用）。

（5）吞服药物通常用温开水送下，禁用茶水服药。

（6）注意药物间的配伍禁忌。

（7）发药后观察患者服药的治疗效果和不良反应，有异常情况时应及时与医生联系，酌情处理。

（五）评价

患者能主动配合，用药安全，达到预期治疗效果。

二、超声波雾化吸入法

（一）目的

湿化气道、控制感染、改善通气、祛痰镇咳。

（二）评估

1. 患者的病情、用药史、过敏史、意识状况、呼吸道通气情况。
2. 患者对超声波雾化吸入治疗的认识、心理反应及配合程度。

（三）准备

1. 用物　治疗车上置超声波雾化吸入器一套、药液、生理盐水、冷蒸馏水、水温计、纱布、治疗本。
2. 环境　病室安静、整洁、温湿度适宜。
3. 患者　了解超声雾化吸入法的目的、方法、注意事项及配合要点，根据病情可坐位或侧卧位。
4. 护士　着装整齐，戴口罩，洗手，备齐用物。

（四）实施

1. 操作步骤　检查雾化器各部件性能是否完好→连接雾化器→水槽内加冷蒸馏水（液面高约3cm）→雾化罐内放入药液（生理盐水稀释至30～50ml）→备齐用物至床旁，查对，解释，协助患者取舒适卧位→接通电源，调整定时开关（15～20分钟）→调节雾量→再次查对→将口含嘴放入患者口中→治疗毕，关雾化开关，关电源开关→再次查对→协助患者擦干面部→整理床单位，清理用物→洗手、记录。

2. 注意事项

（1）治疗前，检查机器各部件，确保性能良好、连接正确、机器各部件的型号一致。

（2）水槽底部晶体换能器和雾化罐底部的透声膜薄而脆，在操作及清洗过程中动作要轻，以免损坏。

（3）水槽和雾化罐内切忌加温水或热水，连续使用时应间歇30分钟，使用中注意测量水温，超出50℃时应关机换冷蒸馏水。

（4）观察患者呼吸情况，必要时及时清理呼吸道分泌物。

（5）治疗过程中需加入药液时，不用关机，直接从盖上小孔内添加即可。

（6）若要给水槽加水，必须关机操作。

（五）评价

1. 患者呼吸道炎症消除或减轻，痰液能顺利咳出，呼吸困难缓解或消除。

2. 操作正确，机器性能良好，护患沟通有效。

三、皮内注射法

(一)目的

药物过敏试验，预防接种，用于局部麻醉的先驱步骤。

(二)评估

1. 患者的年龄、病情、意识状态、用药史、过敏史、注射部位的皮肤情况(皮肤颜色，有无皮疹、感染)。

2. 患者的自理能力、配合程度、表达能力、心理反应和对皮内注射的认识。

3. 药物的性质、作用及不良反应。

(三)准备

1. 用物　注射盘(棉签、75%乙醇、2%碘酊或碘伏、弯盘)、皮试盘(1ml注射器、0.1%盐酸肾上腺素、皮试液注射器、砂轮、2ml注射器)、医嘱本。

2. 环境　病室或治疗室安静、整洁、光线充足、温度适宜。

3. 患者　了解皮内注射的目的、方法、注意事项、配合要点、药物作用；舒适卧位，暴露注射部位。

4. 护士　着装整齐，戴口罩，洗手，备齐用物。

(四)实施

1. 操作步骤　护士携用物至床旁→查对、解释→定位、消毒→再次查对，排气→进针注药(5°角进针，注药0.1ml)→拔针(勿按揉)→再次查对→观察、计时→整理床单位，清理用物→洗手、记录。

2. 注意事项

(1)严格执行查对制度和无菌操作原则。

(2)询问患者用药过敏史，如有对所用药物过敏者，应不做皮试，并与医生联系。

(3)药物过敏反应结果为阳性时，应告知患者和家属，并做好记录和警示标识。

(4)皮试结果不能确认或怀疑假阳性时，应采用对照试验。

(5)忌用碘酊消毒皮肤，以防影响局部反应判断及与碘过敏反应相混淆。

(6)把握好进针角度，以免药液注入皮下。

(7)药物过敏试验后患者勿离开病室，勿按揉注射部位，20分钟后观察结果。

(五)评价

1. 操作顺利，达到注射目的。

2. 对患者药敏试验结果判断准确,注药后患者无不良反应。
3. 患者了解注射的方法、目的,配合操作。

四、皮下注射法

(一)目的

1. 需迅速达到药效和不能或不宜经口服给药时采用。
2. 局部麻醉用药。
3. 预防接种。

(二)评估

1. 患者病情、年龄、用药史、过敏史、意识状态及治疗目的、注射部位状况(有无瘢痕、炎症、硬结等)。
2. 药物的性质、作用及不良反应。
3. 患者的心理反应、自理能力、合作程度、表达能力,对皮下注射的认识。

(三)准备

1. 用物　注射盘(棉签、75%乙醇、2%碘酊或碘伏、弯盘、砂轮)、2~5ml注射器、5~6号针头、按医嘱备药、医嘱本。
2. 环境　病室或治疗室安静、整洁、光线充足、温度适宜。
3. 患者　了解皮下注射的目的、方法、注意事项、配合要点、药物作用;取舒适体位,暴露注射部位。
4. 护士　着装整齐,戴口罩,洗手,备齐用物。

(四)实施

1. 操作步骤　护士携用物至床旁→查对、解释→定位、消毒→再次查对,排气→进针(30°~40°角进针,刺入针头的1/2~2/3长度)→抽无回血,注药→拔针按压→再次查对→整理床单位,清理用物→洗手、记录。

2. 注意事项

(1)严格执行查对制度和无菌操作原则。
(2)侧卧式持针时,示指只能固定针栓,不可触及针梗,以免污染。
(3)进针角度不宜超过45°角,以防刺入肌层。
(4)过于消瘦者,护士可捏起局部组织,适当减小进针角度。
(5)皮下注射不宜用刺激性强的药物。
(6)长期皮下注射者,应有计划地更换注射部位,以免局部产生硬结,保证药物吸收的最好效果。
(7)注射不足1ml的药液时,应用1ml注射器抽吸药液,以保证药物剂量的准确性。

(五)评价

1. 操作顺利,注射中患者无不良反应,达到治疗目的。
2. 患者了解皮下注射的目的、方法,配合操作。

五、肌内注射法

(一)目的

不宜或不能静脉注射,要求迅速发挥疗效时采用。

(二)评估

1. 患者病情、年龄、用药史、过敏史、意识状态及治疗目的、注射部位局部组织状况(有无瘢痕、炎症、硬结等)。
2. 药物的量及性质。
3. 患者的心理反应、自理能力、配合程度、表达能力,对肌内注射的认识。

(三)准备

1. 用物　注射盘(棉签、75%乙醇、2%碘酊或碘伏、弯盘、砂轮)、无菌注射器(按药量或以药液黏稠度而定)、按医嘱备药、医嘱本。
2. 环境　病室或治疗室安静、整洁、光线充足、温度适宜。
3. 患者　了解肌内注射的目的、方法、注意事项、配合要点、药物作用;取舒适体位,暴露注射部位。
4. 护士　着装整齐,戴口罩,洗手,备齐用物。

(四)实施

1. 操作步骤

(1)护士携用物至床旁→查对、解释→定位、消毒→再次查对,排气→进针(90°角进针,刺入针头的1/2~2/3长度)→抽无回血,注药→拔针按压→再次查对→整理床单位,清理用物→洗手、记录。

(2)常用臀大肌注射定位法有两种:十字法指从臀裂顶点向左或向右侧划一水平线,然后从髂嵴最高点做一垂线,将一侧臀部分为四个象限,其外上象限避开内角为注射区;连线法指从髂前上棘至尾骨做一连线,其外1/3处为注射部位。

2. 注意事项

(1)严格执行查对制度和无菌操作原则。

(2)注射时,针梗切勿全部刺入,以防不合作者躁动,使针梗从根部衔接处折断。

(3)多种药物同时注射,须注意配伍禁忌。

(4)2岁以下婴幼儿不宜用臀大肌注射,应选用臀中肌、臀小肌处注射,因为婴幼儿在未能独立行走前,臀部肌肉发育不完善,臀大肌注射有损伤坐骨神经的危险。

(5)臀部注射时要注意体位,侧卧位时下腿屈曲上腿伸直,俯卧位时足尖相对足跟分开,仰卧位用于危重及不能翻身的患者。

(6)需长期注射者,应交替更换注射部位,并选用细长针头,以避免或减少硬结的发生。

六、静脉注射法

(一)目的

1. 药物不宜口服、皮下或肌内注射时,需要迅速发挥药效者,可采用静脉注射法。
2. 药物因浓度高、刺激性大、量多而不宜采用其他注射方法。
3. 做诊断性检查,由静脉注入药物。
4. 用于静脉营养治疗。

(二)评估

1. 患者病情、年龄、意识状态、治疗目的、局部皮肤组织及血管的情况。
2. 所注射药物的性质、作用及不良反应。
3. 患者的心理反应、自理能力、合作程度、表达能力、对静脉注射的认识。

(三)准备

1. 用物 注射盘(棉签、75%乙醇、2%碘酊或碘伏、弯盘)、注射器、止血带、治疗巾、砂轮、胶布、按医嘱备药、医嘱本。
2. 环境 病室或治疗室安静、整洁、光线充足、温度适宜。
3. 患者 了解静脉注射的目的、方法、注意事项、配合要点、药物作用;取舒适卧位,暴露注射部位。
4. 护士 着装整齐,戴口罩,洗手,备齐用物。

(四)实施

1. 操作步骤 护士携用物至床旁→查对、解释→定位、垫治疗巾→扎止血带(于穿刺点上方约6cm处),嘱患者握拳→消毒→再次查对,排气→进针(15°~30°角进针)→见回血后松止血带,嘱患者松拳,固定针头→注药→注药完毕,拔针按压→再次查对→整理床单位,清理用物→洗手、记录。

2. 注意事项

(1)严格执行查对制度和无菌操作原则。

(2)长期静脉注射者要保护血管,有计划地选择血管进行注射。

(3)根据药物性质及病情,掌握推药速度,需要长时间、微量、均匀、精确注射药物，可选用微量注射泵，更安全。

（4）观察患者及注射局部情况，并随时听取患者主诉。

（5）注射对组织有强烈刺激的药物，一定要确认针头在血管内方可推注药液，以防药液外溢于皮下组织中而发生坏死。

（五）评价

1. 注射顺利，患者感觉良好，无不良反应，达到治疗要求。
2. 患者能说出本次静脉注射目的、方法并配合操作。

第九节 静脉输液和输血技术

一、静脉输液法

（一）目的

1. 纠正水和电解质失调，维持酸碱平衡。
2. 补充营养，供给热能。
3. 输入药物，治疗疾病。
4. 增加循环血量，改善微循环。

（二）评估

1. 患者的年龄、病情、输液目的、出入液量、心肺功能、心理反应、配合程度等。
2. 穿刺部位皮肤完整性（有无破损、皮疹、感染）、静脉血管状况（解剖位置、充盈度、弹性及滑动度）。
3. 患者有无药物过敏史，本次所输注药物的性质、剂量及医嘱要求。
4. 评估和选择穿刺工具、输液工具。

（三）准备

1. 用物　一次性无菌输液器、治疗盘、棉签、75%乙醇、2%碘酊或碘伏、止血带、治疗巾、胶布、输液巡视单、标签、输液架、瓶套、剪刀、快速手消毒剂、锐器盒、医疗废物桶、生活垃圾桶，必要时备小夹板和绷带、按医嘱配制好液体。
2. 环境　病室整洁、安静、舒适、安全。
3. 患者　了解静脉输液法的目的、方法、注意事项、配合要点、药物作用；按需要排尿、排便，取舒适卧位，暴露穿刺部位。
4. 护士　着装整齐、戴口罩、洗手、备齐用物。

（四）实施

1. 操作步骤　护士携用物至床旁→查对、解释→垫治疗巾、选血管、放输液架→洗手、检查药物、消毒瓶口、连接输液器→输液器针头全部插入瓶塞内→折住滴管下端并倒挂输液架上，挤压滴管，待滴管内液面达到 1/2 ~ 2/3 时，倒置滴管→松开反折，将针头端导管缓慢下移，待液体流至输液管下段的 2/3 或 4/5 处，关闭调节夹，检查气泡→在穿刺点上方 6~8cm 扎止血带→消毒穿刺部位皮肤→再次查对及排气→嘱患者握拳→行静脉穿刺，见回血后，将针头平行送入血管内少许→穿刺成功后一手扶针翼，一手松止血带及调节夹，嘱患者松拳→待药液滴入通畅后用胶布固定→调节滴速→再次查对，填写悬挂输液巡视单→协助患者取舒适卧位，告知注意事项→整理床单位，整理用物→洗手、记录→如需连续输液要及时更换液体→输液完毕，关闭输液导管，揭开胶布，拔针按压→整理床单位，清理用物→洗手、记录。

2. 注意事项

(1) 严格执行无菌操作原则和查对制度，杜绝差错事故的发生。

(2) 根据病情、用药原则、药物的性质及配伍禁忌，合理安排输液顺序。

(3) 长期输液者，要注意保护和合理选用静脉，避开静脉瓣及关节，需 24 小时持续输液者应每日更换输液器。

(4) 输液前应排尽输液管及针头内空气，药液滴尽前要按需及时更换溶液瓶或拔针，严防造成空气栓塞。

(5) 严格掌握输液速度，根据药物使用要求调节输液速度。

(6) 输液过程中要加强巡视，输液通路是否通畅、局部皮肤有无肿胀或疼痛、患者有无输液反应。

(7) 及时处理输液故障，耐心听取患者主诉，解答患者的询问，配合医生处理各种输液反应，保证输液顺利进行。

(8) 如发现静脉通路有回血，须立即妥善处理，以免管腔堵塞。

(五) 评价

1. 正确执行无菌操作和查对制度。
2. 操作规范、准确，能达到治疗目的。
3. 局部无肿胀、疼痛，未出现输液反应。
4. 治疗性沟通有效，患者感到安全，能够配合。

二、浅静脉留置针输液法

(一) 目的

1. 保护患者静脉，避免反复穿刺带来的痛苦。
2. 随时保持通畅的静脉通道，便于急救和给药。

(二) 评估

1. 患者的年龄、病情、输液目的、疗程、出入液量、心肺功能、心理反应、配合程度等。

2. 穿刺部位皮肤完整性（有无破损、皮疹、感染）、静脉血管状况（解剖位置、能见度、充盈度、弹性及滑动度、静脉直径和长短、有无静脉瓣及穿刺的难易程度）。

3. 患者有无药物过敏史，本次所输注药物的性质、剂量及医嘱要求。

4. 评估和选择穿刺工具。

（三）准备

1. 用物　静脉留置针、肝素帽或输液接头、延长管、贴膜、锐器盒，其余用物同静脉输液。

2. 环境　病室整洁、安静、舒适、安全。

3. 患者　了解静脉留置针技术的目的、方法、注意事项、配合要点、药物作用；按需要排尿、排便，取舒适卧位，暴露穿刺部位。

4. 护士　着装整齐，戴口罩，洗手，备齐用物。

（四）实施

1. 操作步骤　护士携用物至床旁→查对、解释→洗手、检查药物、消毒瓶口、连接输液器→排气，检查有无气泡→垫治疗巾→选血管→消毒皮肤→根据患者的年龄、病情、药液浓度及性质选择合适的留置针→再次查对及排气→穿刺→穿刺成功后固定→用安尔碘棉签常规消毒进针孔周围皮肤及针翼，透明无菌敷料固定留置针及护翼，连接管处用胶布固定，记录穿刺时间及执行者→调节滴速→再次查对，填写悬挂输液巡视单→协助患者取舒适卧位，告知注意事项→整理床单位，整理用物→洗手、记录→输液完毕，拔出输液器针头，按压5~10分钟→整理床单位，整理用物→洗手、记录。

（1）"直型留置针"穿刺方法　去除针套，手持针芯，松动套管。左手绷紧皮肤，右手拇指与示指握住留置针回血腔两侧→以15°~30°角缓慢进针，直刺静脉，见到回血后，降低穿刺角度，将穿刺针顺静脉走行继续推进1~2mm→右手拇指和中指固定针芯→以针芯为支撑，示指将外套管全部送入静脉→左手拇指压住塑料管前端，防止回血→右手松开止血带，取出针芯→接静脉输液器或肝素帽→松开左手。

（2）"Y型留置针"穿刺方法　去除针套，手持护翼，松动针芯。左手绷紧皮肤，右手夹紧套管针双翼的多点面，稳定穿刺手势→以15°~30°角缓慢进针，直刺静脉，见到回血后，降低穿刺角度，将穿刺针顺静脉走行继续推进1~2mm→左手压住护翼，右手将针芯缓慢退出0.5~1mm后，将套管完全送入血管内→确定回血良好→松开止血带及输液夹，液体流入通畅，穿刺部位无肿胀，抽出针芯。

（3）再次输液的流程　常规消毒肝素帽或正压接头，将输液器连接肝素帽或正压接头完成输液。

（4）拔除留置针的处理　关闭调节夹→揭开无菌透明敷料→用无菌干棉球按压穿刺点上方→快速拔出留置针，按压5～10分钟→协助患者取舒适卧位，交代注意事项→整理床单位，整理用物→洗手、记录。

2. 注意事项

（1）严格执行无菌操作原则和查对制度，杜绝差错事故的发生。

（2）根据病情、用药原则、药物的性质及配伍禁忌，合理安排输液顺序。

（3）根据患者的静脉、输液目的、药液性质及浓度，选择型号合适的留置针。

（4）需长期输液的患者，注意保护静脉，一般从远端小静脉开始。

（5）消毒皮肤范围不小于8cm×8cm。

（6）粘贴膜时勿触及贴膜内面，注意无张力粘贴。

（7）避免穿刺侧肢体剧烈活动或提重物，避免贴膜被水沾湿。

（五）评价

1. 正确执行无菌操作和查对制度。
2. 操作规范、准确，能达到治疗目的。
3. 局部无肿胀、疼痛，未出现输液反应。
4. 治疗性沟通有效，患者感到安全，能够配合。

三、静脉输血法

（一）目的

补充血容量、纠正贫血、补充血红蛋白、补充各种凝血因子和血小板、补充抗体和补体等血液成分、排除有害物质。

（二）评估

1. 患者的病情、年龄、意识状态、输血目的、血型、过敏史、输血史（血型、交叉配血试验结果、血液的质量、是否发生过输血反应）、心肺功能、配合程度等。

2. 穿刺部位皮肤的完整性、静脉状况（解剖位置、充盈度、弹性及滑动度）。

3. 患者对输血治疗的了解程度和心理反应。

4. 输血设备是否符合要求，环境是否舒适、安全。

（三）准备

1. 用物　一次性输血器一套、生理盐水、血制品、注射盘（棉签、75%乙醇、2%碘酊或碘伏、弯盘）、止血带、输液贴、输血巡视单、输液架，必要时备小夹板和绷带。

2. 环境　病室整洁、安静、舒适、安全。

3. 患者　了解静脉输血的目的、方法、注意事项和配合要点；按需要排尿、排便，取舒适卧位，暴露穿刺部位。

4. 护士　着装整齐，戴口罩，洗手，备齐用物。

(四) 实施

1. 操作步骤　护士携用物至床旁，查对并解释→建立静脉通路，输注生理盐水→两人核对→摇匀血液→连接血袋输血→调节滴速→再次查对，填写悬挂输血巡视单→取舒适卧位→整理床单位，清理用物→洗手、记录→输血毕再次输注生理盐水→拔针、按压→清理用物→洗手、记录。

2. 注意事项

（1）在输血过程中严格落实查对制度和无菌操作原则。

（2）输血前后及两袋血之间需要滴注少量生理盐水。

（3）如用库存血，必须认真检查库存血质量。正常血液分两层，上层血浆呈黄色，下层血细胞呈红色，两者之间界线清楚，无凝块。如血浆变红、血细胞呈暗红色、界限不清，提示可能溶血，不能使用。

（4）输入血液内不得随意加入其他药品，如钙剂、酸性或碱性药物、高渗或低渗溶液，以防血液变质。

（5）加强输血过程中的观察，特别是输血开始后 10~15 分钟，耐心听取患者主诉，如发现输血反应应立即报告医生配合处理，并保留余血以供检查和分析原因。

（6）严格掌握输血速度，对年老体弱、严重贫血、心力衰竭患者应谨慎，滴速宜慢；对急症输血或大量输血患者可以行加压输血。

（7）输完的血袋在医用冰箱冷藏 24 小时，患者无不适，方可按照医疗废弃物处理，并在废弃血袋处理记录本上做好记录。

(五) 评价

1. 严格执行无菌操作和查对制度。

2. 静脉穿刺操作一次成功，局部无肿胀、疼痛，未出现输血反应。

3. 治疗性沟通有效，患者有安全感，能够配合。

第十节　标本采集技术

一、痰标本采集

(一) 目的

1. 常规痰标本　检查痰的一般性状，涂片检查细胞、细菌、虫卵，以及观察其性质、颜色、气味和量，以协助诊断呼吸系统疾病。

2. 痰培养标本　检查痰中的致病菌，确定病菌类型，为选择抗生素提供依据。

3. 24小时痰标本　检查24小时痰的量及性状，协助诊断。

（二）评估

1. 患者的年龄、病情、治疗情况、临床诊断、理解能力及配合程度。

2. 检查目的，采集标本的种类。

（三）准备

1. 用物　患者能自行留痰者备标本容器（常规痰标本备痰盆，痰培养标本备无菌容器及漱口溶液200ml，24小时痰标本备广口集痰器）、条码标签、手套，必要时备防腐剂；患者无法咳痰或不合作者另备一次性痰液收集器、吸痰用物（吸痰管、负压吸引装置和连接管）、生理盐水、手套。

痰培养标本需备无菌用物。根据需要备个人防护物品（面屏、护目镜、一次性隔离衣等）。

2. 环境　环境安静、通风、光线充足。

3. 患者　了解痰标本采集的目的、方法、注意事项和配合要点，漱口。

4. 护士　着装整齐，做好个人防护，洗手，备齐用物。

（四）实施

1. 操作步骤

（1）常规痰标本　能自行留痰液者：贴条码标签于标本容器上，携用物至床旁→再次查对并做好解释→请患者于清晨醒来未进食前先漱口，数次深呼吸后用力咳出气管深处的痰液于痰盒内，盖好盒盖→给予漱口或口腔护理→洗手、记录→送检；无法咳痰或不合作者：贴条码标签于标本容器上，携用物至床旁→再次查对并做好解释→协助患者取舒适卧位，由下向上叩击患者背部→用集痰器和吸引器按照吸痰法将痰吸入集痰器内，加盖→给予漱口或口腔护理→洗手、记录→送检。

（2）痰培养标本　能自行留取痰液者：贴条码标签于标本容器上，携用物至床旁→再次查对并做好解释→患者清晨起床后，未进食前先漱口，数次深呼吸后用力咳出气管深处的痰液于无菌集痰器内，盖好瓶盖→给予漱口或口腔护理→洗手、记录→送检；无法咳嗽或不合作者：贴条码标签于标本容器上，携用物至床旁→再次查对并做好解释→协助患者取舒适卧位，由下向上叩击患者背部→戴好无菌手套，用无菌集痰器和吸引器按吸痰法将痰吸入无菌集痰器内，加盖→给予漱口或口腔护理→洗手、记录→送检。

（3）24小时痰标本　贴条码标签于标本容器上，携用物至床旁→再次查对并做好解释→在广口集痰器内加少量清水→从早晨7时未进食前漱口后第一口痰开始留取,次日晨 7 时未进食前漱口后第一口痰作为结束,将 24 小时的全部痰液收集于集痰器内→给予漱口或口腔护理→洗手、记录→送检。

2. 注意事项

(1)收集痰液时间宜选择在清晨,可提高阳性率。

(2)帮助患者排痰,如伤口疼痛无法咳嗽,可用软枕或手掌压迫伤口,减轻伤口张力,减少咳嗽时的疼痛。

(3)集痰器开口高的一端接吸引器,低的一端接吸痰管。

(4)严格执行无菌操作,避免因操作不当污染标本,影响检验结果。

(5)嘱患者不可将唾液、漱口水、鼻涕混入痰标本中,避免痰液黏附在容器壁上。

(6)查找癌细胞应用 10% 甲醛溶液或 95% 乙醇溶液固定后立即送检。

(7)做 24 小时痰量和分层检查时,应嘱患者将痰液收集在广口大玻璃瓶内,加防腐剂(苯酚)防腐。

(五)评价

1. 根据检查的项目,正确采集痰标本。
2. 与患者的沟通有效,能够配合。
3. 痰培养标本严格按照无菌操作进行。

二、尿常规标本的采集

(一)目的

尿常规标本用于检查尿液的颜色、透明度、测定比重,有无细胞和管型,并做尿蛋白和尿糖定性检测等。

(二)评估

患者的病情、临床诊断和治疗情况、意识状态、心理状况、理解和配合能力。

(三)准备

1. 用物 条形码标签、手消剂、一次性尿杯,必要时备便盆或便壶。
2. 环境 安全、安静、整洁、隐蔽。
3. 患者 了解收集标本的目的和方法,协助配合。
4. 护士 着装整齐,洗手,戴口罩、备齐用物。

(四)实施

1. 操作步骤 查对并贴好条形码标签→携用物至床旁→查对并解释→收集尿标本,留取 30~50ml 的尿液于容器内→洗手、记录并送检。

2. 注意事项

(1)女患者月经期不宜留取尿标本;做早孕诊断试验应留取晨尿;会阴部

分泌物过多时，应先清洁或冲洗，再收集尿液。

（2）小孩或尿失禁患者可用尿套或尿袋协助收集。

（3）及时送检以免影响检验结果。

（4）注意屏风遮挡，保护患者隐私。

（五）评价

1. 根据检查的项目，正确采集尿液标本。

2. 与患者沟通有效，能够配合。

三、尿培养标本的采集

（一）目的

尿培养标本适用于病原微生物学培养、鉴定和药物敏感试验，协助临床诊断和治疗。

（二）评估

患者的病情、临床诊断和治疗情况（尿培养尤其要评估抗生素使用情况）、意识状态、心理状况、理解和配合能力。

（三）准备

1. 用物　微生物检查申请单（标明科室、床号、姓名、住院号等）、条形码标签、手消毒剂、无菌标本容器、无菌手套、无菌棉球、便盆或便壶、屏风、无菌生理盐水，必要时备导尿包或一次性注射器及棉签。

2. 环境　安全、安静、整洁、隐蔽。

3. 患者　了解收集标本的目的和方法，协助配合。

4. 护士　着装整齐，洗手，戴口罩，备齐用物。

（四）实施

1. 操作步骤　查对、贴条形码标签→查对患者并解释→屏风遮挡，给患者取合适的卧位，放好便盆→按导尿术清洁消毒外阴和尿道口→用消毒液冲洗尿道口，无菌生理盐水冲去消毒液→请患者将前段尿液排入便盆内，留取5~10ml中段尿液在无菌标本容器内，盖好容器，余尿排在便盆内→清洁外阴，协助患者穿好裤子，整理床单位，清理用物→洗手、记录并送检。

2. 注意事项

（1）留取尿培养标本时，严格执行无菌操作，采集后及时送检。

（2）留取标本时勿触及容器口。

（3）采集中段尿应在患者膀胱充盈时进行。

（4）危重、昏迷或尿潴留患者可以通过导尿术留取尿培养标本。

（五）评价

1. 根据检查的项目，正确采集尿液标本。

2. 与患者沟通有效，能够配合。

四、12 小时或 24 小时尿标本的采集

(一)目的

用于各种尿生化检查或尿浓缩查结核杆菌等检查。

(二)评估

患者的病情、临床诊断和治疗情况、意识状态、心理状况、理解和配合能力。

(三)准备

1. 用物　条形码标签、手套、50ml 无菌注射器、手消剂、一次性尿杯、集尿瓶(容量 3000～5000ml)、防腐剂。

2. 环境　安全、安静、整洁、隐蔽。

3. 患者　了解收集标本的目的和方法，协助配合。

4. 护士　着装整齐，洗手，戴口罩，备齐用物。

(四)实施

1. 操作步骤　贴条形码标签于集尿器上，注明留取尿液的起止时间→查对，向患者解释留尿的方法、目的和注意事项→患者于早晨 7 时排空膀胱后，开始留取尿标本，至次日晨 7 时留取最后一次尿液。12 小时尿标本则于晚上 7 时排空膀胱留取尿液至次日晨 7 时留取最后一次尿液→每次尿液排在便器内再倒入集尿瓶中→集尿结束，充分混匀→清理用物→洗手、记录并送检。

2. 注意事项

(1)必须在医嘱规定的时间内留取，不可多于或少于 12 小时或 24 小时。

(2)尿液若为检查前存留在膀胱内的不应留取。

(3)集尿瓶应放在阴凉处，根据检验要求在尿液中加防腐剂。

(4)及时送检以保证检验结果准确。

(五)评价

1. 根据检查的项目，正确采集尿液标本。

2. 与患者沟通有效，能够配合。

五、粪标本采集

(一)目的

1. 常规标本　检查粪便性状、颜色、细胞等。

2. 培养标本　用于检查粪便中的致病菌。

3. 隐血标本　用于检查粪便内肉眼不能查见的微量血液。

4. 寄生虫及虫卵标本　用于粪便中的寄生虫、幼虫以及虫卵计数检查。

（二）评估

1. 了解患者的病情、临床诊断和治疗情况。
2. 了解需要做的检查项目，明确要收集的粪便标本的种类和注意事项。
3. 评估患者的理解和配合能力。

（三）准备

1. 用物　条形码标签、手套、手消毒剂。根据检验项目的不同，另备以下物品。①常规标本：检便盒、清洁便盆。②培养标本：无菌培养容器、无菌棉签、消毒便盆。③隐血标本：检便盒、清洁便盆。④寄生虫及虫卵标本：检便盒、透明敷料薄膜或透明胶带或载玻片（查找蛲虫）、清洁便盆。
2. 环境　安静、安全、隐蔽。
3. 患者　了解收集标本的目的和方法，协助配合。
4. 护士　着装整齐，洗手，戴口罩，备齐用物。

（四）实施

1. 操作步骤　查对，贴条码标签，携用物至床旁→查对并解释→屏风遮挡，排便于清洁便盆内（取培养标本时，应排便于消毒便盆内）→收集粪便标本于便盒内→清理用物→洗手、记录并送检。

2. 注意事项

（1）不能留取混有尿液的粪便标本，水样便应盛于容器内送检。

（2）培养标本时患者若无便意，用长无菌棉签蘸无菌生理盐水，由肛门插入6~7cm（幼儿2~3cm），顺一方向轻轻旋转后退出，将棉签置于培养瓶内，盖紧瓶盖。

（3）采集隐血标本时嘱患者检查前3天禁食肉类、肝、血、含大量绿叶素的食物和含铁剂药物，3天后收集标本。

（4）采集寄生虫标本时，患者服用驱虫药或做血吸虫孵化检查应该留取黏液、脓血部分，如需孵化毛蚴应留取不少于30g的粪便，并尽快送检，必要时留取整份粪便送检；检查痢疾阿米巴滋养体时，在采集标本前几天，不应服用钡剂、油质或含金属的泻剂，以免金属制剂影响阿米巴虫卵或胞囊的显露。

（5）常规标本用检便匙取中央部分或黏液、脓血部分约5g，置于检便盒内；培养标本用无菌棉签取中央部分或脓血部分2~5g置于培养瓶内，盖紧瓶塞；隐血标本按常规标本留取；寄生虫标本在粪便不同部位留取带血或黏液部分5~10g。

（6）检查蛲虫标本嘱患者半夜12点或清晨排便前，将透明胶带贴在肛门周，取下粘有虫卵的透明胶带，粘贴在玻璃片上或将透明胶带对合，立即送检。

(7)检查阿米巴原虫时将便盆加温至接近人的体温,排便后标本连同便盆立即送检。

(五)评价

1. 根据检查的项目和目的,正确采集大便标本。
2. 与患者沟通有效,能够配合。

六、静脉采血技术

(一)目的

采集血标本,测定血液中某些物质的含量,培养血液中的致病菌,检测血型、配血,用于协助临床诊断疾病,为临床治疗提供依据。

(二)评估

1. 患者的病情、年龄、意识状态、生命体征。
2. 患者的肢体活动情况、静脉情况、静脉输液治疗情况。
3. 采血部位皮肤状况,有无水肿、硬结、伤口、瘢痕。
4. 患者的自理能力、合作程度、心理状态、表达能力,对静脉采血的目的、方法的认知情况。

(三)准备

1. 用物　治疗盘、75%乙醇、2%碘酊或碘伏、弯盘、棉签、止血带、一次性采血针或无菌注射器、针头或头皮针、无菌手套、检验单、标本容器(真空采血管、培养瓶)、试管架、锐器盒、医疗废弃桶、生活垃圾桶,按需准备酒精灯和火柴(采集血培养标本时用)。
2. 环境　环境安静、整洁,空间便于操作,光线充足,通风良好,必要时遮挡患者。
3. 患者　了解静脉采血的目的、方法、临床意义、注意事项及配合要点。清洁采血局部,取舒适卧位,暴露穿刺部位。
4. 护士　着装整齐,洗手,戴口罩,备齐用物。

(四)实施

1. 操作步骤　查对,贴好条码标签,计算抽血量→洗手、携用物至床旁→查对、解释,并请患者或家属确认试管上的姓名、性别和年龄→垫治疗巾,选择血管(一般选择肘正中静脉、头静脉、贵要静脉)→系止血带,常规消毒,嘱患者握拳→戴手套→再次查对→穿刺采血→松止血带、嘱患者松拳、拔针,用干棉签按压穿刺点1~2分钟→再次查对→协助患者取舒适卧位,告知注意事项→整理用物→脱手套、洗手、记录、送检。

(1)真空负压采血　连接真空采血器双向针头和针筒→按普通注射器采血法将针头刺入静脉→确认针头在血管内,插入真空负压试管→试管自动吸取所需血量后,再更换另一试管,直至最后一个试管→拔针→压迫穿刺点。

(2)注射器采血 左手绷紧皮肤固定静脉,右手持注射器以15°~30°角进针→见回血后沿血管走向推进少许→固定针柄缓慢抽动活塞抽血至需要量,拔针→取下针头,沿试管壁注入血标本。

2. 注意事项

(1)严格执行查对制度和无菌操作技术。

(2)抽血清标本需用干燥注射器、针头和干燥试管。

(3)采血要求不同,部位亦不同;采血部位皮肤必须干燥,扎止血带不可过紧、压迫静脉时间不宜过长,推荐40~120秒,严禁在输液、输血肢体采集血标本。

(4)不同的血液测定项目对血液标本采集时间有不同的要求,如空腹采血、定时采血等。

(5)采全血标本应注意抗凝,血液注入容器后立即摇匀避免凝固;采集血培养标本时应防止污染,顺序为厌氧血液培养瓶→需氧血液培养瓶→霉菌血液培养瓶。

(6)如做二氧化碳结合力测定,抽取血液后应立即将血液注入有液体石蜡的抗凝试管以防二氧化碳溢出,使测定值降低。

(7)同时抽取不同种类的血标本时,注入顺序为微生物学标本(细菌培养瓶)、无添加剂试管、凝血试管、含抗凝剂试管(血沉试管)、含促凝剂试管(PST血清分离胶试管)、血清试管、PST血浆分离胶试管、血浆试管、血常规试管、血糖试管。

(8)严禁在输液、输血的针头处取血标本,最好在对侧肢体采集。

(9)血液标本采集后应立即送检,以免影响检验结果。

(五)评价

1. 根据检查的项目和目的,正确采集血标本。

2. 与患者沟通有效,能够配合。

七、动脉采血技术

(一)目的

1. 常用于进行血气分析,判断患者氧合及酸碱平衡情况,为诊断、治疗、用药提供依据。

2. 采血进行细菌培养。

(二)评估

1. 评估患者病情、年龄、意识状态、皮肤状况、心肺功能、吸氧情况、生命体征、自理能力及合作程度。

2. 根据病情、采血量选择穿刺动脉，评估患者动脉搏动情况。

3. 患者的理解、沟通能力、心理状态及对动脉采血的认知水平。

（三）准备

1. 用物　治疗盘、75%乙醇、2%碘酊或碘伏、弯盘、棉签、经肝素钠预冲的注射器（0.5ml肝素125U）或血气采血针、5ml注射器、橡皮塞1个、无菌纱布、沙袋、无菌手套、检验单、标本容器、锐器盒、医疗废弃桶、生活垃圾桶。

2. 环境　环境安静、整洁，空间便于操作，光线充足，通风良好，必要时遮挡患者。

3. 患者　了解动脉采血的目的、方法、临床意义、注意事项及配合要点。清洁采血局部，取舒适卧位，暴露穿刺部位。

4. 护士　着装整齐，洗手，戴口罩，备齐用物。

（四）实施

1. 操作步骤　查对，贴好条码标签（宜选用血气专用采血针采集血标本；若使用常规注射器，应在穿刺前先抽取0.2ml肝素钠，转动注射器针栓使整个注射器内均匀附着肝素钠，针尖向上推出多余液体和注射器内残留的气泡）→洗手、携用物至床旁→查对、解释→垫治疗巾，选择血管（成人常选择桡动脉或股动脉，新生儿宜选择桡动脉；股动脉采血时，患者取仰卧位，两大腿稍分开，穿刺侧大腿外展，沙袋垫于腹股沟下，以显露穿刺部位）→再次查对→消毒皮肤（范围直径≥5cm），戴手套→左手示指及中指固定欲穿刺的动脉→右手持注射器，在两指间垂直或与动脉走向呈40°角刺入，如见鲜血涌出，表示刺入动脉，左手固定，右手抽取血液→操作完毕，迅速拔出针头，局部压迫5~10分钟（需血气分析者，将针头迅速扎入橡皮塞以隔离空气）→混匀血液，通知送检→再次查对，协助患者取舒适卧位，告知注意事项→整理用物，检查穿刺部位有无渗血→洗手、记录。

2. 注意事项

（1）严格执行查对制度和无菌操作技术。

（2）动脉采血时，常规选择股动脉、桡动脉。股动脉位于髂前上棘和耻骨结节连线中点处。桡动脉位于掌侧腕关节上2cm处。新生儿采用股动脉垂直进针易伤及髋关节，故多选用桡动脉。

（3）标本应与空气隔绝，避免混入气泡或采集静脉血。

（4）凝血功能障碍者穿刺后应延长按压时间，至少按压10分钟。

（五）评价

1. 严格按照无菌操作采集标本。

2. 所采集的血标本符合检查项目要求。

3. 与患者沟通有效，能够配合。

第十一节　常用输液设备的使用

一、微量泵

（一）目的

1. 精确控制小剂量静脉给药的速度和单位时间内的给药量。
2. 保证各种药物（血管活性药物、麻醉剂、激素等）速度均匀、用量准确地注入。

（二）评估

1. 患者的病情、治疗情况、药物的作用。
2. 静脉输液处局部皮肤状况及血管情况。
3. 患者的自理、合作程度及对微量泵使用的知识水平。
4. 患者的心理反应。
5. 微量泵性能。

（三）准备

1. 用物　微量泵、延长管、注射器（20ml、30ml、50ml 注射器，根据药物剂量选择）、留置针、治疗盘、止血带、棉签、胶布、锐器盒等。根据医嘱备药。
2. 环境　环境安静、通风、光线充足。
3. 患者　了解微量泵使用的目的、方法、注意事项，取舒适卧位，能积极配合。
4. 护士　着装整齐，洗手，戴口罩，备齐用物。

（四）实施

1. 操作步骤　携用物至床旁→查对并做好解释→调整舒适体位→接通电源、打开开关、微量泵自检→连接注射器与延长管，安装注射器于微量泵上→按要求设定输液速度（ml/h）→排气、试运行→按静脉输液方法建立静脉通路→再次查对→将延长管连接于静脉通路上并固定→按"开始"键，微量泵正常工作→查对患者、药液及微量泵速度→交代注意事项→协助患者取舒适卧位→整理用物→洗手、记录→注意观察患者输液后的反应及微量泵的运作情况→输液完毕，按"停止"键→拔除液体，按"开关"键 2 秒以上，关闭微量泵→整理用物→洗手、记录。

2. 注意事项

（1）严格执行查对制度及无菌技术操作。

(2）检查微量泵性能是否正常，选择合适的延长管。

(3）注意管路是否扭曲、接口有无松动及渗漏。

(4）将注射器正确安装在微量泵的卡槽内，注意检查延长管内的空气是否排尽。

(5）连续微量泵注射药物时，注射管路需 24 小时更换一次。

(6）严密观察注射部位有无渗出或外渗，若发生应立即停止注射，及时更换注射部位并处理。

(7）保持设备清洁干燥，防止液体滴入泵内造成机器损坏；定期检查及保养，可用乙醇擦拭机身表面消毒，消毒后至少待干 30 秒后再开机。

（五）评价

严格按操作规范执行，患者安全，无并发症发生。

二、输液泵

（一）目的

1. 确保输液速度准确。

2. 保持匀速提供患者所需输液量。

3. 重症患者的输液、输血等。

（二）评估

1. 患者的病情、输液治疗情况、药物的作用。

2. 静脉输液处局部皮肤状况、血管情况及肢体活动情况。

3. 患者的自理、合作程度及对输液泵使用的知识水平。

4. 患者的心理反应。

5. 输液泵性能。

（三）准备

1. 用物　输液泵、输液器、留置针、治疗盘、止血带、棉签、胶布、锐器盒等。根据医嘱备药。

2. 环境　环境安静、通风、光线充足。

3. 患者　了解输液泵使用的目的、方法、注意事项，取舒适卧位，能积极配合。

4. 护士　着装整齐，洗手，戴口罩，备齐用物。

（四）实施

1. 操作步骤　携用物至床旁→查对并做好解释→调整舒适体位→将输液泵固定在输液架上，接通电源→液体与输液器连接、排气→将输液器莫菲滴管下段输液管部分正确安装在输液泵的卡槽内→开泵，设定输液速度，试运行→按静脉输液方法建立静脉通路→再次查对→将液体连接于静脉通路上→

按"开始"键，输液泵正常工作→查对患者、药液及输液泵速度→交代注意事项→协助患者取舒适卧位→整理用物→洗手、记录→注意观察患者输液后的反应及输液泵的运作情况→当输液量接近预先设定的"输液量限制"时，"输液量显示"键闪烁，提示输液结束→按"开始/停止"键停止输液，关闭输液泵→整理用物→洗手、记录。

2. 注意事项

（1）严格执行查对制度及无菌技术操作。

（2）检查输液泵性能是否正常，注意管路是否扭曲、接口有无松动及渗漏。

（3）随时查看液体输注情况，防止发生空气栓塞。

（4）严密观察注射部位有无渗出或外渗，若发生应立即停止注射，及时更换注射部位并处理。

（五）评价

严格按操作规范执行，患者安全，无并发症发生。

第十二节　常见引流管的护理

一、脑室引流管的护理

（一）目的

1. 有颅内压增高等危急情况时，可行脑室穿刺引流以降低颅内压。
2. 监测颅内压力，行脑室颅内压力监测。
3. 引流血性脑脊液、减轻脑膜刺激征及蛛网膜粘连。
4. 便于观察脑室引流液性状、颜色、量。
5. 防止颅内逆行感染。

（二）评估

1. 患者的意识、瞳孔及生命体征。
2. 评估患者配合程度和心理状态。
3. 患者的疾病及其程度、颅内压力，有无头痛、呕吐。
4. 观察穿刺处伤口敷料有无渗出。

（三）准备

1. 用物　无菌引流袋、止血钳、胶布、别针、灭菌注射用水、瞳孔笔、无菌棉签、量杯。
2. 环境　保持环境安静、清洁，室内光线充足，调整工作空间以便操作。
3. 患者　了解脑室引流的目的、方法、注意事项，取舒适卧位，能积极配合。

4. 护士　着装整齐，洗手，戴口罩，备齐用物。

（四）实施

1. 操作步骤　携用物至床旁→查对并做好解释工作→调整舒适体位→患者头部垫无菌治疗巾→用止血钳夹闭近头端引流管→打开接头处敷料，戴无菌手套→打开新引流袋→常规消毒引流管接头，更换引流袋→无菌纱布包裹接头→妥善固定引流管及引流袋，引流袋开口应高于脑室平面 10～15cm，避免过度引流→打开止血钳，观察引流是否通畅→观察患者反应及引流液性状→注明更换时间及失效日期→指导患者按要求绝对卧床 6～8 小时，保持平卧位→指导患者引流袋位置不可随意移动→告知保持伤口敷料清洁，不可抓挠伤口→协助患者取舒适卧位→整理床单位、整理用物→洗手、记录。

2. 注意事项

（1）严格执行查对制度及无菌技术操作。

（2）患者取平卧位，保持安静。

（3）脑室引流袋的高度应高于脑室穿刺点 10～15cm，并悬挂于床头；根据颅内压力及时调整引流袋的高度，以控制脑脊液的流速。

（4）定时观察穿刺部位有无渗血，并保持穿刺部位敷料清洁干燥，如头皮处出现渗液，及时通知医生处理。

（5）保持引流管通畅，标识清楚，防止引流装置受压、打折、扭曲、折角或脱出。

（6）无菌引流袋定时更换，记录 24 小时引流液的颜色、质及量。

（7）有精神症状、意识障碍者可适当约束。

（五）评价

严格按操作规范执行，患者安全，无并发症发生。

二、胸腔闭式引流更换引流瓶的护理

（一）目的

1. 引流胸膜腔内积气、积液。

2. 维持胸腔内负压状态，保持引流通畅。

3. 促进肺膨胀，防止逆行感染。

（二）评估

1. 患者的一般情况、病情、年龄、意识状态、合作程度、对胸腔闭式引流的认识及心理反应。

2. 引流液的颜色、性质和量，是否需要挤压引流管及更换底液。

3. 胸腔闭式引流装置性能是否完好。

(三)准备

1. 用物　治疗车、无菌水封瓶、0.9%氯化钠注射液500ml或一次性无菌胸腔闭式引流瓶、弯盘、胶布、止血钳(2把)、量杯、别针、手套。
2. 环境　保持环境安静、清洁、室内光线充足，调整工作空间以便操作。
3. 患者　了解胸腔闭式引流的目的、方法、注意事项，取舒适卧位，能积极配合。
4. 护士　着装整齐，洗手，戴口罩，备齐用物。

(四)实施

1. 操作步骤　携用物至床旁→查对并做好解释→双手交替由伤口处自上而下挤压引流管→鼓励患者主动咳嗽及深呼吸→观察引流液的性质、颜色、量以及引流瓶内有无气体排出、水柱波动情况→用两把止血钳夹紧引流管，打开引流瓶口，将引流瓶内液体倒入量杯中测量→向引流瓶内倒入0.9%氯化钠注射液400~500ml→将引流管插入液体中→拧紧瓶盖→松开止血钳、妥善固定→再次查对→协助患者取舒适卧位→整理床单位、整理用物→洗手、记录。

2. 注意事项
(1)操作前保持引流系统的密闭和无菌状态。
(2)引流瓶低于胸壁引流口平面60~100cm，瓶内长管末端应在液面下3~4cm。
(3)注意观察并记录引流液颜色、性质及量，保持引流管通畅。
(4)引流瓶内无菌生理盐水每24小时更换一次，更换引流瓶时应先将伤口近端的引流管用两把止血钳夹住，更换完毕检查无误后再放开，以防止气体进入胸腔。
(5)操作过程中保持无菌、密闭。
(6)嘱患者翻身、活动时防止引流管受压、打折、扭曲、脱出。

(五)评价

严格按操作规范执行，患者安全，无并发症发生。

三、T形管引流更换引流袋的护理

(一)目的

1. 引流胆汁，减轻胆道压力。
2. 支撑胆管，防止胆管狭窄。

(二)评估

1. 患者的病情、生命体征、疾病状况、手术及治疗情况、皮肤、巩膜黄染消退及大便颜色、T形管周围皮肤有无胆汁侵蚀。

2. 患者的自理、合作程度及对T形管使用的知识水平。
3. 患者的心理反应。
4. 了解引流管的放置时间和引流情况。

(三) 准备
1. 用物　治疗盘内：消毒用物1套、0.9%氯化钠注射液，无菌引流袋1~2个，治疗巾，止血钳，弯盘，量杯，别针，一次性手套。
2. 环境　保持环境安静、清洁，室内光线充足，调整工作空间以便操作。
3. 患者　了解T形管引流的目的、方法、注意事项，取舒适卧位，能积极配合。
4. 护士　着装整齐，洗手，戴口罩，备齐用物。

(四) 实施
1. 操作步骤　携用物至床旁→查对并做好解释→调整舒适体位→松别针，铺治疗巾→止血钳夹T形管、引流管→分离接口处，T形管接口向上放于治疗巾上→安尔碘消毒T形管接口→打开引流袋，取下引流接口护帽，连接于T形管接口处→别针固定引流袋→标注日期→交代注意事项→倾倒引流液于量杯内，观察其颜色、性质及引流量→再次查对→协助患者取舒适卧位→整理用物→洗手、记录。

2. 注意事项
(1) 操作前注意观察患者生命体征及腹部体征的变化，如有发热、腹痛，提示有感染或胆汁渗漏的可能，应及时报告医生。
(2) 观察及保护T形管周围皮肤，如有胆汁侵蚀可用氧化锌软膏保护。
(3) 操作中注意无菌。严格消毒接口处，每周更换引流袋1~2次，引流袋低于T形管，防止胆汁逆流。
(4) 妥善固定。操作中防止牵拉，以防T形管脱落。
(5) T形管引流时间为7~14天，拔管前应先根据医嘱夹闭T形管1~2天，夹管期间和拔管后观察患者有无腹痛、发热、黄疸。

(五) 评价
严格按操作规范执行，患者安全，无并发症发生。

第三章

手术室专科护理技术

第一节 手术室基本操作技术

无菌技术包括外科手消毒、穿无菌手术衣、戴无菌手套、铺置无菌器械台等内容。本节内容旨在为手术医务人员、医院感染管理者和卫生行政部门提供手术室无菌技术的相关知识和操作规范，以规范手术过程中的无菌技术操作，保障患者健康权益。

一、外科手消毒

(一)目的

清除或杀灭手部暂居菌，减少常居菌，抑制手术过程中手表面微生物的生长，减少手部皮肤细菌的释放，防止病原微生物在医务人员和患者之间传播，有效预防手术部位感染的发生。

(二)评估

环境清洁、宽敞、光线充足，用物已准备齐全，适宜操作。

(三)准备

1. 用物 洗手池设施、外科手清洁剂、干手物品（常用无菌巾或无菌擦手纸，一人一用）、外科手消毒剂、计时装置、镜子、洗手流程及说明图示。必要时备手刷。外科手消毒用物在有效期内，处于备用状态。

2. 环境 清洁、宽敞、明亮、定期消毒。

3. 护士 着装整齐，符合手术室要求；摘除首饰（戒指、手表、手镯、耳环、项链等），戴口罩，指甲长度不应超过指尖，不应佩戴人工指甲或涂指甲油。

(四)实施

1. 操作步骤

(1)洗手方法 护士取适量皂液按顺序揉搓清洗双手、前臂和上臂下1/3→流动水冲洗双手、前臂和上臂下1/3→使用干手物品擦干双手、前臂和上臂下

1/3。

（2）手消毒方法　常用方法包括免刷手消毒方法和刷手消毒方法。

①免刷手消毒方法：取适量手消毒剂揉搓双手的每个部位、前臂和上臂下1/3→揉搓2~6分钟→流动水冲净双手、前臂和上臂下1/3→干手物品彻底擦干→取适量手消毒剂涂抹至双手的每个部位、前臂和上臂下1/3→揉搓直至消毒剂干燥→取免冲洗手消毒剂于一侧手心→揉搓一侧指尖、手背、手腕→剩余手消毒液环转揉搓至前臂、上臂下1/3→取免冲洗手消毒剂于另一侧手心，步骤同上→取手消毒剂，按照六步洗手法揉搓双手至手腕部，揉搓至干燥。

②刷手消毒方法（不建议常规使用）：取适量皂液按顺序揉搓清洗双手、前臂和上臂下1/3→流动水冲洗双手、前臂和上臂下1/3→使用干手物品擦干双手、前臂和上臂下1/3→取无菌手刷，取适量洗手液或外科手消毒液，刷洗双手、前臂至上臂下1/3→刷洗约3分钟→流动水自指尖至肘部冲洗→干手物品从手至肘上依次擦干→同法擦干另一手臂。

2. 注意事项

（1）在整个过程中双手应保持位于胸前并高于肘部，保持手尖朝上，使水由指尖流向肘部，避免倒流。

（2）手部皮肤应无破损；冲洗双手时避免溅湿衣裤；戴无菌手套前，避免污染双手；摘除外科手套后应清洁双手。

（3）外科手消毒剂开启后应标明日期、时间，易挥发的醇类产品开启后的使用期不得超过30天，不易挥发的产品开启后使用期不得超过60天。

（4）刷手消毒方法中，刷手应先刷甲缘、甲沟、指蹼，再由拇指桡侧开始，依次到指背、尺侧、掌侧，依次刷完双手手指，然后再分段交替刷左右手掌、手背、前臂至肘上。

（5）用流动水冲洗时，勿在水中来回移动手臂；擦干双手至肘上时，不可回擦。

（五）评价

操作时严格按流程规范进行，动作熟练，操作过程中无污染。

二、穿无菌手术衣

（一）目的

避免和预防手术过程中医护人员衣物上的细菌污染手术切口，同时保障手术人员安全，预防职业暴露。

（二）评估

手术间内环境清洁、宽敞、光线充足，用物已准备齐全，适宜操作。

（三）准备

1. 用物　无菌手术衣、无菌手套。
2. 环境　环境清洁、宽敞、明亮、定期消毒；半小时内未打扫、无扬尘；操作台清洁、干燥、平坦，物品布局合理。
3. 护士　着装整齐，符合手术室要求；摘除首饰（戒指、手表、手镯、耳环、项链等）；戴口罩；指甲长度不应超过指尖，不应佩戴人工指甲或涂指甲油；已按照操作标准完成外科手消毒。

（四）实施

1. 操作步骤

(1) 单人穿无菌手术衣　拿取无菌手术衣→选择较宽敞处站立→面向无菌台，手提衣领，抖开，使无菌手术衣的另一端下垂→两手提住衣领两角，衣袖向前位将手术衣展开，举至与肩同齐水平，使手术衣的内侧面面向自己→将双手和前臂伸入衣袖内，并向前平行伸展→巡回护士在穿衣者背后抓住衣领内面，协助将袖口后拉，并系好领口的一对系带及左叶背部与右侧腋下的一对系带→采用无接触式戴无菌手套→解开腰间活结→将右叶腰带递给台上其他手术人员或交由巡回护士用无菌持物钳夹取→旋转后与左手腰带系于胸前，使手术衣右叶遮盖左叶。

(2) 协助穿无菌手术衣　洗手护士持无菌手术衣，选择无菌区域较宽敞的地方协助医生穿衣→双手持号码适中的手术衣衣领，内面朝向医生打开→护士的双手套入手术衣肩部的外面并举至与肩同齐水平→医生面对护士跨前一步，将双手同时伸入袖管至上臂中部→巡回护士协助系衣领及腰带→洗手护士协助医生戴手套并将腰带打开拽住→医生自转后自行系带。

(3) 脱无菌手术衣　由巡回护士协助解开衣领系带→脱手术衣→脱手套。

2. 注意事项

(1) 穿无菌手术衣必须在相应手术间进行。

(2) 无菌手术衣不可触及非无菌区域，如有质疑应立即更换。

(3) 有破损的无菌衣或可疑污染时立即更换。

(4) 巡回护士向后拉衣领时，不可触及手术衣外面。

(5) 穿无菌手术衣人员必须戴好手套，方可解开腰间活结或接取腰带，未戴手套的手不可拉衣袖或触及其他部位。

(6) 无菌手术衣的无菌区范围为肩以下、腰以上及两侧腋前线之间。

(7) 脱无菌手术衣时先脱手术衣，再脱手套，确保不污染刷手衣裤。

（五）评价

操作时严格按流程规范进行，动作熟练，操作过程中无污染。

三、无接触式戴无菌手套

(一)目的
减少手术部位感染,预防术者职业暴露的发生。

(二)评估
手术间内环境清洁、宽敞、光线充足,用物已准备齐全,适宜操作。

(三)准备
1. 用物 无菌器械台、无菌手套。
2. 环境 环境清洁、宽敞、明亮、定期消毒;半小时内未打扫、无扬尘;操作台清洁、干燥、平坦,物品布局合理。
3. 护士 着装整齐,符合手术室要求;摘除首饰(戒指、手表、手镯、耳环、项链等);戴口罩;指甲长度不应超过指尖,不应佩戴人工指甲或涂指甲油;已按照操作标准完成外科手消毒及穿无菌手术衣,穿无菌手术衣时双手不露出袖口 。

(四)实施
1. 操作步骤

(1)自戴无菌手套 隔衣袖取手套置于同侧的掌侧面→指端朝向前臂,拇指相对,反折边与袖口平齐→隔衣袖抓住手套边缘并将之翻转包裹手及袖口。

(2)协助戴无菌手套 协助者将手套撑开→被戴者手直接插入手套中。

(3)摘除手套 用戴手套的手抓取另一手的手套外面翻转摘除→用已摘除手套的手伸入另一手套的内侧面翻转摘除。

2. 注意事项

(1)向近心端拉衣袖时用力不可过猛,袖口拉到拇指关节处即可。

(2)双手始终不能露于衣袖外,所有操作双手均在衣袖内。

(3)戴手套时,将反折边的手套口翻转过来包裹住袖口,不可将腕部裸露。

(4)感染、骨科等手术时手术人员应戴双层手套(原理:穿孔指示系统利于发现手套破损部位),有条件时内层为彩色手套。

(5)摘除手套时,注意清洁手不被手套外侧面所污染。

(五)评价
操作时严格按流程规范进行,动作熟练,操作过程中无污染。

四、铺置无菌器械台

(一)目的
1. 使用无菌单建立无菌区域、建立无菌屏障,防止无菌手术器械及敷料再污染，最大限度地减少微生物由非无菌区域转移至无菌区域。

2. 加强手术器械管理。采用正确的手术器械传递方法，可以准确、迅速地配合手术医生，缩短手术时间，降低手术部位感染，预防职业暴露。

（二）评估

手术间内环境清洁、宽敞，光线充足，用物已准备齐全，适宜操作。

（三）准备

1. 用物　器械车、无菌包、无菌手术衣、无菌手套、无菌物品。

2. 环境　环境清洁、宽敞、明亮、定期消毒；半小时内未打扫、无扬尘；操作台清洁、干燥、平坦，物品布局合理。

3. 护士　着装整齐，符合手术室要求；摘除首饰（戒指、手表、手镯、耳环、项链等）；戴口罩；指甲长度不应超过指尖，不应佩戴人工指甲或涂指甲油。

（四）实施

1. 操作步骤

（1）铺置无菌器械台前　根据手术的性质及范围，选择适宜的器械车，备齐所需无菌物品→选择近手术区较宽敞区域铺置无菌器械台→将无菌包放置于器械车中央→检查无菌包名称、灭菌日期和包外化学指示物，包装是否完整、干燥，有无破损。

（2）打开无菌包及无菌物品　包括两种方法。

①打开无菌包外层包布→洗手护士进行外科手消毒→巡回护士用无菌持物钳打开近侧内层无菌单→检查包内灭菌化学指示物→走到对侧打开对侧→协助洗手护士穿无菌手术衣、戴无菌手套→巡回护士与洗手护士一对一打开无菌敷料、无菌物品→将无菌器械台面按器械、物品使用顺序、频率、分类进行摆放。

②打开无菌包外层包布→洗手护士用无菌持物钳打开近侧内层无菌单→检查包内灭菌化学指示物→走到对侧打开对侧→使用无菌持物钳将无菌物品打开至无菌器械台内→将无菌器械台置于无人走动的位置→进行外科手消毒→巡回护士协助洗手护士穿无菌手术衣，无接触式戴无菌手套→将无菌器械台面按器械、物品使用顺序、频率、分类进行摆放。

2. 注意事项

（1）洗手护士穿无菌手术衣、戴无菌手套后，方可进行器械台整理，未穿无菌手术衣及未戴无菌手套者，手不得跨越无菌区及接触无菌台内的一切物品。

（2）铺置好的无菌器械台原则上不应覆盖。

（3）无菌器械台的台面为无菌区，铺巾保证4~6层，无菌单应下垂台缘下 30cm 以上，手术器械、物品不可超出台缘。

（4）保持无菌器械台及手术区整洁、干燥，无菌巾如果浸湿，应及时更换或重新加盖无菌单。

（5）移动无菌器械台时，洗手护士不能接触台缘平面以下区域，巡回护士不可触及下垂的手术布单。

（6）洁净手术室建议使用一次性无菌敷料，防止污染洁净系统。

（7）无菌包的规格、尺寸应遵循《医疗机构消毒技术规范》（WS/T 367—2012）C.1.4.5 的规定。

（五）评价

操作时严格按流程规范进行，动作熟练，操作过程中无污染。

五、手术器械、敷料传递

（一）目的

1. 提高医护手术配合质量。
2. 加快手术进程。
3. 预防术者职业暴露的发生。

（二）评估

手术间内环境清洁、宽敞、光线充足，用物已准备齐全，适宜操作。

（三）准备

1. 用物　持针器、手术刀片、剪刀、缝针、缝线、止血钳、镊子、拉钩、骨刀、骨锤、弯盘。所有物品灭菌合格。

2. 环境　环境清洁、宽敞、明亮、定期消毒，半小时内未打扫、无扬尘。

3. 护士　着装整齐，符合手术室要求；戴口罩；已按照操作标准完成外科手消毒、穿无菌手术衣及铺置无菌器械台。

（四）实施

1. 操作步骤

（1）锐利器械传递方法　①手术刀安装、拆卸及传递方法：安装刀片时，用持针器夹持刀片前段背侧→轻轻用力将刀片与刀柄槽相对合；拆卸刀片时，用持针器夹住刀片的尾端背侧→向上轻抬，推出刀柄槽；传递手术刀时，采用弯盘进行无触式传递，水平传递给术者；②剪刀传递方法：洗手护士右手握住剪刀的中部→利用手腕部运动适力将柄环部拍打在术者掌心上；③持针器传递方法：右手拿持针器→用持针器开口处的前 1/3 夹住缝针的后 1/3→缝线卡入持针器的前 1/3→洗手护士右手捏住持针器的中部→针尖端向手心，针弧朝背，缝线搭在手背上或握在手心中→利用手腕部适当力度将柄环部拍打在术者掌心上。

(2)钝性器械传递方法 ①止血钳传递方法：单手传递法——洗手护士右手握住止血钳前1/3处→弯侧向掌心→利用腕部运动，将环柄部拍打在术者掌心上；双手传递法——同时传递两把器械时，双手交叉同时传递止血钳→传递对侧器械的手在上，同侧手在下，不可从术者肩或背后传递，其余同单手法。②镊子传递方法：洗手护士右手握住镊子夹端，并闭合开口→水平式或直立式传递，让术者握住镊子中上部。③拉钩传递法：洗手护士右手握住拉钩前端→将柄端水平传递给术者。④骨刀（凿）、骨锤传递法：洗手护士左手递骨刀，右手递骨锤→左手捏刀（凿）端、右手握锤→水平递给术者。

(3)缝线传递法 ①徒手传递法：洗手护士左手拇指与示指捏住缝线的前1/3处拉出缝线→右手持线的中后1/3处→水平递给术者→术者的手在缝线的中后1/3交界处接线→术者接线时，双手稍用力绷紧缝线，以增加术者的手感；②血管钳带线传递法：洗手护士用止血钳纵向夹紧结扎线一端2mm→传递时手持轴部，弯曲向上→用柄轻击术者手掌传递。

2. 注意事项
(1)传递器械前后应检查器械的完整性，防止缺失部分遗留在手术部位。
(2)传递器械应做到稳、准、轻、快，用力适度以达到提醒术者注意力为限。
(3)传递器械的方式应准确，以术者接过后无须转变方向即可使用为宜。
(4)传递拉钩前拉钩应用盐水浸湿。
(5)安装、拆卸刀片时应注意避开人员，尖端向下，对向无菌器械台面。
(6)传递锐利器械时，建议采用无触式传递，预防职业暴露。
(7)向对侧或跨越式传递器械，禁止从医生肩后或背后传递。

(五)评价
操作时严格按流程规范进行，动作熟练，操作过程无污染。

六、手术区皮肤消毒

(一)目的
清除手术切口处及其周围皮肤上的暂居菌，并抑制常居菌的移动，最大限度减少手术部位相关感染。

(二)评估
1. 评估消毒方式 小手术野消毒，采取环形或螺旋形消毒；大手术野消毒，采取平行形或叠瓦形消毒；清洁切口皮肤消毒，应从手术野中心部开始向周围涂擦，采取离心形消毒；污染手术、感染伤口或肛门、会阴部消毒，应从手术区外周清洁部向感染伤口或肛门、会阴部涂擦，采取向心形消毒，以原切口为中心，自上而下，自外而内进行消毒。

2. 根据手术情况，选择适宜的消毒剂 婴幼儿皮肤消毒，可用75%酒精或0.75%碘酊消毒；会阴部或面部可用0.5%碘伏消毒；普通外科、颅脑外科、骨科和心外科手术可用活力碘或0.5%碘伏消毒；烧伤植皮时的供皮区可用75%酒精消毒；皮肤受损部位或污染部位消毒可先用无菌生理盐水冲洗至创面基本清洁，再用3%过氧化氢和1∶10碘伏浸泡，外周皮肤可仍按常规消毒处理。

3. 评估消毒范围 手术切口周围15～20cm的区域，要考虑到手术中可能存在的延长切口的问题，术前做好切口规划。

（1）头部手术皮肤消毒范围 头及前额（图1）。

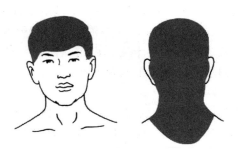

图1 头部手术皮肤消毒范围

（2）口、唇部手术皮肤消毒范围 面唇、颈及上胸部。

（3）手术皮肤消毒范围 上至下唇，下至乳头，应对可能的手术范围由两侧至斜方肌前缘（图2）。

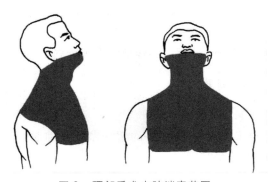

图2 颈部手术皮肤消毒范围

（4）锁骨部手术皮肤消毒范围 上至颈部上缘，下至上臂上1/3处和乳头上缘，两侧过腋中线。

（5）胸部手术皮肤消毒范围（侧卧位） 前后过中线，上肩及上臂上1/3处，下过肋缘，包括同侧腋窝（图3）。

第三章 手术室专科护理技术

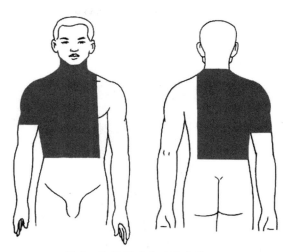

图3 胸部手术皮肤消毒范围

(6)乳腺皮肤消毒范围 前至对侧锁骨中线,后至腋后线,上过锁骨及上臂,下过脐平行线。如大腿取皮,则大腿过膝,周围消毒。

(7)上腹部手术皮肤消毒范围 上至乳头,下至耻骨联合,两侧至腋后线(图4)。

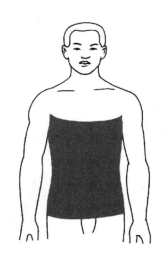

图4 上腹部手术皮肤消毒范围

(8)下腹部手术皮肤消毒范围 上至剑突,下至大腿上1/3,两侧至腋后线。

(9)腹股沟及阴囊部手术皮肤消毒范围 上至脐水平线,下至大腿上1/3,两侧至腋中线(图5)。

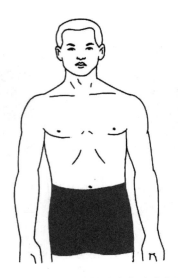

图 5 腹股沟及阴囊部手术皮肤消毒范围

(10)颈椎手术皮肤消毒范围 上至颅顶,下至两腋窝连线。

(11)胸椎手术皮肤消毒范围 上至肩,下至两髂嵴连线,两侧至腋中线。

(12)腰椎手术皮肤消毒范围 上至两腋窝连线,下过臀部,两侧至腋中线。

(13)肾脏手术皮肤消毒范围 前后过中线,上至腋窝,下至腹股沟(图6)。

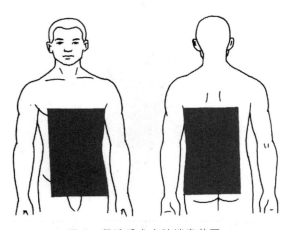

图 6 肾脏手术皮肤消毒范围

(14)会阴部手术皮肤消毒范围 耻骨联合、肛门周围及臀,大腿上 1/3 内侧。

(15)四肢手术皮肤消毒范围 手术区周围均匀消毒,上下各超过一个关节。

(三)准备

1. 用物 常见皮肤、黏膜消毒剂如碘类消毒剂(0.5%~1%碘伏、2%~3%碘酊)、醇类消毒剂(75%医用酒精)、胍类消毒剂(0.1%~0.5%洗必泰,又称氯己定)、过氧化氢类消素剂(3%过氧化氢溶液)、无菌医用纱布或纱球、无菌卵圆钳、消毒弯盘。

2. 环境 环境清洁、宽敞、明亮、定期消毒,半小时内未打扫、无扬尘。

3. 患者 局麻患者能积极配合手术部位皮肤消毒工作,并保持良好沟通;全麻患者按照手术要求合理摆放其手术体位,保障患者安全。

4. 手术医生 着装整齐,符合手术室要求;戴口罩;已按照操作标准完成外科手消毒。

(四)实施

1. 操作步骤 消毒医生保持拱手姿势站在患者右侧→器械护士传递盛有浸蘸消毒液的纱布的消毒弯盘和无菌卵圆钳→无菌卵圆钳夹取消毒纱布,严格按照消毒顺序完成消毒(由清洁区向相对不清洁区消毒)→消毒切口周围15~20cm范围,远离中心的两侧对称进行,每次覆盖前一次的1/3,不留空白→待第一遍消毒液晾干后,以同样的方式再次消毒两遍,每一次范围须小于前一次,共3次术野消毒。

2. 注意事项

(1)消毒剂根据手术部位、患者年龄、医生需求,参照使用说明书选择、使用。

(2)消毒剂专人负责、定基数、专柜存放(手术量大的单位可采用专用库房存放)。

(3)易燃消毒剂属于危险化学品类,应按照国家危险化学品管理规范进行管理。

(4)常用皮肤消毒是用2%~3%碘酊涂擦手术区,待其干燥后以75%医用酒精涂擦2~3遍;或使用0.5%~1%碘伏直接涂擦手术区至少2遍。

(5)消毒前检查消毒区皮肤是否清洁,有破口或疖肿者应立即告知手术医生。

(6)消毒前注意检查消毒剂名称、有效期、浓度、质量、开启时间。

(7)防止损伤皮肤,消毒剂使用量适度,以不滴为宜,同时注意相关部位用垫巾保护。

(8)消毒应在麻醉完成(除局部麻醉)、体位安置妥当后进行。

(9)消毒需保证范围符合手术部位要求,涂擦均匀无遗漏,皮肤皱褶、脐、腋下处消毒规范，消毒液未渗漏于床面。

（10）结肠造瘘口患者皮肤消毒前应先将造瘘部位用无菌纱布覆盖，使之与手术切口及周围区域相隔离，再进行常规皮肤消毒，最后再消毒造口处。

（11）烧伤、腐蚀或皮肤创伤患者应先用生理盐水进行皮肤冲洗准备。

（12）消毒腹部皮肤时，可先将消毒液滴入脐部，待皮肤涂擦完毕后，再将脐部消毒液蘸净。

（13）注意观察消毒后的皮肤有无不良反应。

（五）评价

操作时严格按流程规范进行，动作熟练，操作过程中无污染。

七、手术铺单

（一）目的

在手术切口或其他有创操作部位铺置无菌手术单，显露所需的最小皮肤区域，建立无菌屏障。

（二）评估

手术间内环境清洁、宽敞、光线充足，用物已准备齐全，适宜操作。

（三）准备

1. 用物 无菌铺单包、无菌手术衣、无菌手套。

2. 环境 环境清洁、宽敞、明亮、定期消毒，半小时内未打扫、无扬尘。

3. 患者 已完成手术区皮肤消毒；局麻患者能积极配合相关手术室工作，并保持良好沟通；全麻患者按照手术要求合理摆放其手术体位，保障患者安全。

4. 护士及医生 着装整齐，符合手术室要求；戴口罩；巡回护士已按照操作标准完成清洁洗手；洗手护士已按照操作标准完成外科手消毒、穿无菌手术衣、戴无菌手套；医生已按照操作标准完成外科手消毒。

（四）实施

1. 操作步骤（以腹部手术为例） 巡回护士检查无菌铺单包包装是否有松散、潮湿、破损，检查灭菌标识、灭菌日期和失效日期→打开无菌铺单包→洗手护士检查包内灭菌指示标识→手术医生宜站立于手术床右侧或手术患者患侧→洗手护士将4块无菌巾按1/3折叠的方式逐一递给手术医生→先铺4块无菌巾于切口四周（反折部朝下；顺序为切口的下方、铺巾者对侧、切口上方，最后覆盖铺巾医生的贴身侧；铺巾范围与切口保持2～3cm的距离为宜）→用4把布巾钳夹住无菌巾交叉处（注意布巾钳方向，钳尾压在上下层布巾钳之间）以固定，或用手术贴膜覆盖切口粘贴固定铺巾→手术医生再次外科手消毒，穿无菌手术衣，戴无菌手套→手术医生和洗手护士共同铺中单（头侧超过麻醉架，足侧超过手术台）→铺大单→大单洞口对准手术区，指示标志位于头侧→手术医生和器械护士上提大单四角手内卷单角以保护，先向上展开，盖住麻醉架，再向下展开，盖住手术托盘及床尾，遮盖除手术区以外的身体所有部位。两侧和足端应垂下超过手术台边缘 30cm。

2. 注意事项

（1）手术铺单应遵循无菌技术操作原则。

（2）应遵循先污后洁原则，先铺置相对不洁区（如下腹部、会阴部），最后铺置靠近操作者的一侧。

（3）使用布类铺单时，切口铺单 1/3 折边确保手术铺单层数，手术切口周围保证 4~6 层覆盖。

（4）在无菌区域中使用仪器设备，如 C 臂，需加铺无菌手术单或保护套，使用后撤除。

（5）无菌手术单疑似污染或被浸湿时，应及时加盖或更换。

（五）评价

操作时严格按流程规范进行，动作熟练，操作过程中无污染。

八、手术无菌物品管理

（一）目的

规范手术无菌物品的分类、储存、使用、处理等管理要求，预防和降低手术部位感染风险。

（二）评估

1. 储存环境是否符合 WS 310—2016 的要求。

2. 灭菌方式与化学指示物标识是否一致、有效。

3. 灭菌时间是否在有效期内。

4. 包装闭合性、完整性，是否潮湿、松散和破损等。

5. 硬质容器包装无菌物品，评估进气孔或排气孔、锁扣处于闭合状态，灭菌标识变色符合标准。

（三）准备

1. 用物 无菌物品。

2. 环境 整洁、宽敞、明亮，符合 WS 310—2016 的要求。

3. 护士 着装整齐，符合手术室要求；戴口罩；已进行清洁洗手。

（四）实施

1. 操作步骤

（1）无菌物品储存 一次性无菌物品进入洁净区或手术间，须脱去外包装方可入内；无菌物品应独立区域、分类、分架放置，标识清楚；无菌物品存放环境、无菌包大小及重量规格、包内外监测方法等应符合 WS 310—2016 的要求。

（2）无菌物品使用　无菌物品使用应遵循先进先出的原则；无菌物品疑似或已经被污染应立即更换；一次性无菌物品禁止重复灭菌使用；无菌物品使用有效期应符合 WS 310—2016 的要求；可复用物品应采用全程质量信息追溯，保障物品回收、清洗、检查、包装、灭菌、储存、发放、使用等环节质量安全；外来手术器械使用应严格遵循相关管理制度，做好外来器械使用登记，确保信息的准确、完整，保存完整，以便追溯。

（3）无菌物品使用后处理　可复用无菌物品使用后统一由中心消毒供应室（CSSD）处理；一次性无菌物品使用后按照医疗废物处理；被朊病毒、气性坏疽及突发原因不明的传染病病原体污染的器械、器具、物品应执行 WS/T 367—2012 的规定；外来手术器械按 WS 310—2016 处理。

2. 注意事项

（1）一次性无菌物品使用方法参照厂家说明书。

（2）应根据灭菌方式，确认化学指示物的正确及有效，化学监测不合格的无菌物品不得使用。

（3）湿包情况表示灭菌失败，不能使用。

（4）提前放行的无菌物品，生物检测不合格时，应及时召回同锅次所有物品，重新灭菌检测并按不良事件上报；对已使用的无菌物品，应追溯手术患者术后切口愈合情况。

（5）严禁自行携带无菌物品入手术室。

（6）体内植入物应具有可追溯性，可复用无菌物品宜使用信息化追溯。

（五）评价

无菌物品的分类、储存、使用及处理严格按照无菌物品管理制度执行，并符合 WS 310—2016 要求。

第二节　手术体位护理

本节内容旨在为围术期患者的体位安置提供指导性意见，规范体位护理操作，最大限度避免手术体位损伤，适用于手术室、心导管室、内镜室、介入室及其他实施有创治疗的部门。

常见体位包括仰卧位、侧卧位、俯卧位、截石位等。

一、仰卧位

（一）目的

仰卧位（supine position）是将患者头部放于枕上，两臂置于身体两侧或自然伸开，两腿自然伸直的一种体位。根据手术部位及手术方式的不同摆放各种特殊的仰卧位，包括头（颈）后仰卧位、头高脚低仰卧位、头低脚高仰卧位、人字分腿仰卧位等。特殊仰卧位都是在标准仰卧位的基础上演变而来的。仰卧位主要适用于头颈部、颜面部、胸腹部、四肢等手术。

（二）评估

1. 手术间内环境整洁、宽敞、光线充足。
2. 手术患者适宜摆放仰卧位。
3. 用物已准备齐全，适宜操作。

（三）准备

1. 用物 头枕、上下肢约束带。根据评估情况另备肩垫、膝枕、足跟垫等。
2. 环境 环境清洁、宽敞、明亮、定期消毒，半小时内未打扫、无扬尘。
3. 患者 局部麻醉患者能积极配合相关手术室工作，并保持良好沟通；全麻患者已麻醉，体位安置前的工作流程已完善。
4. 护士及医生 着装整齐，符合手术室要求；戴口罩；已进行清洁洗手。

（四）实施

1. 操作步骤 头部置头枕并处于中立位置，头枕高度适宜，头和颈椎处于水平中立位置→上肢掌心朝向身体两侧，肘部微屈用布单固定→膝下宜垫膝枕，足下宜垫足跟垫→距离膝关节上5cm处用约束带固定，松紧适宜，以能容纳一指为宜。

2. 注意事项

（1）根据需要在骨突处（枕后、肩胛、骶尾、肘部、足跟等）垫保护垫，以防局部组织受压。

（2）上肢固定不宜过紧，预防骨筋膜室综合征；防止颈部过度扭曲，牵拉臂丛神经引起损伤。

（3）妊娠晚期孕妇在仰卧时需适当左侧卧，以预防仰卧位低血压综合征的发生。

（4）肩关节外展不超过90°，以免损伤臂丛神经。

（五）评价

步骤正确，动作熟练。患者固定牢靠，舒适度高，无体位并发症发生。

二、侧卧位

(一)目的

侧卧位(lateral position)是将患者向一侧自然侧卧,头部侧向健侧方向,双下肢自然屈曲,前后分开放置,双臂自然向前伸展,患者脊柱处于水平线上,保持生理弯曲的一种手术体位。在此基础上,根据手术部位及手术方式的不同,摆放各种特殊侧卧位。侧卧位主要适用于颞部、肺、食管、侧胸壁、髋关节等部位的手术。

(二)评估

1. 手术间内环境整洁、宽敞、光线充足。
2. 手术患者适宜摆放侧卧位。
3. 用物已准备齐全,适宜操作。

(三)准备

1. 用物　头枕、胸垫、固定挡板、下肢支撑垫、托手板及可调节托手架、上下肢约束带。
2. 环境　环境清洁、宽敞、明亮、定期消毒,半小时内未打扫、无扬尘。
3. 患者　局麻患者能积极配合相关手术室工作,并保持良好沟通;全麻患者已麻醉,体位安置前的工作流程已完善。
4. 护士及医生　着装整齐,符合手术室要求;戴口罩;已进行清洁洗手。

(四)实施

1. 操作步骤　取健侧卧位→头下置头枕,高度平下侧肩高,使颈椎处于水平位置→腋下距肩峰10cm处垫胸垫→术侧上肢屈曲呈抱球状置于可调节托手架上,远端关节稍低于近端关节→下侧上肢外展于托手板上,远端关节高于近端关节→肩关节外展或上举不超过90°,两肩连线和手术台呈90°→腹侧用固定挡板支持耻骨联合→背侧用挡板固定骶尾部或肩胛区(离手术野至少15cm)→双下肢约45°自然屈曲,前后分开放置,保持两腿呈跑步时姿态屈曲位→两腿间用支撑垫承托上侧下肢→小腿及双上肢用约束带固定。

2. 注意事项

(1)注意对患者心肺功能的保护。

(2)注意保护骨突部(肩部、健侧胸部、髋部、膝外侧及踝部等),根据病情及手术时间建议使用抗压软垫及防压疮敷料,预防手术压疮。

(3)标准侧卧位安置后,评估患者脊椎是否在一条水平线上,脊椎生理弯曲是否变形,下侧肢体及腋窝处是否悬空。

(4)颅脑手术侧卧位时评估患者肩部肌肉牵拉是否过紧,肩带部位应用软垫保护,防止压疮。

(5) 防止健侧眼睛、耳郭及男性患者外生殖器受压。

(6) 避免固定挡板压迫腹股沟，导致下肢缺血或深静脉血栓的形成。

(7) 下肢固定带需避开膝外侧，距膝关节上方或下方5cm处，防止损伤腓总神经。

(8) 术中调节手术床时需密切观察，防止体位移位，导致重要器官受压。

(9) 髋部手术侧卧位，评估患者胸部及下侧髋部固定的稳定性，避免手术中体位移动，影响术后两侧肢体长度对比。

(10) 体位安置完毕及拆除挡板时妥善固定患者，防止坠床。

（五）评价

步骤正确，动作熟练。患者固定牢靠，舒适度高，无体位并发症发生。

三、俯卧位

（一）目的

俯卧位（prone position）是患者俯卧于床面，面部朝下，背部朝上，保证胸腹部最大范围不受压，双下肢自然屈曲的手术体位，主要适用于头颈部、背部、脊柱后路、盆腔后路、四肢背侧等部位的手术。

（二）评估

1. 手术间内环境整洁、宽敞、光线充足。

2. 手术患者适宜摆放俯卧位。

3. 用物已准备齐全，适宜操作。

（三）准备

1. 用物　根据手术部位、种类以及患者情况准备不同类型和形状的体位用具，如俯卧位支架或弓形体位架或俯卧位体位垫、外科头托、头架、托手架、腿架、会阴保护垫、约束带、各种贴膜等。

2. 环境　环境清洁、宽敞、明亮、定期消毒，半小时内未打扫、无扬尘。

3. 患者　局部麻醉患者能积极配合相关手术室工作，并保持良好沟通；全麻患者已麻醉，体位安置前的工作流程已完善。

4. 护士及医生　着装整齐，符合手术室要求；戴口罩；已进行清洁洗手。

（四）实施

1. 操作步骤　根据手术方式和患者体型，选择适宜的体位支撑用物，并置于手术床上相应位置→麻醉成功，各项准备工作完成后，由医护人员共同配合，采用轴线翻身法将患者安置于俯卧位支撑用物上，妥善约束，避免坠床→检查头面部，根据患者脸型调整头部支撑物的宽度，将头部置于头托上，选择前额、两颊及下颌作为支撑点，避免压迫眼部眶上神经、眶上动脉、眼球、颧骨、鼻及口唇等→将前胸、肋骨两侧、髂前上棘、耻骨联合作为支撑点，胸腹部悬空，避免受压，避开腋窝→将双腿置于腿架或软枕上，保持功能位→双下肢略分开，足踝部垫软枕，踝关节自然弯曲，足尖自然下垂→约束带置于膝关节上5cm处→将双上肢沿关节生理旋转方向，自然向前放于头部两侧或置于托手架上，并用约束带固定（或根据手术需要双上肢自然紧靠身体两侧，掌心向内，用布巾包裹固定）→肘关节处垫防压疮体位垫。

2. 注意事项

（1）轴线翻身时需要至少4名医护人员配合完成，步调一致。

（2）眼部保护时应确保双眼眼睑闭合，避免角膜损伤，受压部位避开眼眶、眼球。

（3）患者头部摆放合适后，应处于中立位，避免颈部过伸或过屈。

（4）下颌部支撑应避开口唇部，并防止舌外伸后造成舌损伤；头面部支撑应避开两侧颧骨。

（5）摆放双上肢时，应遵循远端关节低于近端关节的原则。

（6）约束腿部时应避开腘窝部。

（7）妥善固定各类管道，粘贴心电监护电极片的位置应避开俯卧时的受压部位。

（8）摆放体位后，应逐一检查各受压部位及各重要器官，尽量分散各部位承受的压力，并妥善固定。

（9）术中应定时检查患者眼睛、面部等受压部位情况，检查气管插管的位置，各管道是否通畅。

（10）若患者术中唤醒或体位发生变化时，应检查体位有无改变，支撑物有无移动，并按上述要求重新检查患者体位保护及受压情况。

（11）肛门、直肠手术时，双腿分别置于左右腿板上，腿下垫体位垫，双腿分开，中间以可站一人为宜，角度小于90°。

（12）枕部入路手术、后颅凹手术可选用专用头架固定头部，各关节固定牢靠，避免松动。

（五）评价

步骤正确，动作熟练。患者固定牢靠，舒适度高，无体位并发症发生。

四、截石位

（一）目的

截石位（lithotomy position）是患者仰卧，双腿放置于腿架上，臀部移至床边，最大限度地暴露会阴部的手术体位，主要适用于会阴部及腹会阴联合手术。

（二）评估

1. 手术间内环境整洁、宽敞、光线充足。

2. 手术患者适宜摆放截石位。

3. 用物已准备齐全，适宜操作。

（三）准备

1. 用物　体位垫，约束带，截石位腿架、托手板等。

2. 环境　环境清洁、宽敞、明亮、定期消毒，半小时内未打扫、无扬尘。

3. 患者　局麻患者能积极配合相关手术室工作，并保持良好沟通；全麻患者已麻醉，体位安置前的工作流程已完善。

4. 护士及医生　着装整齐，符合手术室要求；戴口罩；已进行清洁洗手。

（四）实施

1. 操作步骤　患者取仰卧位，在近髋关节平面放置截石位腿架→如果手臂需外展，同仰卧位→用约束带固定下肢→放下手术床腿板（必要时，臀部下方垫体位垫）→双下肢外展＜90°，大腿前屈的角度根据手术需要改变→需要头低脚高位时，加用肩托，防止患者向头端滑动。

2. 注意事项

（1）腿架托住小腿及膝部，必要时腘窝处垫体位垫，防止损伤腘窝血管、神经及腓肠肌。

（2）手术中防止重力压迫膝部。

（3）手术结束复位时，双下肢应单独、慢慢放下，并通知麻醉师，防止因回心血量减少而引起低血压。

（五）评价

步骤正确，动作熟练。患者固定牢靠，舒适度高，无体位并发症发生。

五、膝胸卧位

（一）目的

膝胸卧位（genucubital position）是患者两腿稍微分开，胸部、膝部和小腿面贴于床，大腿垂直于床，腹部与床面间自然形成空间的一种体位，主要适用于肛门、直肠、乙状结肠镜检查及治疗。

（二）评估

1. 手术间内环境整洁、宽敞、光线充足。

2. 手术患者适宜摆放膝胸卧位。

3. 用物已准备齐全，适宜操作。

（三）准备

1. 用物　根据需要备约束带，以协助固定患者，保护患者安全。

2. 环境　环境清洁、宽敞、明亮、定期消毒，半小时内未打扫、无扬尘。

3. 患者　局麻患者能积极配合相关手术室工作，并保持良好沟通。

4. 护士及医生　着装整齐，符合手术室要求；戴口罩；已进行清洁洗手。

（四）实施

1. 操作步骤　患者跪卧→两小腿平放于手术床上，稍分开→大腿和床面垂直→胸贴床面，腹部悬空，臀部抬起，头转向一侧→两臂屈肘，放于头的两侧。

2. 注意事项　膝胸卧位重心高、稳定性差，注意保护，防止坠床。

（五）评价

步骤正确，动作熟练。患者固定牢靠，舒适度高，无体位并发症发生。

第三节　手术患者安全管理

患者安全是医疗服务的基础，也是一个全球性的卫生问题。患者安全事件不仅给患者及其家庭带来伤害，也将造成大量医疗卫生资源浪费。本节内容重点阐述手术患者的安全管理，旨在为手术室护士提供手术患者安全管理的指导原则及意见，以减少不良事件发生，保障患者安全。

一、手术患者安全核查

（一）目的

正确识别患者，保证患者安全。

（二）评估

1. 核查时机是否符合要求。手术患者安全核查适用于各级各类手术，在麻醉实施前、手术开始前、患者离开手术室前均需要认真执行。

2. 核查者是否符合要求。手术患者安全核查由手术医生、麻醉医生、手术室护士三方共同完成。

（三）准备

1. 用物　患者病历、影像学资料、身份识别标识（如腕带、指纹识别等）、手术安全核查表等。

2. 患者　清醒且无沟通障碍的手术患者需携带身份识别标识；对于有精神病、意识障碍、语言障碍及婴幼儿等特殊手术患者，除必须携带身份识别标识外，还应由家属陪同参与身份确认。

（四）实施

1. 操作步骤

（1）麻醉实施前　三方按手术安全核查表依次核对患者身份（姓名、性别、年龄、病案号）、手术方式、知情同意情况、手术部位及标识、麻醉安全检查、皮肤是否完整、术野皮肤准备、静脉通道建立情况、患者过敏史、抗菌药物皮试结果、术前备血情况、假体、体内植入物、影像学资料等内容。

（2）手术开始前 三方共同二次核查患者身份（姓名、性别、年龄）、手术方式、手术部位与标识，并确认风险预警等内容。手术物品准备情况的核查由手术室护士执行并向手术医生和麻醉医生报告。

（3）患者离开手术室前 三方共同三次核查患者身份（姓名、性别、年龄）、实际手术名称、术中用药及输血，清点手术用物，确认手术离体组织，检查皮肤完整性、动静脉通路、引流管情况，确认患者去向等内容。

（4）三方确认后分别在手术安全核查表上签字。

2. 注意事项

（1）术中如需用药或输血，由麻醉医生或手术医生根据情况下达医嘱并做好相应记录，由手术室护士与麻醉医生共同核查。

（2）对涉及有双侧、多重结构（手指、脚趾、病灶部位）、多平面部位（脊柱）的手术时，手术侧或部位有统一规范的标记，且标记执行率为100％。

（3）患者送达术前准备室或手术室前，需完成手术部位标记。

（4）对标记方法、标记颜色、标记实施者及患者参与有统一明确的规定。

（5）建立与实施手术前患者身份确认制度与程序，有交接核查表，以确认手术必需的文件和物品均已备妥。

（6）强调手术团队成员间的有效沟通，分享关键信息，排除隐患。

（五）评价

严格按流程规范进行，核对正确无遗漏。

二、手术患者转运交接

（一）目的

明确手术患者转运的适应证、禁忌证、转运必备用品、方法及交接注意事项，以减少不良事件发生，保障患者安全。

（二）评估

1. 转运前评估患者的病情是否适合且能耐受转运。
2. 转运前评估转运需要携带的医疗设备及物品，并确认功能完好。
3. 转运人员是否为有资质的医院工作人员。
4. 转运交接过程中是否已确认患者身份正确。

（三）准备

1. 用物 病历、转运工具（平车、轮椅、手术接送床等）、医疗设备及物品（简易呼吸器、便携式氧气设备）、术中用物（影像学资料、术中用药、颈托等）。

2. 患者 病情适合且能耐受转运。

3. 操作者　必须为有资质的医院工作人员，着装整洁，符合医院管理要求。

(四)实施

1. 操作步骤

（1）手术患者入手术室的转运交接　手术室巡回护士确认手术患者信息，并通知病房→病房护士确认手术患者的术前准备已完成→转运人员与病房护士共同确认患者信息→交接需带入手术室的物品→患者进入术前准备室或手术间→手术室护士再次确认手术患者信息正确及携带物品齐全→在手术患者转运交接单上签名。

（2）手术患者出手术室的转运交接　巡回护士确认术中护理文书填写正确无遗漏→通知病区或监护室做好接患者准备→携带患者所需物品→转运途中密切观察患者生命体征，妥善固定各管路→到达病区或监护室后与责任护士进行交接(包括非切口部位皮肤检查，术中置管情况，术中患者基本情况，术中输血、输液及用药情况，携带用物是否齐全)→在手术患者转运交接单上签名。

2. 注意事项

（1）应至少同时使用两种及以上的方法确认患者身份，确保患者正确。

（2）根据手术患者病情，确定转运人员、适宜时间、目的地、医疗设备、药物及物品等。

（3）防止意外伤害的发生，如坠床、非计划性拔管、肢体挤压等。

（4）转运前确保输注液体的剩余量可维持至目的地。

（5）交接双方应共同确认患者信息、病情和携带用物无误后签字，完成交接。

（6）转运设备应保持清洁，定期维护保养，转运被单应一人一换。

（7）特殊感染手术患者转运应遵循《医疗机构消毒技术规范》WS/T 367—2012 做好各项防护。

（8）做好突发应急预案的相应措施，如突遇设备意外故障、电梯故障，备好相应的急救用物和紧急呼叫措施。

(五)评价

严格按流程规范进行，患者信息正确，转运过程顺利，交接规范，患者安全。

三、手术物品清点

(一)目的

防止手术物品遗留体腔，保障手术患者的安全。

（二）评估

1. 清点的时机　手术开始前、关闭体腔前、关闭体腔后、缝合皮肤后（如术中需交接班、手术切口涉及两个及以上部位或腔隙，关闭每个部位或腔隙时均应清点，如关闭膈肌、子宫、心包、后腹膜等）。

2. 清点的内容　体腔或深部组织手术应包括手术台上所有物品，如手术器械、缝针、手术敷料及杂项物品等；浅表组织手术应包括但不限于手术敷料、缝针、刀片、针头等杂项物品；经尿道、阴道、鼻腔等内镜手术应包括但不限于敷料、缝针，并检查器械的完整性。

3. 清点人员　手术物品清点要求洗手护士与巡回护士双人共同清点。

（三）准备

1. 用物　手术器械、手术敷料、缝针、杂项物品、手术器械查对表、手术护理记录单。

2. 环境　手术间环境清洁、宽敞、明亮、定期消毒，半小时内未打扫、无扬尘。

3. 操作者　洗手护士已整理好所有需要清点的物品，巡回护士已就位。

（四）实施

1. 操作步骤

（1）手术物品清点需遵循的原则　双人逐项清点原则、同步唱点原则、逐项即刻记录原则、原位清点原则。

（2）一般清点步骤　手术开始前，洗手护士与巡回护士双人共同查对手术物品的数目及完整性→巡回护士进行记录并复述，洗手护士确认→手术中，双人共同查对所有添加的需要清点的手术物品→巡回护士进行记录并复述，洗手护士确认→关闭体腔前，双人共同查对所有需要清点的手术物品→关闭体腔后，双人共同清点所有需要清点的手术物品→缝合皮肤后，双人共同查对所有需要清点的手术物品。

（3）清点意外情况的处理　物品数目及完整性清点有误时，立即告知手术医生共同寻找缺失的部分或物品，必要时根据物品的性质采取相应辅助手段查找，确保不遗留于患者体内；若找到缺失的部分和物品，洗手护士与巡回护士应确认其完整性，并放于指定位置妥善保存，以备清点时核查；如采取各种手段仍未找到，应立即报告主刀医生及护士长，X线辅助确认物品不在患者体内，需主刀医生、巡回护士和洗手护士签字、存档，按清点意外处理流程报告，填写清点意外报告表，并向上级领导汇报。

（4）手术敷料的清点　手术切口内应使用带显影标记的敷料；清点纱布、纱条、纱垫时应展开，并检查完整性及显影标记；手术中所使用的敷料应保留其原始规格，不得切割或做其他任何改型。特殊情况必须剪开时，应及时准确记录；体腔或深部组织手术中使用有带子的敷料时，带子应暴露在切口外面；当切口内需要填充治疗性敷料并带离手术室时，主刀医生、洗手护士、巡回护士应共同确认置入敷料的名称和数目，并记录在病历中。

2. 注意事项

（1）医疗机构应有物品清点制度和相关的应急预案，明确规定清点的责任人、要求、方法及注意事项等，所有相关医务人员应遵照执行。

（2）手术室应规范器械台上物品摆放的位置，保持器械台的整洁有序。

（3）手术前巡回护士需检查手术间环境，不得遗留上一台手术患者的任何物品。

（4）手术前洗手护士应提前15～30分钟洗手，保证有充足的时间进行物品检查和清点。在手术的全过程中，洗手护士应始终知晓各项物品的数目、位置及使用情况。

（5）手术中应减少交接环节，手术进行期间若患者病情不稳定、抢救或手术处于紧急时刻物品交接不清时，不得交接班。

（6）严禁用器械或敷料等物品作他用，术中送冰冻切片、病理标本时，严禁用纱布等包裹标本。

（7）手术物品未经巡回护士允许，任何人不应拿进或拿出手术间。

（8）医生不应自行拿取台上用物，暂不用的物品应及时交还洗手护士，不得乱丢或堆在手术区。

（9）洗手护士应及时收回暂时不用的器械；监督术者及时将钢丝、克氏针等残端、剪出的引流管碎片等物品归还，丢弃时应与巡回护士确认。

（10）台上人员发现物品从手术区域掉落或被污染，应立刻告知巡回护士妥善处理。

（11）关闭体腔前，手术医生应配合洗手护士进行清点，确认清点无误后方可关闭体腔。

（12）每台手术结束后应将清点物品清理出手术间，更换垃圾袋。

（13）术前怀疑或术中发现患者体内有手术遗留异物，取出的物品应由主刀医生、洗手护士和巡回护士共同清点，详细记录，按医院规定上报。

（五）评价

严格按流程规范进行，清点正确无遗漏，无不良事件发生。

四、手术室输血护理操作

（一）目的

以维持患者血容量、纠正红细胞减少、纠正凝血功能，确保患者安全。

（二）评估

1. 患者病情是否需要输血。

2. 手术室内环境清洁、宽敞、光线充足，用物已准备齐全，适宜操作。

（三）准备

1. 用物　取血单、取血专用箱、血液制品、输血器、生理盐水。

2. 环境　手术间环境清洁、宽敞、明亮、定期消毒，半小时内未打扫、无扬尘。

3. 护士　着装整齐，符合手术室要求；戴口罩；已进行清洁洗手。

（四）实施

1. 操作步骤

（1）取血流程　医护人员凭取血单，携带取血专用箱到输血科（血库）取血→取血与发血的双方共同查对患者姓名、性别、病案号、门急诊/病室、床号、血型及交叉配血试验结果，以及保存血的外观（检查血袋有无破损渗漏，血液颜色、形态是否正常）等→核对准确无误，双方共同签字→发出血制品。

（2）输血流程　麻醉医生和巡回护士共同核对取回的血液制品是否为该手术间患者所需的血液制品→核对其他相关信息→输血前再次由麻醉医生和巡回护士共同核对，准确无误后输血→用静脉注射生理盐水冲洗输血管道→术中输血遵循先慢后快原则，根据病情和年龄遵医嘱调节输血速度→密切观察静脉通道情况，保持血液输注通畅→严密观察受血者有无输血不良反应，如出现异常情况及时处理→输血后用静脉注射生理盐水冲洗输血管道→记录和签字，将输血记录单（交叉配血报告单）放入病历中→空血袋低温保存24小时。

2. 注意事项

（1）严禁一名医护人员同时为两名患者取血。

（2）输血时必须实施两人核查流程。

（3）血液制品不应加热，不应随意加入其他药物；血小板输注前应保持振荡，取出即用；全血、成分血和其他血液制剂应从血库取出后30分钟内输注，4小时内输完。

（4）用于输注全血、成分血或生物制剂的输血器宜4小时更换一次。

（5）手术中输入不同组交叉配血的血制品，应更换输血器。

（6）术中大量输血时，建议使用输血输液加温仪，确保输血安全。

（7）术中加压输血时，要确保输血通道的通畅，避免压力过大破坏血液有形成分。

（8）使用输血加温仪或加压仪器时，遵照使用仪器设备使用说明。

（五）评价

严格按流程规范进行，无输血不良反应发生。

五、围手术期抗菌药物的应用

(一)目的
防治手术部位感染。

(二)评估
1. 是否预防性应用抗生素 根据手术种类的常见病原菌、切口类别、手术创伤程度、可能的污染菌种类、手术持续时间、感染发生机会、对细菌耐受性的影响及经济学等因素综合评估是否预防性应用抗生素。

2. 应用抗生素的种类及剂量 药物的选择主要以药效为基础,预防性用药应保证手术切口暴露时局部组织中已达到足以杀灭手术过程中入侵切口细菌的药物浓度,且治疗的水平应维持在整个手术期间。

(三)准备
1. 用物 临时医嘱、抗菌药物、抗菌药物皮试结果、注射器、生理盐水。
2. 环境 手术间环境清洁、宽敞、明亮、定期消毒,半小时内未打扫、无扬尘。
3. 护士 着装整齐,符合手术室要求;戴口罩;已进行清洁洗手。

(四)实施
1. 操作步骤 巡回护士与洗手护士双人共同核对医嘱→双人共同核对抗菌药物皮试结果→双人共同检查药物质量及有效期→巡回护士根据医嘱配制药液→药物使用过程中密切观察患者病情变化,如有异常应立即停止使用。

2. 注意事项
(1)应在切开皮肤(黏膜)前 0.5~1 小时(麻醉诱导时)开始给药。
(2)给药途径大部分为静脉输注,仅有少数为口服。
(3)溶媒体积不超过 100ml,一般在 30 分钟内滴完,以保证药物的有效浓度。
(4)对于特殊药物如万古霉素、克林霉素等按照药物说明书有关规定执行。
(5)清洁手术预防用药多数在术前应用一剂即可,不超过 24 小时。预防用药超过 48 小时只会增加耐药菌感染。
(6)血清和组织内抗菌药物有效浓度必须能够覆盖手术全过程。
(7)一般应短程使用,择期手术结束后不必再用;手术中发现已存在细菌性感染,手术后应继续用药直至感染消除。

(五)评价
严格按流程规范进行,未发生手术部位感染。

六、手术标本的管理

(一)目的
为医务人员提供手术标本管理及送检的操作规范,以防止手术标本丢失、错误送检等。

(二)评估
1. 术中标本的来源、体积及数量。
2. 是否需要术中冰冻标本送检。

(三)准备
1. 用物　标本袋、病理单。
2. 护士　洗手护士根据标本质地及体积准备合适的容器,巡回护士填写标本袋信息。

(四)实施
1. 操作步骤

(1)手术标本管理应遵循的原则,包括即刻核对原则、即刻记录原则、及时处理原则。

(2)标本产生后洗手护士立即与主刀医生核对标本来源→核对无误后,巡回护士或其他病理处理者即刻记录标本的来源、名称及数量→标本装袋→尽快固定或送至病理科处理→填写标本交接记录。

(3)术中冰冻标本送检　主管医生在术前填好病理单,注明冰冻→标本切除后,洗手护士、巡回护士与主刀医生共同核对送检标本的来源、数量→核对无误→不用固定液固定,即刻送检→接收术中冰冻标本病理诊断报告(必须采用书面形式,避免误听或误传)。

2. 注意事项

(1)手术台上暂存标本时,洗手护士应妥善保管,根据标本的体积、数量,选择合适的容器盛装,防止标本干燥、丢失或污染无菌台。

(2)主管医生负责填写病理单上各项内容,标本来源应与洗手护士核对后签字确认。

(3)手术标本不得与清点物品混放。

(4)任何人不得随意将手术标本取走,如有特殊原因,需经主管医生和洗手护士同意,并做好记录。

(5)若需固定标本时,应使用10%中性甲醛缓冲液,固定液的量不少于病理标本体积的3~5倍,并确保标本全部置于固定液之中。特殊情况如标本巨大时,建议及时送新鲜标本,以防止标本自溶、腐败、干涸等。

(6)标本送检时,应将标本放在密闭、不渗漏的容器内,与病理单一同送检。

(7) 标本送检人员应经过专门培训,送检时应与病理科接收人员进行核对,双方签字确认。

(五) 评价

严格按流程规范执行,未发生手术标本相关不良事件。

七、术中低体温的预防

(一) 目的

维持患者正常体温,防止围手术期(尤其是术中)低体温的发生。

(二) 评估

1. 患者是否会发生术中低体温。
2. 可能导致低体温发生的原因。

(三) 准备

1. 用物　暖被、加温毯、液体加温仪、充气式加温仪等加温设备。
2. 环境　手术室内温度适宜,手术过程中维持在21℃~25℃。
3. 护士　着装整齐,符合手术室要求;戴口罩;已进行清洁洗手。

(四) 实施

1. 操作步骤　患者入手术室前设定适宜的环境温度→患者入手术室后注意覆盖,尽可能减少皮肤暴露→根据手术不同时段及时调节室温;使用加温设备,可采用充气式加温仪等加温设备;用于静脉输注及体腔冲洗的液体加温至37℃→密切观察患者的体温变化及局部加温皮肤情况。

2. 注意事项

(1) 应采用综合保温措施。

(2) 高危患者(婴儿、新生儿、严重创伤及大面积烧伤患者等)可在手术开始前适当调高室温,设定个性化的室温。

(3) 在使用加温冲洗液前需再次确认温度。

(4) 应使用安全的加温设备,并按照生产商的说明书进行操作,尽量减少可能对患者造成的损伤。

(5) 装有加温后液体的静脉输液袋或灌洗瓶不应用于患者皮肤取暖。

(6) 使用加温毯时,软管末端空气温度极高,容易造成患者热损伤。

(7) 加温后的静脉输液袋或灌洗瓶的保存时间应遵循静脉输液原则及产品使用说明。

(8) 使用电外科设备需要粘贴负极板时,应注意观察负极板局部温度,防止负极板局部过热性状改变对患者皮肤造成影响。

(9) 使用加温设备需做好病情观察及交接班工作。

（10）加强护士培训，掌握预防低体温及加温设备使用的相关知识。

（五）评价

严格按流程规范执行，患者未发生术中低体温及相关并发症，局部加温皮肤正常。

八、围手术期下肢深静脉血栓预防的术中护理

（一）目的

实施术中下肢深静脉血栓形成的护理预防措施，最大限度降低术中下肢深静脉血栓形成的风险，保障手术患者安全。

（二）评估

1. 收集病史及术前相关化验结果，进行深静脉血栓评估，识别DVT（深静脉血栓形成）高危患者。

2. 患者是否患有充血性心力衰竭、下肢骨折、下肢皮炎等压力防治措施使用的相关禁忌证。

（三）准备

1. 用物 抗凝药物、间歇式充气压力装置、弹力袜、加温毯等。

2. 护士 着装整齐，符合手术室要求；戴口罩；已进行清洁洗手。

（四）实施

1. 操作步骤

（1）基本预防 四肢手术规范使用止血带；适当补液，避免脱水造成血液黏稠度增加；避免在膝下垫硬枕、过度屈髋、用过紧的腰带和紧身衣物而影响静脉回流；避免在同一部位反复穿刺；避免在高危患者下肢静脉穿刺；避免在运动障碍肢体输液等。

（2）药物预防 遵医嘱用药，了解药理作用；低分子肝素可降低深静脉血栓的发生率，在用药过程中护士应注意观察伤口渗血量、引流量有无增多等症状；术前口服抗凝药、抗血小板药对预防血栓有意义，但术中会增加出血风险。

（3）术中护理干预 根据手术需求选择不同护理方式进行护理干预；使用间歇式充气压力装置设备，可以通过设备挤压动作改善下肢的静脉回流来减轻静脉血液滞留；使用弹力袜可利用外界机械力及肌肉收缩的相互挤压作用预防深静脉血栓形成，但术中患者处于静止状态，特别是使用肌松药物时，不建议使用，使用反而会增加血栓形成的概率；严格按照操作规范摆放手术体位，避免因体位摆放不当导致关键部位受压，影响静脉回流，仰卧位时在不影响手术的前提下可适当抬高患者下肢，促进双下肢静脉血回流；预防患者低体温，室内温度保持在21℃～25℃，注意保暖，防止冷刺激引起静脉

瘀滞。

2. 注意事项

（1）采取 DVT 预防护理措施前应了解患者疾病、身体、经济及社会状况等信息，与手术团队充分沟通，共同权衡措施的获益和风险，达成一致意见后方可实施。

（2）综合考虑手术类型、手术需求、产品特性等因素，选择适宜的 DVT 预防措施。

（3）所有护理干预措施应在不影响手术操作的情况下进行。

（4）应采取综合预防措施，单一一种措施不足以预防 DVT 的发生。

（5）围术期对于急性期、亚急性期深静脉血栓患者，应特别注意采取综合措施，避免血栓脱落。

（6）预防压力防治措施的并发症，如骨筋膜室综合征、腓神经麻痹、压力性损伤。

（7）术前、术后若使用弹力袜应注意松紧适宜，防止足部上卷、腿部下卷，以免产生止血带效应，导致压力性损伤、DVT、肢体动脉缺血坏死等。

（8）避免同一部位、同一静脉反复穿刺，尽量不要选择在下肢静脉穿刺，尤其避免下肢留置针封管。

（五）评价

严格按流程规范执行，患者未发生 DVT 及相关并发症。

第四章

新生儿专科护理技术

第一节 新生儿心电监护仪的使用

一、目的

新生儿心电监护仪可持续进行心率、呼吸、脉搏、血氧监测,并可进行多种模式的血压测量等;可多通道显示完善的信息,具有回顾功能,便于观察和及时发现新生儿生命体征变化。

二、评估

1. 了解患儿病情、年龄及生命体征变化。
2. 环境清洁、宽敞、光线充足,用物已准备齐全,适宜操作。

三、准备

1. 用物 多功能监护仪、监测插件(心电、血压、经皮血氧饱和度等)、连接导线、电极片、血压袖带(根据患儿体重、上臂围选择适宜的袖带型号。一般新生儿袖带型号分为4种:1号适合体重<1000g的新生儿、2号适合体重1000~2000g的新生儿、3号适合体重2000~3000g的新生儿、4号适合体重>3000g的新生儿)及血氧饱和度传感器。
2. 环境 病室安静、清洁、光线充足、温度适宜。
3. 患儿 患儿取平卧位,皮肤清洁、干燥,更换尿布。向患儿家属说明监护目的及必要性。
4. 护士 着装整齐,戴口罩,洗手,备齐用物。

四、实施

1. 操作步骤 连接心电监护仪电源,打开主机开关→患儿取平卧位或半卧位→选择大小合适的电极片贴于胸腹部皮肤完整处〔正电极(黑)位于左锁骨中线下，负电极（白）位于右锁骨下，接地电极（红）一般置于左腹下，特殊情况可放于任何位置]→连接心电导联线→选择合适的血氧饱和度接头或指套，正确放于新生儿手指→露出手臂并伸直，排尽袖带内空气，将袖带缠至肘窝上1至2横指，松紧以能放进1指为宜→协助患儿取舒适卧位，各个线路妥善放置，避免压于患儿身下→设置机器模式及报警范围→开始监测→整理用物，洗手并记录。

2. 注意事项

（1）监测时根据患儿年龄、病情注意设置报警范围。

（2）放置电极片时，避免伤口、瘢痕、中心静脉插管的部位，避开乳头、乳晕位置。定时更换粘贴位置（选择直径小的电极片为宜），注意皮肤的清洁。

（3）袖带需缠至肘窝上1至2横指，松紧以能放进1指为宜。

（4）视患儿循环情况定期更换血氧饱和度接头或指套的位置，以免长时间受压引起血液循环受阻。

（5）检测过程中应注意有无异常心电波形，排除各种干扰和电极脱落，发现异常及时处理。

（6）操作中注意保暖。密切观察患儿生命体征变化，如有异常及时告知医生。

五、评价

严格按流程规范执行，操作熟练、动作轻柔，无并发症发生。

第二节 新生儿暖箱使用技术

一、目的

1. 为新生儿创造一个温度和湿度均适宜的环境，以保持其体温的恒定，并起到隔离作用，能促进新生儿的发育。

2. 理想的新生儿密闭式暖箱可以按需调整吸入氧气浓度。

二、评估

1. 测量患儿体温，了解胎龄、出生体重、日龄等。

2. 保持环境安静，调节室温至24℃~26℃，湿度55%~65%，暖箱放置位置合适，避免在阳光直射、有对流风或取暖设备附近。

3. 评估暖箱性能是否完好，保证安全。

三、准备

1. 用物　预先清洁消毒密闭式暖箱，铺好箱内婴儿床，暖箱表面覆盖遮光布。
2. 环境　病室安静、清洁、温度适宜（26℃~28℃）。
3. 护士　着装整齐，戴口罩，洗手，备齐用物。

四、实施

1. 操作步骤　检查暖箱→暖箱水槽内加入蒸馏水或灭菌用水→接通电源，调节暖箱温湿度进行预热→预热时间需30~60分钟→暖箱达到预定温度，核对患儿后，脱去患儿所有衣服，更换尿布，将患儿置入箱内（如使用暖箱的肤温模式调节温箱，应将温度探头置患儿腹部较平坦处，通常用胶布固定探头于上腹部，一般设置控制探头肤温在36℃~36.5℃）→2小时内，应30~60分钟测量体温1次；体温稳定后，4小时测体温1次，记录箱温和患儿体温→持续监测患儿体温→情况良好者，遵医嘱，出暖箱→对暖箱进行终末消毒。

2. 注意事项

（1）一般暖箱的温湿度应根据患儿体重、胎龄及出生日龄而定，维持在适中温度，暖箱的湿度一般为60%~80%。如患儿体温不升，暖箱应设置为比患儿体温高1℃的温度。

（2）患儿体重增加到2000g以上、室温22℃~24℃时能维持正常体温、一般情况良好、吸吮良好有力者，可给予出暖箱；在暖箱中生活1个月以上、体重不到2000g、一般情况良好者，遵医嘱灵活给予出暖箱。

（3）出入暖箱时，注意核对患儿腕带、身份识别卡。

五、评价

严格按流程规范执行，操作熟练、动作轻柔，无并发症发生。

第三节　新生儿静脉穿刺技术

一、目的

1. 保持静脉通道通畅，便于使用药物和急救。
2. 保护患儿静脉，避免反复穿刺的痛苦。

二、评估

1. 患儿年龄、病情、有无药物过敏史、静脉情况、穿刺部位（常选用额上静脉、颞浅静脉及耳后静脉）。

2. 治疗方案、所用药物的性质、可能产生的疗效与不良反应。

3. 根据患儿病情、治疗方案、穿刺部位等选择穿刺工具。

三、准备

1. 用物　治疗盘、静脉留置针、正压接头式肝素帽、透明敷贴、锐器收集盒、无菌手套、一次性无菌输液器、止血带、胶布、剪刀、速干手消毒剂、治疗巾、按医嘱准备液体及药物，根据需要准备剃刀。

2. 环境　病室安静、清洁、光线充足、温度适宜。

3. 患儿　取舒适卧位。向患儿家属做好解释和指导工作，协助安抚并固定患儿。

4. 护士　着装整齐，戴口罩，洗手，备齐用物。

四、实施

1. 操作步骤　核对患儿→协助患儿取舒适卧位→选择好穿刺部位，其下铺治疗巾，放止血带，准备输液架→核对并检查液体→消毒瓶塞，取输液器，排气并检查输液器有无气泡→将正压接头或肝素帽对接在留置针的侧管上→连接输液器与正压接头肝素帽→打开调节器，将留置针内的气体排于弯盘内→关闭调节器，检查有无气泡，将留置针放回留置针包装内，保持无菌备用→再次查对床号、姓名、腕带→戴好手套，取出留置针，去除针套，旋转松动外套管，调整针头斜面→留置针与皮肤呈15°～30°角刺入血管→见回血后，减少穿刺角度，顺血管方向再进少许→将针尖退出套管，将套管针送入血管内→撤出针芯，放入锐器收集盒内→松开止血带，打开调节器→用透明敷贴和胶布妥善固定→注明置管时间及操作者→撤去治疗巾，脱下手套，调节滴速→再次核对→协助患儿取舒适卧位，整理床单位及用物→交代注意事项→洗手、记录。

2. 注意事项

（1）选择粗直且弹性好、易于固定的静脉，避开关节和静脉瓣，一般不首选头皮静脉。

（2）如选择头皮静脉穿刺，应剔除穿刺部位毛发，注意区分头皮动、静脉。

（3）在满足治疗的前提下选用最小型号最短的留置针。

（4）穿刺时分散患儿注意力，固定好要穿刺的肢体，固定动作轻柔，防止骨折。

（5）输液前要排尽空气，严防造成空气栓塞。

(6)不应在穿刺肢体一侧上端用血压袖带和止血带。
(7)严格执行无菌操作及查对制度。
(8)加强巡视,密切观察输液是否通畅,局部是否肿胀。

五、评价

严格按流程规范执行,操作熟练、动作轻柔,无并发症发生。

第四节 新生儿输血术

一、目的

恢复血容量,补充血液成分,调节机体的免疫功能,恢复并保持机体血液循环的平衡和正常的生理功能,纠正缺氧,减少出血倾向,加强支持治疗。

二、评估

1. 患儿输血指征

(1)足月新生儿输血指征 严重心肺疾病者 Hb(血红蛋白)<130g/L〔Hct(血细胞比容)<0.40〕、中度心肺疾病者 Hb<100g/L(Hct<0.30)、大手术者 Hb<100g/L(Hct<0.30)、有贫血症状者 Hb<80g/L(Hct<0.24)、急性失血者失血量>10%血容量。

(2)早产儿输血指征 无症状者 Hct<0.21~0.22、贫血者 Hct<0.25、严重心肺疾病者出生前 2 周 Hct<0.40 及出生后 2 周 Hct<0.35、伴有贫血或心动过速者 Hct<0.30、大手术者 Hct<0.35、小手术者 Hct<0.30、急性失血伴休克者、严重的心肺疾病伴急性失血者 Hct<0.40。

2. 患儿输血的种类

(1)全血 适用于急性失血,可快速纠正贫血和血容量不足。但全血中含有白细胞、血小板和血浆蛋白,多次输血可诱发同种免疫输血反应,输注量大时会加重新生儿心脏负荷。

(2)浓缩红细胞 适用于各种血容量正常的贫血患儿,可明显改善贫血,每输入 3ml/kg 约可提高 Hb 10g/L。因含部分白细胞、血小板和血浆,多次输入仍有发热和过敏反应的可能,亦有移植物抗宿主病的危险。

(3)洗涤红细胞 需要多次输血或者既往有输血发热、过敏反应者,可选择洗涤红细胞,原则上 O 型洗涤红细胞可输注给任何 ABO 血型患儿。

(4)浓缩血小板 可用于任何原因导致的血小板减少或功能异常引起出血的预防和治疗,亦用于体外循环的血小板损耗。

(5)浓缩粒细胞　适用于严重粒细胞缺乏的重症感染，但疗效不确切，且不良反应较多，目前临床上已少用。

(6)新鲜冰冻血浆　适用于各种凝血因子缺乏的疾病，要求同型输注。

(7)其他　冷沉淀物适用于血友病A、血管性血友病、纤维蛋白原缺乏等疾病；凝血酶原复合物富含凝血因子Ⅱ、Ⅶ、Ⅸ、Ⅹ等，适用于相应凝血因子缺乏的出血性疾病；白蛋白适用于新生儿高胆红素血症、体外循环、血浆置换、脑水肿、休克等；人免疫球蛋白适用于先天性体液免疫缺陷〔选择性IgA(免疫球蛋白A)缺陷症除外〕、获得性免疫缺陷、严重感染、自身免疫性疾病等。

3. 患儿输血的速度

(1)悬浮红细胞按每次10~15ml/kg计算，速度约为10滴/分，以免引起心力衰竭和肺水肿。

(2)早产儿、严重营养不良、心肺功能不全、重度贫血新生儿输血宜少量多次，全血每次5~10ml/kg，速度为每分钟4~5滴。

4. 患儿有无输血禁忌证

(1)严重肺水肿、心力衰竭、高血压、红细胞增多症时禁止输血。

(2)出现发热症状时禁止输血。

(3)曾发生严重输血反应者尽量不要输血。

三、准备

1. 用物　手套、消毒液、留置针、胶布、输血器、血库取回的血液成分、生理盐水、急救药品。

2. 环境　病室安静、清洁、光线充足、温度适宜。

3. 患儿　交叉配血确定血型，完善HIV(人类免疫缺陷病毒)、乙肝、丙肝、梅毒等输血前检查；保证静脉通路；有心力衰竭的患儿输血前可使用利尿剂。

4. 护士　着装整齐，戴口罩，洗手，备齐用物。

四、实施

1. 操作步骤　核对患儿→双人共同核对医嘱、核对血液成分，检查质量及有效期→输血前暂停喂奶1次→患儿仰卧于辐射台上，固定好手脚并安置心肺监护仪→核对患儿，选取外周静脉并常规消毒→套管针穿刺进入血管后连接输血器→固定牢靠，再次核对，开始输血→输血过程中严密观察输血滴速，并随时调整→密切观察患儿生命体征，如有异常立即停止输血并告知医生→输血完毕→核对，整理用物→洗手、记录。

2. 注意事项

（1）新生儿体重低，一次所需输血量少，若有条件，可将 1U 浓缩红细胞在无菌条件下分成数份，专供同一新生儿使用，可减少并发症。

（2）早产儿免疫功能不成熟，所用血液制品最好经过照射，以防止发生输血相关移植物抗宿主病(TA-GVHD)。

（3）新生儿体温调节能力差，应注意控制输血温度。

（4）输血量大（>25ml/kg）时，应注意选择保存期≤7天的相对新鲜红细胞。

（5）新生儿循环血容量少，需严格控制出入量及输注速度。

五、评价

严格按流程规范执行，操作熟练、动作轻柔，无并发症发生。

第五节　新生儿血糖浓度检测技术

一、目的

了解新生儿血糖水平，评价新生儿病情变化。

二、评估

1. 了解患儿胎龄、出生体重、日龄等。

2. 患儿穿刺部位皮肤情况。

3. 环境清洁、宽敞、光线充足，用物已准备齐全，适宜操作。

三、准备

1. 用物　酒精、棉签、试纸条（检查有效期及条码是否符合要求）、血糖仪（性能完好）。

2. 环境　病室安静、清洁、光线充足、温度适宜。

3. 护士　着装整齐，戴口罩，洗手，备齐用物。

四、实施

1. 操作步骤　核对信息、医嘱→检查试纸盒有效期→将试纸按箭头方向插入血糖仪，血糖仪自动开机→准备采血针→用75%乙醇棉签擦拭采血部位，待自然干燥后进行皮肤穿刺→用干燥棉签弃去第一滴血液→严格按照仪器制造商提供的操作说明书要求和操作规程进行检测→干燥棉签按压止血→整理用物→洗手、记录。

2. 注意事项

（1）采血部位通常为指尖、足跟两侧等末梢毛细血管，水肿或感染部位不宜采血。

（2）出现血糖明显异常时，应重复检测；必要时查静脉血糖水平。

五、评价

严格按流程规范执行，操作熟练、动作轻柔，无并发症发生。

第六节　新生儿微量泵的使用

一、目的

准确控制输液速度，使药物速度均匀、用量准确并安全地进入患儿体内发挥作用。

二、评估

1. 了解患儿病情、年龄等，评估患儿血管、皮肤及输液情况。
2. 环境清洁、宽敞、光线充足，用物已准备齐全，适宜操作。

三、准备

1. 用物　延长管、注射器（10ml、20ml 或 50ml）、安尔碘、棉签、弯盘、生理盐水、推注的药液、输液卡、治疗巾、手消毒剂、笔。

2. 环境　病室安静、清洁、光线充足、温度适宜。

3. 护士　着装整齐，戴口罩，洗手，备齐用物（按医嘱配好药物并放置于治疗盘内）。

4. 患儿　患儿取平卧位，皮肤清洁、干燥，更换尿布。向患儿家属说明使用目的及必要性。

四、实施

1. 操作步骤　核对患儿、医嘱及药液→注射泵放置须高于注射部位，接通电源，打开开关，机器自检→手消毒剂消毒双手→连接注射器与延长管，排尽空气，正确安装在注射泵上→根据医嘱要求设定液体量、输注速度→再次核对→垫治疗巾，消毒输液接头→5ml 生理盐水正确脉冲式冲管→延长管接于输液接头，按开始键，推注射泵开始工作→输注结束，再次核对→按暂停键，断开延长管与输液通路的连接，消毒接头，正确脉冲式正压封管→取下注射器，关闭注射泵，断开电源→帮助患儿取舒适卧位，整理床单位→整理用物→洗手、记录。

2. 注意事项

（1）血液回流时可用10ml注射器抽取2~3ml生理盐水将回血回输，如回血已造成堵管，切勿用力推注。

（2）微量泵使用完毕后，使用封管液正压封管。

（3）当发生药物外渗时，应立即停止泵入，重新穿刺，给予局部处理。

（4）规范操作程序，连接微量泵前常规推注少量生理盐水，保证管路通畅，确保穿刺处无血凝固。

（5）泵入时确保电源连接紧密，注射器正确卡入微量泵卡槽内，观察延长管有无打折、脱落，保证管路通畅。

五、评价

严格按流程规范执行，操作熟练、动作轻柔，无并发症发生。

第七节　新生儿末梢采血技术

一、目的

用于全血细胞分析、血糖、血型、血沉和新生儿筛查等检验项目。

二、评估

1. 患儿身体状态、有无血液性传染疾病、穿刺部位皮肤及血液供应状况，选择穿刺部位、确定穿刺深度。

（1）穿刺部位的选择　常见穿刺部位为手指和足跟，应选择温度正常、无瘢痕、伤口、瘀伤、皮疹、烧伤或感染的健康皮肤穿刺。WHO（世界卫生组织）建议出生6个月以内（体重3~10kg）的婴儿采用足跟采血、出生6个月以上（体重>10kg）的较大婴儿采用指尖采血。

（2）穿刺深度的选择　穿刺过度可能会引发小儿神经、肌腱和骨骼的损伤，因此，从患者安全角度考虑，穿刺时应注意把控穿刺力度和深度。参照WHO的相关指南和CLSI（美国临床和实验室标准协会）发布的《诊断用末梢血标本采集程序与装置（第6版）》（GP42-A6），并结合我国临床实践经验，推荐按照不同年龄、体重和穿刺部位选择穿刺深度，见表1。

2. 了解患儿是否正在接受影响检验结果的相关治疗，是否对乳胶过敏，确认患儿口中无异物，以防穿刺时吞咽，造成气管阻塞。

表1　不同年龄、体重和穿刺部位的穿刺深度

受试者	穿刺部位	穿刺深度要求
早产儿	足跟	≤0.85mm
新生儿	足跟	≤2.0mm
6个月以内不适于指尖采血的婴儿(体重为3~10kg)	足跟	≤2.0mm
28天以上较大婴幼儿(体重>10kg)及儿童	指尖	≤2.0mm
8岁以上	指尖	≤2.4mm

3. 患儿是否按需禁食　全血细胞分析、微量元素、感染性标志物、病原体抗体等检测一般无须禁食。其他检测项目请按项目要求选择是否禁食。空腹一般指禁食后8~12小时。对于婴幼儿，既要保证血标本采集的质量，又不能让患儿禁食过久，可根据以下规律来控制其禁食时间：母乳喂养的患儿，只需禁食2~3小时或下次喂养之前；配方奶喂养的患儿，禁食3~4小时或下次喂养之前；若患儿已经添加辅食，一般禁食5~6小时或下次喂养之前；若患儿与成人一样的饮食，禁食至少8小时。

4. 环境清洁、宽敞、光线充足，用物已准备齐全，适宜操作。

三、准备

1. 用物　医嘱执行单、消毒液（异丙醇或75%乙醇用于患者采集部位消毒，速干手消毒液用于工作人员的手消毒；儿童及新生儿禁止使用碘伏）、无菌棉签/球、创可贴（必要时）、长平镊、置摄筒、末梢采血器、末梢采血管、微量采血吸管/橡皮吸管头（必要时）、一次性医用橡胶手套、口罩、试管架、记号笔、条形码、利器盒、医疗垃圾桶、标本采集信息接收系统。

2. 环境　专用的末梢采血场所。具有充足的照明，为采血人员的操作提供合适的光源。具备适宜的通风系统，保证空气流通。每个采血位应配备两把洁净、高度可调节的椅子和洁净的操作台面，供医护人员和患儿使用。根据检测项目的需要还应提供肥皂（或洗手液）、洗手装置和一次性纸巾。设立采血等候区，提供座椅，方便患儿及家属等候及按压止血时使用。

3. 患儿　患儿取舒适体位，充分暴露采血部位。一般取坐位，坐在可升降的椅子上。低龄患儿需在其陪同者协助下采血。

4. 护士　着装整齐，戴口罩，洗手，备齐用物。

四、实施

1. 操作步骤　核对患儿及医嘱→在采血管上粘贴条形码或者进行相应的手工标识〔条形码标识信息应包括患儿姓名、出生日期、性别、唯一标识（如

住院号/门诊号等)、检测项目、标本类型、医嘱申请医生姓名、采血者信息、采集时间和日期等〕→选择穿刺部位、确定穿刺深度→消毒穿刺点,待干→执末梢采血器,按照生产厂家说明进行穿刺→使用无菌棉球或棉签擦去第一滴血→从采集点的下方捏住穿刺位点轻柔、间歇性地对周围组织施加压力,增加血流量→根据采血需求按顺序采血→封闭抗凝管帽,按照采集容器说明书建议进行混匀→采血结束,使用消毒棉片或棉球对穿刺点进行按压→再次核对→整理用物→洗手、记录。

2. 注意事项

(1)脱水或由于其他原因(如外周性水肿)导致外周循环不佳者,不宜进行末梢采血。

(2)严格执行查对制度,并安抚患儿情绪。年龄较小或者因疾病无法回答问题时,必须由其看护人或家属陪同。

(3)采用手工标识时必须保证标识的唯一性,并可溯源。手工标识至少包括患儿姓名和唯一编号。

(4)末梢血标本采集的顺序与静脉采血的顺序有所不同,同时采集多个末梢血标本时应按照全血标本〔EDTA(乙二胺四乙酸)抗凝剂〕、使用其他添加剂的全血或血浆标本、血清标本的顺序采集。

(5)混匀标本时应上下颠倒混匀或者轻弹混匀,避免剧烈振摇而导致标本溶血。

(6)采血结束后注意对穿刺点进行按压。指尖采血后的患儿应稍微抬起采血手臂,足跟采血后的患儿应将脚抬高至高于身体,按压穿刺点直至止血。

五、评价

严格按流程规范执行,操作熟练、动作轻柔,无并发症发生。

第八节　新生儿动脉采血术(桡动脉采血)

一、目的

1. 采集动脉血进行血液气体分析。
2. 判断患儿氧合及酸碱平衡情况,为诊断、治疗、用药提供依据。
3. 做乳酸和丙酮酸测定等。

二、评估

1. 患儿的病情、治疗情况、意识状态及肢体活动情况。

2. 患儿穿刺部位皮肤及动脉搏动情况。
3. 患儿用氧或呼吸机使用情况(呼吸机参数,如氧浓度的设置)。
4. 患儿有无血液性传染疾病。

三、准备

1. 用物 安尔碘、无菌棉签、5.5号头皮针或23~25号蝶形针、1ml或2ml注射器、无菌纱布、1∶1000肝素。

2. 环境 病室安静、清洁、光线充足、温度适宜。

3. 患儿 患儿取舒适卧位,皮肤清洁干燥,情绪稳定。向患儿家属说明操作注意事项,协助固定好患儿。

4. 护士 着装整齐、戴口罩、洗手、备齐用物。

四、实施

1. 操作步骤 核对患儿及医嘱→安抚患儿→行Allen试验(抬高患儿手臂,向腕部挤压手掌,驱除部分血液。同时压迫腕部的桡动脉和尺动脉,使手掌皮肤发白。然后放开尺动脉,手掌应在10秒内恢复正常颜色,提示尺动脉有足够的侧支循环;否则说明该侧的尺动脉支循环不良,应更换另一侧手穿刺。在换另一侧手进行桡动脉穿刺前同样进行Allen试验)→固定患儿的前臂和手掌,使腕部伸展→用左手示指触摸桡动脉,或用冷光源透照法寻找桡动脉→消毒穿刺部位→将头皮针与肝素化的注射器连接→固定穿刺点皮肤,持头皮针进针→与皮肤呈30°角,斜面向上缓慢进针直到见血→连接已肝素化的注射器后轻轻抽吸采集所需的血样→拔出针头→用无菌棉签压迫穿刺部位→整理用物→洗手、记录→将采得的血中的气泡尽量排出后尽快送检。

2. 注意事项

(1)拔出针头压迫穿刺部位至少5分钟,注意压力适当,保证止血部分但不能使血管闭塞。

(2)注意检查穿刺远端循环情况。

(3)送检单上需注明采血时间、患儿体温和血红蛋白水平。

(4)严格无菌技术操作。

五、评价

严格按流程规范执行,操作熟练、动作轻柔,无并发症发生。

第九节 新生儿经外周中心静脉置管技术

一、目的

1. 为需要长期静脉输入高营养的患儿提供安全有效的静脉通路。
2. 减少静脉穿刺次数，减轻患儿痛苦。
3. 避免药物对外周静脉的刺激。

二、评估

1. 患儿的病情、日龄、治疗情况、药物性质、有无置管禁忌证等情况。
2. 患儿穿刺部位皮肤及血管情况。
3. 测量患儿置管深度。
（1）上肢　将患儿的手臂外展90°，测量从预穿刺点沿静脉走向至胸骨。
（2）下肢　将患儿的下肢外展45°，测量从穿刺点沿静脉走向腹股沟至脐至剑突。
（3）臂围　测量双上臂臂围（测量点为肘关节和肩关节连线中点）。
（4）腿围　测量双下肢腿围（测量点为膝关节和髋关节连线中点）。
4. 环境清洁、干燥、安静整洁、温度适宜、光线充足，操作前半小时未打扫、无扬尘。

三、准备

1. 用物　治疗车、无菌手术衣、安尔碘、一次性无菌手套、一次性置管包〔治疗巾、无菌大单、洞巾、一次性无粉无菌手套、弯盘、无菌纱布、裁剪器、止血带、测量尺、透明敷料、无菌棉球、1.9Fr PICC（外周中心静脉导管）、穿刺鞘、正压接头、10ml注射器、无齿镊〕、0.9%氯化钠注射液100ml、长棉签数包、一次性胶布、弹力绷带。
2. 环境　环境安静、整洁、温度适宜、光线充足，操作前半小时未打扫、无扬尘。
3. 患儿　患儿仰卧，置于预热辐射台上，清洁穿刺侧肢体，连接心电监护仪，更换尿布。
4. 护士　着装整齐，符合要求。戴口罩，洗手，备齐用物。

四、实施

1. 操作步骤　核对患儿及医嘱→穿无菌手术衣，戴无菌手套→铺无菌台，将所有的穿刺用物置无菌台上→切割PICC管道，接≥10ml注射器用生理盐水预冲→再次核对→安尔碘纱布包裹肢端，棉签蘸安尔碘消毒穿刺侧肢体→助手洗手，穿隔离衣，戴无菌手套，铺无菌巾，左右上下各1块→穿刺者弃去肢端纱布，安尔碘棉签再次消毒肢端，并待干→助手再次铺一块无菌巾于肢端→扎止血带，使静脉充盈→针与皮肤呈15°~20°角进针，见回血送管→松止血带→左手压套管尖端的血管，右手退出针芯→助手用无齿镊夹住导管尖端，轻轻送入静脉（穿刺上肢时，送至腋下需将头转向穿刺侧，下颌靠近胸部，继续送管）→送入至预算长度后抽回血→助手将套管退出血管并撕裂，按压穿刺点止血→用棉签蘸生理盐水擦净导管和周围皮肤上的血迹→将导管适当做弧形弯曲，圆盘置皮肤平整处，避开骨突关节处→穿刺点压一个无菌棉球，用透明敷贴采取"无张力粘贴法"将穿刺部位包括导管和圆盘全覆盖→移去治疗巾，敷贴外的管道用纱布包裹固定于患儿肢体上→遵医嘱使用5%的葡萄糖溶液3ml/h，用横泵维持，至X线定位后→核对→置患儿于舒适体位→整理用物→洗手并记录穿刺过程、置入长度、所穿刺的静脉名称等→X线确定导管尖端位置并记录。

2. 注意事项

（1）测量置管深度要准确，避免导管进入右心房引起心律失常。

（2）切割导管时切勿切割导管内支撑导丝，避免导丝损伤导管。

（3）置管前要预充导管，以预防空气栓塞。

（4）如遇送管困难，不可强行送管。

（5）严格执行无菌技术操作。

五、评价

严格按流程规范执行，操作熟练、动作轻柔，无并发症发生。

第十节 新生儿胃肠减压术

一、目的

1. 减轻肠道压力，减少毒素和细菌对肠道刺激，改善肠道血运。

2. 防止胃内容物进一步流入腹腔内，促进黏膜愈合。

3. 减小吻合口张力，降低吻合口瘘形成的概率。

4. 腹部手术，特别是胃肠手术，术前、术中持续胃肠减压，可防止胃肠膨胀，以预防术中呕吐、窒息，且有利于视野的显露和手术操作。

5. 预防全身麻醉时并发吸入性肺炎。

6. 可用于胃十二指肠瘢痕性幽门梗阻的治疗,术前留置较粗的鼻胃管,每天以温生理盐水洗胃,连续 3 天,直到洗出液澄清,以减轻胃黏膜水肿。

7. 术后应用胃肠减压有利于腹部手术切口及胃肠吻合口的愈合。

8. 在许多急腹症的非手术治疗或观察过程中,可通过胃肠减压管向胃肠道灌注药物。

9. 腹胀严重、频繁呕吐时,胃肠减压可促进胃肠排空,有利于内服药物的输注吸收。

二、评估

1. 患儿年龄、病情、意识状态、生命体征、鼻腔情况、有无操作禁忌证。
2. 胃管插入深度。
3. 患儿配合程度,对于不合作者做好保护性约束,必要时予以镇静。
4. 环境清洁、宽敞、光线充足,用物已准备齐全,适宜操作。

三、准备

1. 用物　治疗车、治疗碗、一次性胃管、手套、镊子、液体石蜡、弯盘、治疗巾、纱布、胶布、10ml 或 20ml 注射器、听诊器、棉签、标示贴、负压吸引器。
2. 环境　病室安静、清洁、光线充足、温度适宜。
3. 患儿　患儿取平卧位,头偏向一侧或左侧卧位
4. 护士　着装整齐,戴口罩,洗手,备齐用物。

四、实施

1. 操作步骤　核对患儿及医嘱→协助固定患儿→下颌下垫治疗巾→备好胶布,治疗碗内放温开水→检查胃管是否通畅→测量胃管长度(14～18cm),并做好标记→用液体石蜡润滑胃管前端→插胃管,确认胃管在胃内,固定胃管→贴上标签,注明时间及操作人姓名→将胃管与负压装置连接,妥善固定→注意观察和记录胃肠引流液的颜色、性质、量→协助患儿清洁口腔、面部,取舒适体位→整理用物→洗手并记录。

2. 注意事项

(1)插管时,如患儿出现恶心,应暂停片刻再插管;如患儿出现呛咳、呼吸困难、发绀等情况,表明误入气管,应立即拔管,休息后重新插管。

(2)胃管长度即患儿眉心至肚脐或由鼻尖经耳垂到剑突的距离。

五、评价

严格按流程规范执行,操作熟练、动作轻柔,无并发症发生。

第十一节　新生儿洗胃术

一、目的

1. 尽快清除胃内容物，减少毒物在胃内吸收，利用不同的洗胃液中和解毒。
2. 减轻黏膜水肿及胃内容物对胃黏膜的刺激。
3. 手术或检查前准备。

二、评估

1. 患儿年龄、病情、意识状态、生命体征、鼻腔情况、有无洗胃禁忌证。
2. 胃管插入深度。
3. 患儿配合程度，对于不合作者做好保护性约束，必要时予以镇静。
4. 环境清洁、宽敞、光线充足，用物已准备齐全，适宜操作。

三、准备

1. 用物　治疗车、一次性胃管、手套、镊子、液体石蜡、弯盘、治疗巾、纱布、胶布、10ml或20ml注射器、听诊器、洗胃液、清水、污水桶、橡胶单、手电筒、棉签、标示贴。
2. 环境　环境清洁、宽敞、光线充足、温度适宜。
3. 患儿　患儿平卧，头偏向一侧或左侧卧位。
4. 护士　着装整齐，戴口罩，洗手，备齐用物。

四、实施

1. 操作步骤　核对患儿及医嘱→协助固定患儿→下颌下垫治疗巾，弯盘放于方便取用处→插胃管，确认胃管在胃内，固定胃管→吸尽胃内容物→观察胃内容物的性质、颜色、量，必要时留取标本送检→使用注射器经胃管注入洗胃液，再抽出弃去；反复冲洗，直至洗出液澄清为止→注意观察患儿情况，包括意识，面色，生命体征及抽出液的颜色、性质、量、气味，中毒症状缓解情况等→遵医嘱拔管→协助患儿清洁口腔、面部，取舒适体位→整理用物→洗手并记录。
2. 注意事项

（1）洗胃时应选择合适的胃管型号，准确掌握胃管插入深度，插管动作轻柔，洗胃过程中抽吸力量适中，适当调整胃管位置或患儿体位，以预防黏膜损伤。

(2)洗胃液温度35℃~37℃,新生儿每次洗胃量5ml。

(3)毒物不明者,用温开水或0.9%氯化钠注射液洗胃;毒物明确者用拮抗剂。强酸强碱中毒者严禁洗胃。

(4)拔管时先将胃管反折或将其前端夹住后迅速拔出,以免误吸。

(5)记录内容包括患儿病情,所服毒物名称、量,服毒时间,给予的处理;洗胃液名称、入量,洗出液和呕吐物的性状、量、气味;洗胃过程中患儿病情变化及洗胃效果。

五、评价

严格按流程规范执行,操作熟练、动作轻柔,无并发症发生。

第十二节 新生儿保留灌肠

一、目的

将药物灌入直肠或结肠内,通过肠黏膜吸收达到镇静、催眠、治疗肠道感染的目的。

二、评估

1. 患儿的病情、治疗情况、保留灌肠药液、有无保留灌肠的禁忌证等情况。

2. 患儿肛周皮肤及肛管的型号。

3. 患儿配合程度,对于不合作者做好保护性约束,必要时予以镇静。

4. 环境清洁、宽敞、光线充足,用物已准备齐全,适宜操作。

三、准备

1. 用物 治疗盘内备5ml和10ml注射器、肛管、需灌注的药物,以及液体石蜡、棉签、卫生纸、手套、一次性治疗巾、弯盘、水温计。

2. 环境 病室安静、清洁、光线充足、温度适宜。

3. 患儿 患儿排空大小便,以减轻腹压并保持肠道清洁,利于药物吸收。

4. 护士 着装整齐,戴口罩,洗手,备齐用物(遵医嘱配制药液)。

四、实施

1. 操作步骤 核对患儿及医嘱→关闭门窗,注意保暖→协助患儿取侧卧位或仰卧位,双腿向外屈曲→臀下垫臀垫,臀部抬高10cm→臀垫上铺一次治疗巾,弯盘置臀旁→润滑肛管前端→注射器抽吸药液,与肛管连接,排尽管内空气→戴手套→左手持卫生纸分开患儿臀裂,暴露肛门→缓慢插入肛管→缓慢注入药液→注入完毕抬高肛管尾端,使管内溶液全部注完→反折肛管末端轻轻拔出,捏紧肛门→臀部抬高10cm,保留药液10~15分钟→脱手套,再次核对→整理用物,开窗通风→洗手、记录→10~15分钟后,观察患儿灌肠效果,协助患儿取舒适卧位。

2. 注意事项

(1)遵医嘱按无菌操作原则配制药液,注意配伍禁忌。

(2)常用灌肠液如10%水合氯醛用于镇静、催眠,抗菌药溶液用于治疗肠道感染。

(3)液量尽量少(以能完全溶解药物即可),温度为39℃~41℃。

(4)插管前,肛管前端用液体石蜡充分润滑,动作要轻柔,如插入受阻,可退出少许旋转后缓缓插入。

五、评价

严格按流程规范执行,操作熟练、动作轻柔,无并发症发生。

第十三节 新生儿不保留灌肠

一、目的

1. 刺激肠蠕动,清除肠腔内粪便和积气。

2. 清洁肠道,为腹部手术、检查做准备。

3. 稀释并清除肠道内的有害物质,减轻中毒。

4. 灌入低温液体,为高热患儿降温。

二、评估

1. 患儿的病情、治疗情况、不保留灌肠药液、有无不保留灌肠的禁忌证等情况。

2. 患儿肛周皮肤及肛管的型号。

3. 患儿配合程度,对于不合作者做好保护性约束,必要时予以镇静。

4. 环境清洁、宽敞、光线充足,用物已准备齐全,适宜操作。

三、准备

1. 用物 治疗盘、灌肠筒、肛管、血管钳、弯盘、液体石蜡、棉签、卫生纸、手套、一次性治疗巾、水温计、量杯、输液架、污物桶。

2. 环境　病室安静、清洁、光线充足、温度适宜。

3. 患儿　排空大小便，保持肠道清洁，以减轻腹压。

4. 护士　着装整齐，戴口罩，洗手，备齐用物（遵医嘱配制药液）。

四、实施

1. 操作步骤　核对患儿及医嘱→关闭门窗，注意保暖→协助患儿取侧卧位或仰卧位，双腿向外屈曲→略垫高臀部，垫一次性治疗巾→弯盘置于臀边→血管钳夹闭排液管，将灌肠筒挂在输液架上（筒内液面高于肛门40～60cm）→连接肛管→用液体石蜡润滑肛管前端，排尽管内空气→戴手套，用左手分开患儿两臀，露出肛门→插入肛管→插入后，一手固定肛管，另一手松开止血钳→注意观察液体的灌入情况及患儿的反应→灌注完毕，夹紧肛管→卫生纸裹住肛管，轻轻拔出→脱手套，再次核对→协助患儿取舒适卧位→整理床单位，开窗通风→灌肠液尽量保留5～10分钟后再排便→整理用物→注意观察→洗手、记录。

2. 注意事项

（1）灌肠液每次用量按灌肠目的、年龄、病情而定，一般新生儿为10～50ml，温度39℃～41℃，降温时用28℃～32℃，中暑用4℃。

（2）插管深度一般为4～7cm，如灌液受阻，可将肛管稍退出，再行前进，同时查看有无粪块堵塞。

（3）灌肠过程中，保持入量和出量相等，防止灌肠液过多潴留在肠道内。

（4）规范灌肠后记录，灌肠后排便一次记录为1/E。

五、评价

严格按流程规范执行，操作熟练、动作轻柔，无并发症发生。

第十四节　新生儿光照疗法

一、目的

治疗新生儿高胆红素血症，降低血清胆红素浓度。

二、评估

1. 患儿一般情况，了解患儿的病情、日龄、体重、黄疸程度、胆红素检查结果、生命体征。

2. 患儿皮肤是否清洁，皮肤上有无粉剂。

3. 光疗箱、光疗灯或光疗毯、光疗灯管和反射板是否清洁无灰尘，性能是否良好。

4. 环境清洁、安静、温湿度适宜，光疗箱放置合理，适宜操作。

三、准备

1. 用物　光疗箱（禁止在箱内、箱上放置杂物以免遮挡光线及巡视人视线）、光疗灯或者光疗毯、遮光眼罩、防蓝光尿不湿。

2. 环境　病室安静、清洁、温湿度适宜。

3. 患儿　光照前常规体温监测，维持患儿体温为 36.5℃～37.3℃。检查患儿皮肤的完整性，有无红臀、皮肤硬肿等，使患儿皮肤保持清洁，剪短指甲以防止患儿抓破皮肤，必要时包裹患儿手足。包裹不宜太紧，以免影响血液循环。为避免生殖器损伤，应使用防蓝光尿不湿，并注意及时更换。尿布面积尽可能小，使患儿与光源有较大接触面积；尽可能舒展四肢，洗澡后不要扑粉。佩戴黑色眼罩并固定好，防止视网膜损伤。

4. 护士　着装整齐，戴口罩，洗手，备齐用物。接通光疗箱电源，检查线路及灯管亮度，并使箱温升至适合患儿的温度，相对湿度保持在 55%～65%。

四、实施

1. 操作步骤　核对患儿→查对光疗时间→患儿全身裸露，呈仰卧位或俯卧位，放入预热好的光疗箱→遮盖外生殖器或会阴部，戴好眼罩→打开光疗灯，记录开始照射的时间→单面光疗每 2 小时翻身一次，依据俯卧位、左侧卧位、右侧卧位和仰卧位的体位更换顺序→每 2～4 小时测量体温一次，根据患儿体温调节箱温→观察患儿精神反应、呼吸、脉搏变化及黄疸进展情况，大便次数及性质→核对患儿及光疗时间→根据医嘱时间按时停止光疗，出箱→关闭电源及光疗管开关→摘掉眼罩，为患儿穿上衣裤并整理舒适→整理用物→洗手、记录→清洁和消毒光疗设备。

2. 注意事项

（1）清洁光疗箱，保持灯管及光疗板的清洁，防止灰尘影响光照强度。

（2）观察患儿眼罩、会阴部遮盖物有无脱落，注意皮肤有无破损。

（3）监测体温，若患儿体温超过 37.8℃或低于 35℃，应停止光疗。

（4）光疗过程中患儿出现烦躁、嗜睡、高热、皮疹、呕吐、拒奶、腹泻、脱水等症状时，及时联系医生，妥善处理。

（5）光疗超过 24 小时会造成体内维生素 B_2 缺乏，一般光疗时或光疗后应补充维生素 B_2。

（6）记录灯管使用时间，灯管使用 300 小时后光输出减弱 20%，900 小时后减弱 35%。因此，灯管使用 1000 小时必须更换。

五、评价

严格按流程规范执行，操作熟练、动作轻柔，无并发症发生。

第十五节　新生儿体格生长指标的测量

一、目的

通过对新生儿体格生长各项指标的测量，判断新生儿体格生长水平。

二、评估

1. 新生儿配合程度，对于不合作者向家属做好解释及指导工作，取得协助。
2. 环境清洁、宽敞、光线充足，用物已准备齐全，适宜操作。

三、准备

1. 用物　体重秤、婴儿身长测量床、软尺、垫布等。
2. 环境　病室安静、清洁、光线充足、温度适宜。
3. 新生儿　脱去新生儿衣帽及纸尿裤。家属协助固定新生儿。
4. 护士　着装整齐，戴口罩，洗手，备齐用物。

四、实施

1. 操作步骤　核对新生儿→体重计调零、测体重（一手托住新生儿的头部，一手托住臀部，放于体重秤上进行测量）→测量身长（一手托住新生儿头部，一手托住臀部，将新生儿仰卧位放在测量床底板中线上，将头扶正，头顶接触头板，双腿伸直并拢，移动足板使其接触两侧足跟，读刻度，测量床两侧读数一致）→测量上、下部量〔上部量是指自头顶至耻骨联合上缘的距离，下部量是指自耻骨联合上缘至足底的距离。取仰卧位，用软尺或硬尺测量自耻骨联合上缘至足底的垂直距离，为下部量，精确至 0.1cm。身长（身高）减去下部量即为上部量〕→取立位或坐位测量头围（将软尺零点固定于一侧眉弓上缘外，软尺经过耳上方，经枕骨结节最高点，两侧对称，从另一侧眉弓上缘回至零点，读数，误差不超过 0.1cm）→取卧位测量胸围（软尺零点固定于一侧乳头的下缘，手拉软尺，绕经新生儿后背，以两肩胛下角下缘为准，经另一侧回到起点。读数,取平静呼、吸气时的中间数,误差不超过0.1cm)→取卧位测量腹围(测量新生儿时将软尺零点固定在剑突与脐连线的中点,经同水平位绕背一周回到零点进行读数,精确至0.1cm)→测量腹部皮下脂肪〔取锁骨中线平脐处,皮褶方向与躯干长轴平行,测量者在测量部位用左手拇指和示指将该皮肤及皮下脂肪捏起,捏时两手指应相距3cm,右手拿量具(皮褶量具),将钳板插入捏起的皮褶两边至底部钳住,测量其厚度,精确至0.5mm〕→取仰卧位测量上臂围(两手自然平放,一般测量左上臂,将软尺零点固定于上臂外侧肩峰至鹰嘴连线中点,沿该点水平位将软尺紧贴皮肤绕上臂一周,回至零点读数,精确至0.1cm)→协助穿好新生儿衣帽→整理用物→洗手、记录。

2. 注意事项
(1)测量新生儿时应先进行环境准备,使室温保持在22℃~24℃。
(2)新生儿最好采用载重10~15kg盘式电子秤测量,准确读数至0.01kg。
(3)体温低或病重的患儿可先将衣服、纸尿裤和小毛毯称重后,给患儿穿上后再测量。
(4)读数应准确,确保测量结果真实有效。

五、评价

操作熟练、动作轻柔,家属配合度高。

第十六节 人工喂养技术

一、目的

使用科学的方法喂哺婴儿,避免因喂养方法不当造成溢乳,甚至误吸或窒息。

二、评估

1. 婴儿所需的乳液种类和乳量、奶嘴的尺寸及孔的大小。
2. 环境清洁、安静、光线充足、空气清新、温湿度适宜。

三、准备

1. 用物 奶嘴、清洁奶瓶、量杯、奶粉(质量、包装合格,在有效期内)、奶粉勺、温水(45℃~50℃)、水温计、小毛巾、记录单。
2. 环境 环境清洁、安静、光线充足、空气清新、温湿度适宜。

3. 婴儿　更换尿不湿，置于合适体位。
4. 护士　着装整齐，戴口罩，洗手，备齐用物。

四、实施

1. 操作步骤　用水温计测水温温度应为45℃～50℃，用量杯量出所需水量倒入清洁的奶瓶中→用奶粉勺准确量出所需奶粉量，倒入奶瓶中→套好奶嘴，将奶瓶盖紧后，摇动奶瓶，直至奶粉完全溶化→整理用物，擦拭配奶台台面→核对婴儿、乳液种类和乳量→将小毛巾围于婴儿颌下→将乳汁滴在成人手腕掌侧测试温度→喂哺时手持奶瓶呈斜位，使奶嘴及奶瓶的前半部充满乳汁，防止婴儿在吸奶的同时吸入空气→喂奶完毕，轻拍婴儿后背，促进其将吞咽的空气排出→将婴儿放回床上，取右侧卧位，抬高床头30°→整理用物，清水冲洗奶瓶及奶嘴后煮沸消毒10～15分钟→洗手，记录入量、哺乳时间及哺乳情况。

2. 注意事项
(1) 根据婴儿年龄大小选用适宜的奶嘴，孔的大小以奶瓶倒置时液体呈滴状连续滴出为宜。
(2) 喂哺后竖起婴儿拍背，将胃内空气排出，并保持其右侧卧位，头位略高，以利于胃排空，阻止反流或吸入造成窒息。

五、评价

操作熟练、动作轻柔，婴儿未发生溢乳、误吸等问题。

第五章

急救护理技术

第一节 氧气吸入

一、目的

1. 提高动脉血氧分压及动脉血氧饱和度，纠正缺氧。
2. 促进组织的新陈代谢，维持机体生命活动。

二、评估

1. 患者的病情、年龄、意识状态、呼吸状况、缺氧程度、鼻腔黏膜情况、治疗情况、血气分析指标、对疾病的认识、对吸氧的心理反应与合作程度等。
2. 病室环境安静、整洁、室内光线充足、安全、无火源，调整工作空间以便于操作。
3. 吸氧装置是否完好。

三、准备

1. 用物

（1）普通氧气吸入法　氧气筒、氧气流量表、氧气压力表、标识、扳手、治疗盘、棉签、胶布、弯盘、盛水杯、橡皮管、湿化瓶、吸氧鼻导管、纱布、用氧记录单及笔、速干手消毒剂、手电筒（必要时），在湿化瓶内盛灭菌注射用水或蒸馏水，盛水杯内盛冷开水，氧气管存放袋。

（2）中心氧气吸入法　治疗盘、卡式氧气流量表、湿化瓶（盛灭菌注射用水或蒸馏水 200ml）、氧气管或鼻导管、面罩、棉签、小药杯（内装冷开水）、速干手消毒剂、弯盘、手电筒（必要时）、医嘱本、用氧记录单及笔。

2. 环境　环境安静、整洁、宽敞、室内光线充足、安全、无火源。
3. 患者　平卧、侧卧或半卧位。
4. 护士　着装整齐，戴口罩，洗手，备齐用物。

四、实施

1. 操作步骤

(1)氧气筒氧气吸入法　护士携用物至床旁,查对并解释→开总开关冲尘,关闭总开关,安装流量表→安装湿化瓶,连接橡皮管→关流量表开关,开总开关→清洁鼻腔→开流量表开关,湿润导管并检查是否通畅→测量长度(自鼻尖至耳垂距离2/3)→导管插入一侧鼻腔,用胶布固定鼻翼及面颊部→用别针将导管固定于肩部衣服上→调节氧流量,解释注意事项,观察用氧效果→查对床号、姓名、用氧时间、氧流量→协助患者取舒适卧位,整理用物及床单位→洗手,记录用氧时间及流量→停氧,取下鼻导管→关流量表→关总开关→开流量表放余气→取下橡胶管及湿化瓶→关流量表开关→用防尘罩罩住流量表→清洁患者面颊部及鼻腔→整理用物,洗手,记录停氧时间。

(2)中心氧气吸入法　护士携用物至床旁,查对并解释→安装湿化瓶→查对床号、姓名、吸氧流量→协助患者调整体位,清洁鼻腔→连接氧气导管,打开流量表,将鼻导管或氧气管在小药杯内试吸→调节合适流量后将鼻导管插入患者鼻腔,鼻导管两端固定于两耳(若需面罩吸氧患者,将面罩氧气管接于氧气进气孔上,调节流量6~8L/min,将面罩置患者口鼻部并固定;转运患者途中可用氧气枕代替氧气装置)→交代注意事项,观察用氧效果→查对床号、姓名、用氧时间、氧流量→协助患者取舒适卧位,整理用物及床单位→洗手,记录用氧时间及流量→停氧,取下鼻导管→关流量表→清洁鼻周分泌物→分离氧气管与流量表→卸下氧气流量表→整理用物,洗手,记录停氧时间。

2. 注意事项

(1)严格遵守操作规程,注意用氧安全,切实做好"四防",即防震、防火、防热、防油。如果使用的是氧气筒,在搬运氧气筒时,避免倾倒、撞击,防止爆炸;氧气易燃,氧气筒应放于阴凉处,周围严禁烟火和易燃品,至少离明火5米、暖气1米,以防引起燃烧;氧气表及螺旋口上勿涂油,不可用带油的手进行装卸,避免引起燃烧;氧气筒上应挂有"严禁烟火"的标志。

(2)氧气筒内氧气不可用尽,压力表上指针降至$5kg/cm^2$时不可再用,以防灰尘进入筒内于再次充氧时引起爆炸;对未用或已用空的氧气筒,应分别悬挂"满"或"空"的标识牌,以便及时调换氧气筒,避免急用时搬错而影响抢救。

(3)使用氧气时,应先调节流量而后应用,中途改变流量时,先将氧气和鼻导管分离,调节好流量后再接上,以免一旦关错开关,大量氧气突然冲入呼吸道而损伤黏膜。使用完毕应先拔出导管,再关闭氧气开关。

(4)在用氧过程中可根据患者血氧饱和度监测值、呼吸、血气分析结果、脉搏、血压、精神状态、皮肤颜色及湿度等有无改善来衡量氧疗效果,从而选择适当的用氧浓度。

(5)持续鼻导管用氧者,每日双侧鼻孔交替插管,更换 2~3 次,防止鼻黏膜损伤,并及时清除鼻腔分泌物,防止鼻导管堵塞。

五、评价

1. 患者缺氧症状得到改善。
2. 操作规范,用氧安全。
3. 护患沟通有效,患者能配合并了解安全用氧知识。

第二节 电动吸引器吸痰法

一、目的

经口、鼻腔、人工气道将呼吸道的分泌物吸出,以保持呼吸道通畅,预防吸入性肺炎、肺不张、窒息等并发症的发生。

二、评估

1. 患者的年龄、诊断、目前的生命体征、意识状态、呼吸困难的程度、是否有人工气道、口鼻黏膜情况、是否有痰鸣音及痰液的性状。
2. 患者对吸痰的认识情况、心理反应及配合程度。
3. 环境的温湿度。
4. 器械设备的完好状态。

三、准备

1. 用物 电动吸引器一台、多头电插板、一次性吸痰包、一瓶灭菌水、20ml 注射器针筒、无菌纱布,必要时备压舌板、开口器、舌钳、防护用品(手套、护目镜、面屏、隔离衣)。
2. 环境 安静、整洁、温湿度适宜。
3. 患者 仰卧,头偏向一侧。
4. 护士 着装整齐,戴口罩,洗手,备齐用物,做好个人防护准备。

四、实施

1. 操作步骤 护士携用物至床旁→查对并解释→接电源→打开开关→检

查吸引器性能、负压、导管连接是否正确→调节负压(40.0~53.3kPa)→试吸,如通畅即可使用→电动吸痰器连接一次性吸痰管→吸痰时压舌板助患者张口→松开大拇指使吸痰管处于无负压状态时插管入气管切开口→拇指按压吸痰管侧口,使吸痰管处于负压状态,清理呼吸道分泌物→用灭菌水冲洗吸痰管→再用同样的方法清理口腔、鼻咽部的分泌物(每次时间不超过15秒)→退出吸痰管,用灭菌水冲洗负压管道→分离管道和吸痰管→关闭吸引器→擦净面颊→分离导管→其他用物归还原处→吸引器连接管插入20ml注射器针筒中备用→及时倒掉贮液瓶内液体→清理用物→洗手→记录。

2. 注意事项

(1)严格执行无菌操作,治疗盘内吸痰用物每天更换1~2次,吸痰管每次更换,勤做口腔护理。

(2)密切观察病情,当发现喉头有痰鸣音或排痰不畅时应立即抽吸,每个部位吸痰时间不能大于15秒。

(3)如痰液黏稠,可配合叩背或交替使用超声雾化吸入,使痰液稀释,便于吸出。

(4)为婴幼儿吸痰时,吸痰管要细,动作要轻柔,负压不可过大,以免损伤黏膜。

(5)储液瓶内的液体应及时倾倒,做好清洁消毒处理。

(6)鼻腔、口腔、气管切开需同时吸痰者,先吸气管切开处,再吸口腔,最后是鼻腔。

(7)插管时不可有负压,以免损伤呼吸道或口腔黏膜。

五、评价

1. 患者呼吸道的分泌物被及时吸出,呼吸平稳,缺氧症状得到改善。
2. 操作规范,未发生呼吸道黏膜损伤。
3. 护患沟通有效,患者有安全感,愿意配合。

第三节 电动洗胃机洗胃法

一、目的

1. 清除胃内毒物或刺激物,减少毒物吸收,以挽救患者生命。
2. 对于幽门梗阻患者,减轻胃黏膜水肿与炎症,预防感染。
3. 用于手术或某些检查前的准备。

二、评估

1. 了解患者病情、年龄、意识、生命体征及诊断。
2. 患者口鼻腔黏膜有无损伤、有无活动性义齿、有无洗胃和胃管置入禁忌证。
3. 患者的心理状态以及对洗胃的耐受能力、合作程度、知识水平、既往病史等。
4. 对中毒患者，了解患者服用毒物的名称、剂量及时间。
5. 保持环境安静、清洁，室内光线充足。

三、准备

1. 用物　电动洗胃机1台、治疗盘、无菌洗胃包（内有一次性胃管、镊子、纱布）、水温计、治疗巾、液体石蜡、注射器、量杯、棉签、胶布、弯盘、塑料围裙、压舌板、检验标本容器或试管、听诊器、手电筒、盛水桶、污水桶，必要时备开口器、牙垫、舌钳。洗胃液按需准备10 000～20 000ml，温度为25℃～38℃。
2. 环境　洗胃间安静、整洁、光线充足，必要时屏风遮挡患者。
3. 患者　协助患者取左侧卧位，提前取下患者的活动性义齿。
4. 护士　着装整齐，戴口罩，洗手，备齐用物。

四、实施

1. 操作步骤　护士携用物至床旁→查对并解释→连接洗胃机并打开开关→橡胶围裙围于患者胸前→置弯盘及纱布于口角旁→测量插管深度（成人45～55cm）→检查胃管是否通畅→润滑胃管→插胃管→确认胃管在胃内→固定胃管→遵医嘱留取标本→送检标本→连接洗胃机管道→开动手吸键吸出胃内容物→打开手冲键→注入洗胃液300～500ml→反复灌洗，直至洗出的液体澄清、无味→观察患者面色、脉搏、呼吸及血压的变化→洗胃结束后反折胃管迅速拔出→开动洗胃机，清洗管道及机器→再次查对患者→协助患者漱口、擦拭面部、取舒适卧位→整理用物并消毒→洗手、记录。

2. 注意事项

（1）急性中毒患者应迅速采取"口服催吐法"，必要时洗胃，以减少毒物的吸收。

（2）插管时动作要轻、快，切勿损伤食管或误入气管。

（3）当中毒物质不明时，应抽出胃内容物尽快送检，洗胃液可选用温开水或生理盐水，待毒物性质明确后再采用对抗剂洗胃。

(4) 服强酸或强碱等腐蚀性药物禁忌洗胃，以免造成穿孔，可按医嘱给予药物或迅速给予物理性对抗剂，如牛奶、豆浆、米汤等，以保护胃黏膜。

(5) 洗胃过程中应严密观察病情变化，如有血性液体流出或出现虚脱现象，应立即停止洗胃。每次灌入量不得超过500ml，以免造成窒息或急性胃扩张。

(6) 为幽门梗阻者洗胃宜在饭后4~6小时或睡前进行，应记录胃内潴留量，以了解梗阻情况，供临床输液参考。

(7) 小儿洗胃灌入量不宜过多，婴幼儿每次灌入量以100~200ml为宜，小儿胃呈水平位，插管不宜过深，动作要轻柔，对患儿应稍加约束或酌情给予镇静剂。

五、评价

1. 毒物或胃内潴留物被有效清除，患者痛苦减轻，症状缓解。
2. 患者胃内容物被彻底清除，达到手术或检查的要求。
3. 操作规范，患者未发生并发症。
4. 护患沟通有效，患者自尊和隐私得到保护，能配合操作。

第四节 口咽通气管放置技术

一、目的

1. 防止舌后坠，保持呼吸道通畅。
2. 作为牙垫，避免牙关紧闭，预防患者舌咬伤。
3. 便于进行口腔护理。
4. 有利于口咽部分泌物的吸出。

二、评估

1. 患者的病情、生命体征、意识及配合程度。
2. 观察患者的口腔、咽部及气道分泌物情况，有无活动性义齿。
3. 环境安静、清洁、安全，调整工作空间以便操作。

三、准备

1. 用物 吸痰用物1套、口咽通气管1根、舌钳、压舌板、胶布、开口器、手套。
2. 环境 环境整洁、安静、光线充足、温湿度适宜。

3. 患者　取舒适卧位，一般为仰卧位或半卧位。
4. 护士　着装整齐，戴口罩，洗手，备齐用物。

四、实施

1. 操作步骤　查对、解释→选择舒适卧位→清理口咽部分泌物→选择合适的通气管，测量放管长度→放置口咽通气管（①顺插法：在舌钳或压舌板的协助下，将口咽通气管放入口腔；②反插法：口咽通气管的咽弯曲部朝上插入口腔，当其前端接近口咽壁时，将其旋转180°复原，并用双手拇指向下推送至口咽通气道的翼缘距门齿大约2cm的位置）→检查人工气道是否通畅，固定→再次查对→协助患者取舒适卧位→整理用物→洗手、记录。

2. 注意事项
（1）选择合适的口咽通气管，宁长勿短，宁大勿小。
（2）如果患者不配合，切勿强行将口咽通气管插入或撤出，以免造成患者牙齿松动。
（3）及时清理口腔分泌物，防止误吸。
（4）单层湿纱布覆盖口咽通气管口部，防止口腔干燥及异物坠入。

五、评价

1. 操作规范，未发生口腔黏膜损伤。
2. 护患沟通有效，患者有安全感、愿意配合。

第五节　简易呼吸器通气护理技术

一、目的

1. 维持和增加机体通气量。
2. 纠正威胁生命的低氧血症。

二、评估

1. 现场环境是否安全。
2. 患者的呼吸有无异常、有无活动性义齿，暴露患者胸廓，观察胸部运动5~10秒。
3. 患者的意识、病情、年龄、体重、体位及配合程度。

三、准备

1. 用物　简易呼吸器（性能良好）、连接管、固定头带、吸氧装置（包括氧气、流量表、吸氧管)、一次性手套2副、纱布、弯盘。

2. 环境　安静、整洁、光线充足、温湿度适宜。

3. 患者　去枕仰卧位,头后仰,解开衣领、腰带等束缚物。

4. 护士　着装整齐,戴口罩,洗手,备齐用物。

四、实施

1. 操作步骤　护士携用物至床旁,查对,注意遮挡→解开衣领、腰带→患者仰卧位,头向后仰→戴手套,检查并取出义齿→患者头偏向一侧,快速清理口鼻分泌物→脱手套,头取中立位→简易呼吸器囊连接氧气,调节氧流量8~10L/min→戴手套,开放气道→托起患者下颌→面罩紧扣口鼻处,用EC手法固定→挤压呼吸囊→至空气进入肺部→放松气囊→反复有规律地挤压与放松,速度以成人每分钟16~20次为宜→观察患者是否处于正常的换气状态,呼吸有无改善→协助患者取舒适卧位,整理用物→洗手、记录。

2. 注意事项

(1) 检查呼吸气囊的密闭性。

(2) 观察患者病情和意识状态,如有异常,轻拍患者肩部,大声呼叫患者。

(3) 判断呼吸,暴露患者胸廓,观察胸部运动5~10秒,如果患者无自主呼吸或呼吸异常,必须立即施救。

(4) 判断颈动脉搏动,用右手的中指和示指从气管正中环状软骨滑向近侧颈动脉搏动处,触摸5~10秒,记录时间。

(5) 呼吸频率为成年人每分钟16~20次,儿童及婴儿每分钟12~20次。反复有规律地挤压气囊,每次挤压持续1秒,一般成人呼吸比时间为1:(1.5~2),送气量为400~600ml,同时观察胸廓起伏及胃区有无膨胀。

(6) 做好生活护理。患者生活不能自理,应做好口腔及皮肤护理,并保证水分和营养的摄入,可采用鼻饲或静脉高营养疗法。

(7) 呼吸气囊要定时检查、测试、维修、保养。

五、评价

1. 患者呼吸衰竭及缺氧症状改善,生命体征稳定,无并发症发生。

2. 护患沟通有效,患者有安全感、能够配合。

第六节 心肺复苏术

一、目的

心肺复苏（CPR）适用于呼吸、心搏骤停的患者，应用人工呼吸和胸外心脏按压的方法，对患者做紧急心肺复苏，施行基础生命支持。重建患者的循环、呼吸功能，保证重要脏器的血液供应，为后续进行的药物和仪器进一步生命支持争取时间。

二、评估

1. 患者病情、意识状态、脉搏、呼吸。
2. 患者有无活动性义齿。
3. 环境是否安全。

三、准备

1. 用物　胸外心脏按压板、纱布、弯盘、急救车，必要时备踩脚凳、屏风、除颤仪。
2. 环境　光线充足，病室安静。患者床单位周围宽敞，必要时用屏风遮挡，避免影响其他患者。
3. 患者　使患者仰卧于硬板床或地面，睡在软床上的患者应在其肩背下垫一胸外心脏按压板，去枕，头后仰。婴儿、新生儿可托在复苏者的手掌上，头颈部略后仰以保证呼吸道通畅。解开患者的衣扣、领带及腰带等束缚物。判断颈动脉搏动5秒以上10秒以下，确认患者颈动脉搏动已消失。
4. 护士　着装整齐，戴口罩，洗手，备齐用物。

四、实施

1. 操作步骤　呼救，同时做好患者的准备→跪于患者肩旁→双手掌重叠，手指翘起，掌根位于双乳头连线中点→用力、快速、垂直按压→按压30次→清除口腔、气道内分泌物或异物，有活动性义齿者取下义齿→手法开放气道（①仰头抬颏法：抢救者一手小鱼际置于患者前额，另一手示指、中指置于下颏将下颌骨上提。头、颈部损伤患者禁用。②双手托下颌法：抢救者将其肘部放在患者头部两侧，持双手示、中、环指放在患者下颌角后方，向上或向后抬起下颌。适用于疑有颈部损伤患者）→人工呼吸（常用方法为口对口人工呼吸：在患者口鼻处盖一层纱布，捏紧患者鼻翼，深吸一口气，屏气，双唇包绕患者口部形成一个封闭腔,用力吹气,使胸廓扩张,吹毕,松开捏鼻孔的手,侧转换气,注意观察胸廓复原情况)→反复 5 个循环,评估复苏效果→抢救成功后,置患者于复苏体位→密切观察患者生命体征、意识状态等→整理用物→洗手、记录。

2. 注意事项

(1)胸外心脏按压的禁忌证为胸廓严重畸形、广泛性肋骨骨折、心脏外伤、血气胸、心脏压塞等。

(2)胸外心脏按压的部位要准确,过高可伤及大血管,过低可伤及腹腔脏器或引起胃内容物反流,偏离胸骨可能引起肋骨骨折。放松时抢救者手掌根部不能离开按压部位,以免造成错位,同时可避免再下压时对胸骨"拍击"。

(3)胸外心脏按压深度为成人 5~6cm,儿童和婴幼儿下压胸廓前后径的 1/3 为 4~5cm,频率至少 100 次/分。

(4)人工呼吸通气适当指征为看到患者胸部起伏,并于呼气时听到或感到气体逸出,每次吹气量为 800~1000ml,一般不超过 1200ml,气量过大或吹气过快,可造成咽部压力超过食管开放压,使气体进入胃部,引起胃胀气。

(5)人工呼吸吹气频率为成人每分钟 14~16 次,婴幼儿每分钟 30~40 次,吹气时间以约占 1 次呼吸周期的 1/3 为宜。

(6)胸外心脏按压与人工呼吸比例为成人 30:2、小儿 15:1,按压间断不超过 10 秒。

(7)操作途中换人时,应在按压及吹气间隙进行,抢救中断时间不得超过 5~7 秒。

五、评价

复苏成功指征:①能触及大动脉搏动,肱动脉收缩压大于 60mmHg;②面色、口唇、甲床色泽转为红润;③散大的瞳孔缩小;④自主呼吸恢复;⑤意识逐渐恢复,昏迷变浅,可出现反射或挣扎;⑥有小便出现;⑦ECG 检查有波形改变。

第七节 尸体护理

一、目的

1. 使尸体清洁,姿势良好,以维持良好的外观。
2. 使尸体易于辨认。
3. 尊重死者,使患者家属得到安慰,减轻哀痛。

4. 传染病者防止传染扩散。

二、评估

1. 体检确定患者死亡（大动脉搏动消失、无自主呼吸及心跳），并经过医生证实。
2. 死亡时间、死亡原因，是否患有传染病。
3. 死者是否有出血倾向，面部及体表有无伤口、导管。
4. 死者的民族及宗教信仰、生前遗嘱。
5. 主要家属的心理状态及对死亡的态度。

三、准备

1. 用物
（1）护士准备　手套、屏风、棉球、纱布适量、剪刀、绷带、松节油、血管钳、大头针数枚、有伤口者需备换药敷料、胶布、尸袋或尸单、尸体识别卡三张，必要时备隔离衣。
（2）家属准备　衣裤、帽、鞋袜、毛巾、肥皂、梳子等。
2. 环境　安排单独房间或用屏风遮挡，患者家属暂离开病室。
3. 护士　着装整齐，戴口罩，洗手，备齐用物。

四、实施

1. 操作步骤　护士备齐用物携至床旁，填写尸体识别卡三张→劝慰家属，请家属暂离病房→用屏风遮挡→撤去所有治疗用物，有伤口者更换敷料，有引流管者应拔出后缝合伤口或用蝶形胶布封闭并包扎→放平床单位，使尸体仰卧→头下垫软枕→留一大单遮盖尸体→整理尸体仪容（洗脸、脱衣裤、有活动性义齿者代为装上、闭合口及眼、梳理头发）→用血管钳夹棉球填塞各个孔道（口腔、鼻腔、外耳道、肛门、阴道等）→清洁全身，用松节油擦净胶布痕迹→穿衣服→在右侧手腕系第一张识别卡→用尸单包裹尸体→在胸、腰、踝部用绷带固定→在尸单上系第二张识别卡→送太平间→在停尸屉外插第三张识别卡→整理遗物交于家属或单位→处理床单位→停止一切医嘱，处理医疗文件→整理急救记录，归档→整理急救车，病室消毒→洗手。

2. 注意事项
（1）尸体护理应在患者死亡后尽快进行，以防尸体僵硬。
（2）操作前必须由医生开出死亡通知，得到家属许可后方可进行。
（3）应维护尸体隐私权，不可随意暴露遗体，并安置自然体位。
（4）进行尸体护理时，态度严肃认真，尊重死者，满足家属的合理要求。

（5）若死者患有传染病，对尸体、床单位、所有用物按传染病患者终末消毒处理，尸体按规定火化或深埋。

（6）病室做好终末消毒。

（7）整理衣物交于家属，如家属不在，需两人清点后，列出清单交护士长妥善保管。

五、评价

1. 尸体整洁，表情安详，姿势良好，易于辨认。
2. 家属对尸体护理表示满意。

第六章

护理技术操作并发症预防与处理

第一节 轴线翻身法并发症预防与处理

一、坠床

1. 发生原因
(1)操作前评估不完善,未评估好患者配合程度。
(2)床档未拉起。
2. 临床表现　身体部分或全部跌落至床下。
3. 预防措施　操作前告知患者,向患者说明轴线翻身的目的、可能出现的并发症及注意事项,取得患者的配合,拉起床档。
4. 处理措施
(1)护士立即到患者身旁,评估生命体征及病情,迅速通知医生。
(2)配合医生进行检查,正确搬运患者至床上,采取必要的急救措施。
(3)严密观察病情变化,及时向医生汇报;及时记录坠床的时间、原因、病情及处理措施和效果,认真做好交接班。
(4)尽快向上级领导汇报并上报护理不良事件。

二、椎体关节突骨折

1. 发生原因
(1)翻身角度过大。
(2)操作中护患配合欠佳。
2. 临床表现
(1)局部肌肉痉挛、疼痛、活动受限,尤其旋转活动严重受限。
(2)可有神经根刺激症状,表现为相应部位的放射性疼痛或感觉异常。
3. 预防措施
(1)翻身角度不可超过60°。

(2)翻身过程中患者突然出现不适时，需予以重视，不可强行翻身。

4. 处理措施

(1)立即缓慢降低翻身角度，置患者于舒适卧位。

(2)通知医生查看，必要时行X线检查。

三、继发性脊神经损伤

1. 发生原因

(1)操作不当造成翻身时身体扭曲或头部旋转。

(2)人员不足。

2. 临床表现　原有神经压迫症状加重或出现呼吸肌麻痹、感觉运动及大小便功能障碍。

3. 预防措施　患者有颈椎损伤时，翻身必须由三人操作，勿扭曲或者旋转患者的头部，固定头部的操作者沿纵轴向上略加牵引，使头、颈随躯干一起缓慢移动。

4. 处理措施

(1)立即评估患者的意识、生命体征，询问有无手足麻木、感觉运动减退或丧失等不适，并及时通知医生。

(2)配合医生进行检查，根据病情予以吸氧、心电监测，必要时采取急救措施。

(3)做好患者心理护理。

四、管道脱落

1. 发生原因

(1)管道固定不牢固。

(2)操作时牵、拉、拖。

(3)健康教育不到位，护患配合欠佳。

2. 临床表现　管道脱出至体外。

3. 预防措施

(1)妥善固定各管道，保证各管道有足够的长度。

(2)做好健康宣教，严防患者突然自行翻转。

(3)翻身时宜缓慢，将后路引流管置于患者背侧，前路引流管及导尿管置于患者腹侧。

4. 处理措施

(1)普通引流管脱落后，护士应立即检查管道断端的完整性，通知医生换药，必要时协助医生做好重新置管的准备。

（2）胸腔闭式引流管脱落后，立即用凡士林纱布捂住引流口，用胶布牢固封闭，复查胸部 X 线，如果结果报告正常，4~5 日后取出凡士林纱布即可。

（3）如果胸腔积血、积气等无好转甚至加重，即没有达到拔除引流管的指征，则先用凡士林纱布封堵引流口，再重新选择原引流口邻近的肋间隙行胸腔闭式引流术。

（4）观察伤口渗血、渗液情况及患者的生命体征。

（5）记录管道脱落的时间、原因及处理经过，做好交接班。

五、植骨块脱落

1. 发生原因

（1）术后颈部未良好固定。

（2）翻身时躯体未保持在同一水平。

2. 临床表现

（1）颈椎植骨块向前脱落可压迫食管、气管，患者表现为吞咽困难或进食有阻挡感、呼吸困难，甚至窒息。

（2）刺激血管引起颈部血肿时，患者颈部有紧实感，且心急气躁、呼吸费力、心率加快、口唇发绀。

（3）向后脱落压迫脊髓或神经，患者表现为原神经压迫症状加重，甚至出现瘫痪。

3. 预防措施

（1）术后颈部制动，可将沙袋置于颈部两侧。

（2）翻身时头颈躯干保持在同一水平，侧卧时枕高应为肩的宽度，头颈位于中立位，不可倾斜过伸或过屈；术前备氧气、吸引装置、呼吸气囊、气管切开包等于床旁。

4. 处理措施

（1）立即通知医生。

（2）密切观察患者的生命体征，尤其是呼吸情况、吞咽情况、肢体的感觉及反射情况。

（3）配合医生，做好再次手术的准备。

（4）安抚患者情绪。

六、压疮

1. 发生原因

（1）未按时翻身。

（2）物理因素刺激皮肤。
（3）重力因素。
（4）未做好评估，采取有效的压疮预防措施。

2. 临床表现　不同时期的压疮，临床表现各异。

（1）淤血红润期　为压疮初期，局部皮肤受压，出现暂时血液循环障碍，表现为红、肿、热、麻木或触痛。此期皮肤表面无破损情况，为可逆性改变。

（2）炎性浸润期　红肿部位继续受压，血液循环得不到改善，静脉回流受阻，受压部位因淤血而呈现紫红色，有皮下硬结和（或）水疱形成。水疱破溃后，可见潮湿红润的创面，患者有疼痛感。

（3）溃疡期　静脉血回流严重受阻，局部淤血导致血栓形成，组织缺血、缺氧。轻者表皮水疱破溃后出现真皮层组织感染，浅层组织坏死，溃疡形成；重者坏死组织发黑，脓性分泌物增多，有臭味，可向深部扩散，甚至深达骨骼，更严重者还可出现脓毒血症。

3. 预防措施

（1）进行压疮的危险性评估，密切观察皮肤变化，对于压疮的高危患者适当缩短翻身间隔时间。

（2）可使用气垫床、骨突处喷涂赛肤润、贴减压贴等预防压疮的发生。

（3）翻身时应避免拖、拉、推等动作，防止皮肤擦伤。

（4）大小便失禁、呕吐及出汗多的患者，应及时擦洗干净，做好皮肤护理，更换衣裤，保持床褥柔软、干燥、平整无褶皱。

4. 处理措施

（1）每1~2小时翻身1次，班班交接。

（2）做好饮食护理，保证每天摄入足量蛋白质（>100g/d），改善局部血液循环以促进创面愈合。

（3）淤血红润期压疮可局部喷涂赛肤润后外贴减压贴。

（4）炎性浸润期压疮可先用络合碘消毒，待干后用减压贴盖住创面，以保护创面，渗液多时及时更换减压贴。

（5）对于溃疡期的压疮，可行冲洗治疗。先用3%过氧化氢（双氧水）涡流式冲洗，再用生理盐水冲洗，以避免残留的过氧化氢对皮肤造成刺激。

（6）配合理疗，如红外线、激光疗法。照射时应防止烫伤。

第二节 患者搬运操作技术并发症预防与处理

一、擦伤

1. 发生原因
(1)健康教育不到位,患者欠配合。
(2)操作不当。
2. 临床表现　可见患者身体擦伤,局部表皮刮擦或破损,出现小出血点、组织液渗出。
3. 预防措施
(1)搬运前告知患者操作目的、方法,取得配合。
(2)搬运患者时动作轻柔,避免拖、拉、推等动作。
4. 处理措施
(1)皮肤擦伤后伤口给予清创处理,预防感染发生。
(2)每天用0.5%聚维酮碘轻涂局部4~6次,涂抹范围超过创面范围2cm左右。
(3)患处不必包扎,注意保持创面干燥、清洁,不要沾水。

二、管道脱出

1. 发生原因
(1)管道固定不牢固。
(2)患者烦躁,搬运过程中牵拉管道。
2. 临床表现　移动过程中,身体各种管道脱出;管道脱出可导致出血、疼痛、引流液自置管处外溢、进入空气等,严重者可危及患者生命。
3. 预防措施
(1)所有管道必须做好标记、固定,严密观察。
(2)做好导管保护,搬运时动作轻柔。
(3)如果患者躁动,应适当加以约束,以防导管脱落。
4. 处理措施
(1)导管脱出后,立即通知医生,协助患者保持合适体位,安慰患者,消除其紧张情绪。
(2)脱管处伤口有出血、渗液或引流液流出时,对伤口予以消毒后用无菌敷料覆盖。
(3)检查脱出的导管是否完整,如有管道断裂在体内,需进一步处理。

(4)协助医生采取必要的紧急措施,必要时立即予以重新置管。继续观察患者生命体征,并做好护理记录。

(5)根据脱落导管的类别采取相应的措施,如胸腔闭式引流管与引流瓶连接处脱落时,立即夹闭引流管并更换引流装置。

(6)引流管从胸腔滑脱,立即用手捏闭伤口处皮肤,协助患者保持半坐卧位,伤口消毒处理后用凡士林纱布封闭,协助医生做进一步处理。

(7)脑室引流管滑脱时,协助患者保持平卧位,避免大幅度活动,不可自行将滑脱的导管送回。脱管处伤口有引流液流出时,立即用无菌纱布覆盖,通知医生做相应处理,取引流管尖端送细菌培养。

(8)如胃管不慎脱出,应及时检查患者有无窒息表现,是否腹胀,如病情需要,遵医嘱重新置管。

(9)T形管脱落时,密切观察患者有无腹痛、腹胀、腹膜刺激征等情况,监测患者体温,告知患者暂禁食、禁水。

(10)导尿管脱落应观察患者有无尿道损伤征象,是否存在尿急、尿痛、尿血等现象。评估患者膀胱充盈度,是否能自行排尿。

(11)气管导管脱落时,立即用止血钳撑开气管切开处,确保呼吸道通畅,给予紧急处理。

(12)PICC脱出时,评估穿刺部位是否有血肿及渗血,用无菌棉签压迫穿刺部位,直至完全止血。消毒穿刺点,用无菌敷贴覆盖,如为体外部分断裂,可修复导管或拔管;如为体内部分断裂,立即报告医生并用止血带扎于上臂,制动患者,协助医生在X线透视下确定导管位置;发生导管接口处脱落,应立即将导管反折,对导管接口处两端彻底消毒后,再进行连接,并做妥善固定。

三、跌倒或坠地

1. 发生原因
(1)平车、轮椅、移动床性能欠佳,运送过程中发生意外。
(2)操作前未做好健康教育,护患配合不佳。
(3)搬运前没有充分评估适合患者的搬运方法。
(4)搬运时操作失误。

2. 临床表现　搬运过程中,患者倒地或从搬运工具上坠落;骨折、肌肉或韧带损伤、脱臼、意识障碍、擦伤、出血、疼痛。

3. 预防措施
(1)移动床、平车、轮椅等使用前确保性能良好,患者上下平车、轮椅前先将闸制动。

（2）告知患者操作目的、方法，指导患者配合方法。

（3）搬运前正确评估患者意识状态、体重、病情与躯体运动能力以及合作程度。

（4）选择合适的搬运法，如两人法、三人法等；多人搬运时，动作协调统一。

（5）搬运患者时尽量让患者靠近搬运者，动作轻稳。

（6）运送途中系好安全带，评估选择运送的路线，避免坑洼不平路面。

（7）使用轮椅上下坡时，嘱患者手扶轮椅扶手，尽量靠后，勿向前倾或自行下车，以免跌倒。下坡时减慢速度，过门槛时翘起前轮，使患者的头、背后倾，以防发生意外。

（8）推车行进时，不可碰撞墙及门框，避免振动患者。

4. 处理措施

（1）立即报告医生，协助评估患者；疑有骨折或肌肉、韧带损伤或脱臼的患者，采取相应的搬运方法，保护伤肢不因搬动再受伤害。

（2）协助医生完成相关检查，密切观察病情，做好记录；患者头部跌伤，出现意识障碍等严重情况时，迅速给予建立静脉通道、心电监护、氧气吸入等，并遵医嘱采取相应的急救措施，严密监测生命体征、意识状态的变化；皮肤擦伤者按前述擦伤方法处理，皮下血肿可行局部冷敷。

（3）如出现皮肤破损，出血较多时先压迫止血，再由医生酌情进行伤口清创缝合，遵医嘱注射破伤风抗毒素等。

（4）根据疼痛的部位协助患者采取舒适的体位，遵医嘱给予治疗或药物并观察效果和副作用。

（5）做好患者及家属的安抚工作，消除其恐惧、紧张心理。

第三节　患者保护性约束并发症预防与处理

一、患者及家属焦虑、紧张、恐惧

1. 发生原因

（1）健康教育不到位。

（2）约束患者，患者和家属认为患者病情加重而恐惧、焦虑，拒绝配合。

2. 临床表现

（1）患者极不配合、吵闹反抗、挣扎、抗拒约束。

（2）家属表示不理解，责备工作人员，甚至自行松解约束。

3. 预防措施

（1）约束前向患者和家属做好知情同意及解释工作，告知患者及家属约束的目的是为了保护患者，取得患者及家属的配合。

（2）严格执行约束的相关制度，严禁采用约束法惩罚患者。

（3）对于不合作及有危险行为的精神病患者要先予以警示，无效者再予以约束。

（4）实施约束时应态度和蔼。

4. 处理措施

（1）评估患者及家属的心理状态与合作程度，及时予以解释，尽量争取患者及家属的理解与配合。

（2）患者约束后要及时做好患者及家属的安抚工作，评估患者病情，及时松解约束。

（3）必要时由医生协助进行解释工作或遵医嘱使用药物稳定患者情绪。

二、肢体血液回流障碍

1. 发生原因

（1）约束带过紧，影响静脉回流。

（2）长时间约束，未及时松解约束带，导致局部组织长期受压。

（3）约束方法错误，患者躁动后越束越紧，影响局部血液循环。

2. 临床表现　约束部位出现皮肤青紫、肿胀、感觉麻木、疼痛，严重者发生坏死等。

3. 预防措施

（1）约束时用多层软棉布衬垫。

（2）约束后多巡视患者约束的松紧情况，避免因患者过度挣扎而致约束过紧。

（3）评估患者病情，及时松解约束，尽量避免长时间约束患者。

（4）需长时间约束者，定期松解、活动肢体。

4. 处理措施

（1）立即松解约束，活动肢体，以促进血液回流。

（2）用50%硫酸镁溶液湿热敷肿胀部位。

（3）局部按摩、理疗等。

（4）发生局部组织坏死者请外科医生协助处理。

（5）密切观察，记录病变部位皮肤情况。

（6）不断评价治疗与护理的效果，为进一步处置提供依据。

三、皮肤擦伤

1. 发生原因

（1）未放保护垫或保护垫移位，局部皮肤受到摩擦，出现破损。

（2）保护垫太薄，起不到保护作用。

（3）保护垫粗糙，刮伤皮肤。

（4）约束带捆绑过紧，导致皮肤磨损。

（5）在水肿或病变皮肤处使用约束带，致皮肤破损。

2. 临床表现　约束部位（尤其是手腕、脚踝、腋下等部位）皮肤出现刮擦、发红、破皮。

3. 预防措施

（1）约束前尽量做好患者的解释工作，争取患者的配合，避免其挣扎。

（2）在约束部位垫一定厚度的软棉布。

（3）注意约束的松紧度，尽量减少被约束肢体的活动度。

4. 处理措施

（1）根据患者病情，尽早松解约束；交代患者勿抓、挠。

（2）对于皮肤擦伤部位，用 0.5% 聚维酮碘溶液外涂，保持局部的清洁干燥。

（3）如果发生溃烂、破损，则换药处理。

四、压疮

1. 发生原因

（1）长时间约束，血液循环受阻。

（2）皮肤长时间受压。

（3）床单位不平整、不光滑、潮湿；或约束肢体附近有锐利、坚硬的物体，躁动肢体与其发生碰撞摩擦，导致皮肤问题。

（4）未按时松解约束带，未及时翻身。

（5）在水肿或病变皮肤处未使用多层棉布衬垫。

2. 临床表现　受压部位皮肤压痕、疼痛甚至破溃。

3. 预防措施

（1）约束时用多层软棉布衬垫。

（2）评估患者病情，及时松解约束，尽量避免长时间约束患者。

（3）需长时间约束者，定期松解、活动肢体，变换约束体位与约束方法，并按摩受压部位。

（4）保持皮肤及床单位清洁、干燥。

4. 处理措施

（1）松解约束或更换约束部位与方法。

（2）皮肤未破损的受压部位予以局部按摩，涂抹赛肤润。

（3）皮肤破损者换药处理。

五、关节脱位或骨折

1. 发生原因

（1）约束肢体过度伸张，患者躁动时引发骨折。

（2）约束方法不正确。

2. 临床表现　受伤关节或肢体疼痛、肿胀，活动受限。

3. 预防措施

（1）评估患者的合作程度，对情绪特别激动、反抗强烈者可暂缓执行约束，并邀请患者信赖的人给患者解释，尽量稳定患者情绪，争取患者的配合。

（2）掌握正确的约束方法，避免用力过猛。

（3）及时评估约束部位的关节及肢体活动。

4. 处理措施

（1）一旦发现异常，应充分评估约束部位的关节及肢体活动情况，立即报告医生。

（2）交代患者及家属受伤部位制动。

（3）配合医生完成相关检查，请相关科室会诊处理。

六、疼痛

1. 发生原因

（1）长时间约束患者，血液循环受阻。

（2）约束带过紧。

（3）患者烦躁不配合。

2. 临床表现　患者自觉约束部位或制动肢体疼痛，甚至感觉全身疼痛，松解后活动不自如。

3. 预防措施

（1）做好解释与安抚工作，使患者从心理上接受约束这一保护性的干预措施。

（2）避免长时间约束患者。

（3）避免约束过紧。

4. 处理措施

（1）评估疼痛处是否存在关节脱位或骨折等严重并发症。

（2）如有关节脱位或骨折，则暂停活动。
（3）松解约束后，在工作人员保护下逐步活动肢体，以免产生剧烈疼痛。

七、牵拉性臂丛神经受损

1. 发生原因

（1）未定时松解约束肢体，并活动肢体。

（2）未正确约束患者。

（3）患者挣扎，不配合。

2. 临床表现

（1）肌皮神经受损，肱二头肌萎缩，肘关节屈曲受限。

（2）肘正中神经损伤，前臂不能旋前，屈腕力减弱，拇指、示指及中指不能屈，拇指不能做对掌运动。

（3）拇指、示指、中指远节感觉障碍最明显；鱼际肌萎缩，手掌变平坦，形成"猿手"。

（4）尺神经受损，屈腕力弱，环指和小指的远节不能屈。

（5）小鱼际肌萎缩变平坦，拇指不能内收，骨间肌萎缩，掌骨间出现深沟，各指不能相互靠拢。

（6）各掌指关节过伸，环指、小指的指间关节弯曲，形成"爪形手"。

（7）手掌、手背内侧缘感觉丧失。

（8）桡神经损伤，前臂伸肌瘫痪，不能伸腕、伸指，抬前臂时呈"垂腕征"。

（9）感觉障碍以第一、第二掌骨间隙背面的"虎口区"皮肤最为明显。

（10）腋神经损伤，三角肌瘫痪，肩关节外展幅度变小或不能外展，三角肌区皮肤感觉障碍，如果三角肌萎缩，肩部失去圆隆外观，肩峰突出，形成"方肩"畸形。

（11）胸长神经受损，前锯肌瘫痪，表现为"翼状肩"，上肢上举困难，不能做梳头动作。

（12）胸背神经受损，不能做背手动作。

3. 预防措施

（1）约束前向患者解释，尽量取得患者配合，避免其用力挣扎、牵拉。

（2）掌握正确的约束方法，避免用力过猛，肢体约束于功能位。

（3）评估患者病情，及时松解约束，尽量避免长时间约束患者。

（4）需长时间约束者，定期松解、活动肢体。

4. 处理措施

（1）理疗，如电刺激疗法、红外线、磁疗等。

（2）功能锻炼，配合针灸、按摩、推拿等。
（3）应用神经营养药物，如维生素 B_1、维生素 B_6、复合维生素 B 等。
（4）及时观察患者病情变化，记录功能恢复情况。
（5）不断评价治疗与护理的效果，为进一步处置提供依据。

第四节　口腔护理操作并发症预防与处理

一、窒息

窒息是指异物滞留在食管、气管或支气管，阻塞呼吸道而引起呼吸困难或发绀等一系列的临床表现。

1. 发生原因

（1）医护人员为昏迷患者或使用了某些抗精神病药物致吞咽功能障碍的患者行口腔护理时，由于粗心大意，棉球遗留在口腔，导致窒息。

（2）有活动性义齿的患者，操作前未取出义齿，操作时义齿脱落，严重者造成窒息。

（3）为兴奋、躁动、行为紊乱患者进行口腔护理时，因患者不配合操作，造成擦洗的棉球松脱，掉入气管或支气管，造成窒息。

2. 临床表现　窒息患者起病急，轻者呼吸困难、面色发绀，重者出现面色苍白、四肢厥冷、大小便失禁、鼻出血、抽搐、昏迷，甚至呼吸停止。

3. 预防措施

（1）操作前清点棉球的数量，每次擦洗时只能夹一个棉球，以免遗漏在口腔；操作结束后，再次核对棉球的数量，认真检查口腔内有无遗留物。

（2）认真评估，检查有无活动性义齿；昏迷患者，操作前仔细检查牙齿有无松动、脱落等。操作前取下活动性义齿，存放于有标记的冷水杯中。

（3）对于兴奋、躁动、行为紊乱的患者尽量在其较安静的情况下进行口腔护理，操作时，最好取坐位；昏迷、吞咽功能障碍的患者，应采取侧卧位，护理时棉球不宜过湿以防误吸。

（4）夹取棉球最好使用弯止血钳，不易松动脱落。

4. 处理措施

（1）患者出现窒息，应迅速有效清除吸入的异物，及时解除呼吸道梗阻。采用一抠、二转、三压、四吸的方法。"一抠"即用中指、示指从患者口腔中抠出或用血管钳取出异物，这是最迅速有效的办法。"二转"即将患者倒转180°，头面部向下，用手拍击背部，利用重力作用使异物滑落。"三压"是让患者仰卧，用拳向上推压其腹部；或让患者站立或坐位，从身后将其拦腰抱住,一手握拳顶住其上腹部,另一手握住此拳,以快速向上的冲力反复冲压腹部,利用空气压力将异物冲出喉部,如果让腹部对准椅背或桌角用力冲压,效果更佳,但应注意避免腹腔内脏器,尤其是肝脏的挤压伤。"四吸"即利用吸引器负压吸出阻塞的痰液或液体物质。

(2)如果异物已进入气管,患者出现呛咳或呼吸受阻,先用粗针头在环状软骨下 1~2cm 处刺入气管,以争取时间行气管插管,在纤维支气管镜下取出异物,必要时行气管切开术解除呼吸困难。

二、吸入性肺炎

1. 发生原因　多发生于意识障碍的患者,口腔护理清洗液和口腔内分泌物容易误入气管,成为肺炎的主要原因。

2. 临床表现　主要临床表现有发热、咳嗽、咳痰、气促、胸痛等,叩诊呈浊音,听诊肺部有湿啰音,胸部 X 线片可见斑片状阴影。

3. 预防措施

(1)为昏迷患者进行口腔护理时,患者取去枕平卧位,将头偏向一侧,防止漱口液流入呼吸道。

(2)用于口腔护理的棉球要拧干,不应过湿。

(3)昏迷患者不可漱口,以免引起误吸。

4. 处理措施

(1)根据病情选择合适的抗生素积极抗感染治疗。

(2)结合相应的临床表现采取对症处理措施。如高热可用物理降温或用小量退热剂;呼吸困难、发绀可给予氧气吸入;咳嗽、咳痰可用镇咳祛痰剂。

三、口腔黏膜损伤

1. 发生原因

(1)擦洗口腔过程中,护理人员操作动作粗暴,止血钳碰伤口腔黏膜及牙龈,尤其是患肿瘤进行放、化疗的患者,更易引起口腔黏膜损伤。

(2)为牙关紧闭的昏迷患者进行口腔护理时,使用开口器协助张口方法欠正确或力量不当,造成口腔黏膜损伤。

(3)漱口液温度过高,造成口腔黏膜烫伤。

2. 临床表现　口腔黏膜充血、水肿、炎症、溃疡形成,严重者出血、脱皮、坏死组织脱落。患者自感口腔疼痛。

3. 预防措施

(1)为患者进行口腔护理时,动作要轻柔,尤其是放、化疗患者,不要使血管钳或棉签的尖部直接与患者的口腔黏膜接触。

(2)医护人员正确使用开口器,应从臼齿处放入,并套以橡皮套,牙关紧闭者不可使用暴力使其张口。

(3)选择温度适宜的漱口液,使用过程中,加强对口腔黏膜的观察。

4. 处理措施

(1)发生口腔黏膜损伤者,应用复方硼砂溶液、呋喃西林液或 0.1%~0.2%双氧水(过氧化氢)含漱。

(2)如有口腔溃疡疼痛时,溃疡面用西瓜霜喷敷,必要时用2%利多卡因喷雾止痛或将洗必泰(氯己定)漱口液用注射器直接喷于溃疡面,每日3~4次,预防感染。

四、口腔及牙龈出血

1. 发生原因

(1)患有牙龈炎、牙周病的患者,龈沟内皮组织充血,炎性反应使肉芽组织形成。口腔护理对患处的刺激极易引起血管破裂出血。

(2)操作时动作粗暴,易造成口腔及牙龈出血,尤其是凝血机制障碍的患者。

(3)为昏迷患者进行口腔护理时,开口器应用不当,造成口腔及牙龈损伤、出血。

2. 临床表现 在口腔护理操作过程中,可见唾液中带血丝或以牙龈持续性出血为主要症状,一般在停止刺激后出血自行停止,轻微刺激引起牙龈大量出血不止常见于凝血功能障碍患者。

3. 预防措施

(1)进行口腔护理时,动作要轻柔、细致,特别是对凝血功能差、有出血倾向的患者,擦洗过程中,要防止碰伤黏膜及牙龈。

(2)正确使用开口器,应从患者臼齿处放入,牙关紧闭者不可使用暴力强行使其张口,以免造成损伤,引起出血。

4. 处理措施

(1)少量、轻度出血给予冷盐水漱口。

(2)若出现口腔及牙龈出血者,首先采用局部止血如明胶海绵、牙周袋内碘酚烧灼或加明胶海绵填塞,然后敷盖牙周塞治疗剂。

(3)严重、持久出血者给予止血剂静脉或肌内注射,同时针对原发疾病进行治疗。

五、口腔感染

1. 发生原因

（1）上述引起口腔黏膜损伤、口腔及牙龈出血的原因，如患者机体抵抗力下降、营养代谢障碍、年老体弱等，均可继发口腔感染。

（2）口腔护理清洗不彻底，尤其是颊黏膜皱襞处不易清除干净，成为细菌生长繁殖的场所。

（3）口腔护理用物污染、治疗操作中无菌技术执行不严格等，也易造成口腔感染。

2. 临床表现

（1）轻度感染 溃疡发生在舌前1/2处，独立溃疡少于3个，溃疡面直径<0.3cm，无渗出物，边缘整齐，有疼痛感，可进低温饮食。

（2）中度感染 舌体有多处溃疡，大小不等，溃疡面直径<0.5cm，可融合成片，并见炎性渗出物，边缘不规则，有浸润现象，疼痛剧烈，常伴颌下淋巴结肿大，进食受限。

（3）重度感染 溃疡面直径>0.5cm，弥漫全舌、上腭、咽弓、牙龈，颊部充血肿胀、糜烂，张口流涎，疼痛剧烈并有烧灼感，舌肌运动障碍，进食严重受限。

3. 预防措施

（1）去除引起口腔黏膜损伤、口腔及牙龈出血的原因。

（2）严格执行无菌操作原则及有关预防交叉感染的规定。

（3）认真、仔细擦洗，不使污物或残渣留于齿缝内，以患者口腔清洁为准。可使用0.5%聚维酮碘、西帕依固龈液或双氧水（过氧化氢），增强杀菌效果。

（4）操作前后注意观察口唇、口腔黏膜、舌、牙龈等处有无充血、水肿、出血、糜烂，及时采取治疗护理措施。

（5）易感患者进行特别监护，如病情需要禁食或长期卧床、鼻饲时，口腔清洗不彻底均易发生口腔感染；另外，老年人牙齿松动、牙龈外露，食物残渣在口内发酵易致牙周炎，口腔护理易碰伤致口腔感染。因此，要嘱患者保持口腔清洁，清醒患者尽量早晚刷牙、经常漱口，昏迷或生活不能自理者，由护士用生理盐水或漱口液进行口腔护理。

（6）加强营养，鼓励患者多进食，增强机体抵抗力。

4. 处理措施

（1）表浅溃疡时可予西瓜霜喷剂，溃疡较深较广者除加强护理外，应根据感染类型给予相应药液和生理盐水冲洗、漱口，以加快溃疡面的修复。口腔真菌感染可选用碳酸氢钠漱口液,铜绿假单胞菌感染选用0.1%醋酸溶液,厌氧菌感染用0.08%甲硝唑溶液,普通细菌感染用0.02%呋喃西林溶液等。

(2)疼痛剧烈、进食困难者可在漱口液内或局部用药中加普鲁卡因,以减轻疼痛。

六、恶心、呕吐

1. 发生原因　如操作时棉签、镊子等物品刺激咽喉部,易引起恶心、呕吐。

2. 临床表现　恶心为上腹不适、紧迫欲吐的感觉,并伴有迷走神经兴奋的症状,如皮肤苍白、流涎、出汗、血压降低及心动过缓等;呕吐则是胃及部分小肠的内容物,通过食管逆流经口腔而排出体外的现象。

3. 预防措施　擦洗时动作要轻柔,擦舌部和软腭时不要触及咽喉部,以免引起恶心。

4. 处理措施

(1)暂停操作,嘱患者放松。

(2)止吐药物的应用。①吗丁啉(多潘立酮):口服,每次10mg,每日3~4次,饭前半小时服。②胃复安(甲氧氯普胺):口服,每次5mg,每日3次;针剂,每次10mg,肌内注射。

第五节　血糖监测技术操作并发症预防与处理

一、疼痛

1. 发生原因　患者紧张,未做好准备;于指尖或指腹采血;采血针头刺入过深。

2. 临床表现　采血部位疼痛,呈刺痛。

3. 预防措施

(1)采血前告知患者并进行心理护理,消除其紧张心理,取得患者配合。

(2)采血在皮肤消毒剂干燥后进行。

(3)将采血针紧靠手指侧面采血,切勿在指尖或指腹采血。

(4)调节好采血针头刺入的深度。

4. 处理措施

(1)评估疼痛,合理运用缓解疼痛或解除疼痛的方法。

(2)适当应用心理护理的方法,如分散注意力。

二、感染

1. 发生原因　患者免疫力低下、采血部位污染、无菌操作不严格等。
2. 临床表现　采血部位红、肿、热、痛，局部压痛明显。
3. 预防措施

（1）采血测定人员必须接受专业培训。
（2）采血前有效洗手，有效进行皮肤消毒。
（3）针头一人一用一废弃。
（4）采血部位避免太靠近指甲，以免增加感染的危险。
（5）提高患者免疫力。

4. 处理措施

（1）针刺局部感染，可外涂 0.5% 聚维酮碘溶液。
（2）必要时局部采用物理疗法，促进感染部位愈合。
（3）感染严重者，控制感染，必要时遵医嘱使用抗菌药物。

三、出血

1. 发生原因　患者凝血功能差、针刺后用力挤压。
2. 临床表现　采血后少量血自针刺部位流出。
3. 预防措施

（1）选择采血部位并合理轮换采血部位。
（2）采血完毕后，局部按压 1~2 分钟。
（3）凝血功能障碍者，适当延长按压时间。

4. 处理措施

（1）评估手指皮肤情况，选择合适部位。
（2）评估患者的凝血功能，功能障碍者延长按压时间。
（3）采用合理的采血方法，避免用力挤血和按摩。

第六节　热疗技术并发症预防与处理

一、烫伤

烫伤是热敷最常见的并发症。

1. 发生原因

（1）可因局部温度过高引起局部烫伤。在实际工作中，医护人员没有准确测量水的温度，只凭手的感觉，易使温度失控。

(2)热敷器具与皮肤直接接触,或用太薄的布包裹热敷器具与皮肤相隔,特别是使用玻璃瓶盛装热水,其导热效果强,更易发生烫伤。

(3)末梢循环不良者、老人、小孩、知觉迟钝者、麻醉未清醒者和昏迷患者感知反应差。由于患者肢体移动后不经意直接接触热敷器具,易导致局部烫伤。

2. 临床表现　局部皮肤发红,出现大小不等的水疱。

3. 预防措施

(1)治疗中应向患者解释目的、意义、注意事项,保证热疗安全。

(2)保持科学严谨的工作作风,热水灌入前准确测量水的温度,不能凭感觉;根据患者的体质状态、局部组织对热的耐受力不同,选择适宜的水温,一般在60℃~70℃,知觉迟钝及昏迷患者不超过50℃。

(3)应用热水袋时,隔一层毛毯或外包一层厚毛巾,避免热水袋直接接触皮肤。

4. 处理措施

(1)医护人员要加强责任心,严格执行交接班制度,热疗过程中严密观察皮肤及生命体征变化,定时检查皮肤,如有皮肤发红,及时予以处理,避免烫伤的发生。

(2)皮肤发红者,立即停止热敷,并在局部涂凡士林以保护皮肤,可给予冷敷,有水疱者按浅Ⅱ度烧伤治疗。

二、其他并发症

其他并发症包括由于对热敷的适应证掌握不当出现的一些并发症,如肌内注射青霉素后,因注射局部发生硬结,为促进药物吸收,进行局部热敷或理疗导致局部过敏反应;化疗药物外漏后误用热敷致使发生皮肤大面积坏死等等。

1. 发生原因　肌内注射青霉素后局部热敷或理疗导致过敏反应的发生,其过敏原可能是青霉素加热后的分解产物。青霉素的分解产物有青霉烯酸、青霉胺和青霉酸等。这些分解产物并无抗菌作用,但却有一定程度的抗原性。而且青霉素的分解速度随温度的增高而加快。研究证明,温度每增高10℃,青霉素的分解速度增加2~3倍,所以局部热敷加速了青霉素的分解,产生局部过敏反应。化疗药物外漏后热敷致皮肤大面积坏死的原因是热刺激降低了痛觉神经的兴奋性,减轻了局部疼痛,但它使局部血管扩张,可增加局部血流和使血管通透性增加,加重药液外渗,还可使细胞内的溶酶活性增高,加重局部组织损伤,致使发生大面积坏死。

2. 临床表现　热敷所致青霉素局部过敏反应表现为局部发红,外观酷似急性炎症表现，但不痛、不肿，仅感发痒，无感染化脓发生。停止热敷后 3～5 天，上述症状逐渐消退。化疗药物外漏后热敷可表现为局部皮肤剧痛、发热、肿胀、变色，继之出现色素沉着、皮肤感觉麻木迟钝，严重者局部皮肤发黑、坏死、溃烂。

3. 预防措施　根据热敷的适应证正确选择热敷。

4. 处理措施

（1）热敷所致青霉素局部过敏反应一般较轻，停止热敷即可逐渐自行消退。如病情需要使用青霉素，应更换部位进行注射。

（2）药液一旦渗漏于皮下，应立即停止输注。局部冷敷，使局部血管收缩，减少外渗药物的吸收，并灭活外渗液。局部肿胀疼痛明显者，可行 1% 普鲁卡因封闭或 50% 硫酸镁湿敷。若已形成坏死，可按外科常规进行清创、换药、理疗等，待新鲜肉芽组织形成后尽快植皮以保护肢体功能。

第七节　冷疗技术并发症预防与处理

一、局部冻伤

1. 发生原因

（1）末梢循环不良，低温下维持血供的小动脉容易发生痉挛，造成局部组织缺血、坏死。

（2）冰袋温度低，持续冰敷用冷时间过长，使局部营养、生理功能及细胞代谢均发生障碍，严重者会发生组织坏死，多见于老年和幼儿等感觉迟钝患者及昏迷患者。

2. 临床表现　局部冻伤可表现为局部皮肤颜色变青紫，感觉麻木，局部僵硬、变黑，甚至组织坏死。

3. 预防措施

（1）冷敷时间不能过长，一般为 15～30 分钟，每 3～4 小时冷敷 1 次。

（2）对进行冷敷的患者要经常巡视，观察冷敷局部皮肤情况，如肤色变青紫、感觉麻木，表示静脉血淤积，立即停止冷敷，及时处理，以防组织坏死。

（3）刺激、过敏或末梢血管功能有异常（如雷诺病）时，应禁止使用冷敷。

（4）冷敷部位一般选择在头、颈、腋窝、腹股沟、胸（避开心前区）、四肢，一般不选择腹部、足底、枕后、耳郭、阴囊等处。

4. 处理措施

（1）一旦发现局部冻伤，立即停止冷敷。

（2）轻者予保暖可逐渐恢复，重者按医嘱对症治疗。

二、全身反应

1. 发生原因　冷敷温度过低，持续时间过长，多见于年老体弱患者及婴幼儿。
2. 临床表现　寒战、面色苍白、体温降低。
3. 预防措施

（1）定时观察并询问冷敷患者，如有不适及时处理。

（2）对感染性休克、末梢循环不良患者，禁止使用冷敷，尤其对老幼患者应慎用。

4. 处理措施　一旦出现全身反应，立即停止冷敷，给予保暖等处理。

三、局部压疮

1. 发生原因　翻身时不慎将冰块、冰袋压在身体下，而冰块、冰袋硬度高、有棱角，与体表面积接触小，受压时间过长可引起局部压疮。
2. 临床表现　局部压疮，疼痛不适。
3. 预防措施

（1）注意避免将冰块、冰袋压在身体下，可将冰袋吊起，使其底部接触所敷部位，以减轻压力。

（2）缩短冰敷时间，经常更换冰敷部位。

4. 处理措施

（1）发现局部压疮，立即移除冰袋。

（2）评估压疮级别，按压疮护理常规处理。

（3）一旦发现有压疮，改用化学冰袋或盐水冰袋。

四、化学制冷袋药液外渗损伤皮肤

1. 发生原因　化学制冷袋药液外渗。
2. 临床表现　皮肤潮红或水疱形成。
3. 预防措施

（1）使用前确保制冷袋完好无渗漏。

（2）使用过程中注意观察，如嗅到氨味则立即更换。

4. 处理措施

（1）皮肤潮红处用食醋外敷。

（2）出现水疱者在水疱基底部用70%酒精消毒后，无菌注射器抽空水疱渗出液，加盖无菌纱块或按外科换药处理。

第八节　鼻胃管鼻饲法操作并发症预防与处理

一、腹泻

1. 发生原因

(1)鼻饲液过多引起消化不良性腹泻。

(2)鼻饲液内含脂肪过多引起脂性腹泻。

(3)灌注的速度太快,营养液浓度过大,温度过高或过低,刺激肠蠕动增强。

(4)鼻饲液配制过程中未严格遵循无菌原则,食物被细菌污染,导致肠道感染。

(5)对牛奶、豆浆不耐受者,使用部分营养液如"能全力"易引起腹泻。

2. 临床表现　患者大便次数增多,部分排水样便,伴或不伴有腹痛,肠鸣音亢进。

3. 预防措施

(1)鼻饲液配制过程中应防止污染,每日配制当日量,于4℃冰箱内保存,食物及容器应每日煮沸灭菌后使用。

(2)鼻饲液温度以37℃~42℃最为适宜。室温较低时,有条件者可使用加温器或把输注皮管压在热水袋下以保持适宜的温度。

(3)注意浓度、容量与滴速。浓度由低到高,容量由少到多,滴速一开始40~80ml/h,3~5日后增加到100~125ml/h,直到患者能耐受的营养需要量。

(4)认真询问饮食史,对饮用牛奶、豆浆等易致腹泻、原来胃肠功能差或从未饮过牛奶的患者要慎用含牛奶、豆浆的鼻饲液。

4. 处理措施

(1)菌群失调患者,可口服乳酸菌制剂;有肠道真菌感染者,给予抗真菌药物。严重腹泻无法控制时可暂停喂食。

(2)腹泻频繁者,要保持肛周皮肤清洁、干燥,可用温水轻拭后涂氧化锌或鞣酸软膏,防止皮肤溃烂。

二、胃食管反流、误吸

胃食管反流是胃内食物经贲门、食管、口腔流出的现象,为最危险的并发症,不仅影响营养供给,还可致吸入性肺炎,甚至窒息。

1. 发生原因

(1) 体弱、年老或有意识障碍的患者反应差，贲门括约肌松弛而造成反流。

(2) 患者胃肠功能减弱，鼻饲速度过快，胃内容物潴留过多，腹压增高引起反流。

(3) 吞咽功能障碍使分泌物及食物误吸入气管和肺内，引起呛咳及吸入性肺炎。

2. 临床表现　在鼻饲过程中，患者出现呛咳、气喘、心动过速、呼吸困难、咳出或经气管吸出鼻饲液。吸入性肺炎患者体温升高、咳嗽，肺部可闻及湿啰音和水泡音。胸部拍片有渗出性病灶或肺不张。

3. 预防措施

(1) 选用管径适宜的胃管，保持匀速限速滴注。

(2) 昏迷患者翻身应在管饲前进行，以免胃因受机械性刺激而引起反流。

(3) 对危重患者，管饲前应吸净气道内痰液，以免管饲后吸痰憋气使腹内压增高引起反流。管饲时和管饲后取半卧位，借重力作用可防止反流。

(4) 鼻饲时辅以胃肠动力药（多潘立酮、西沙必利、甲氧氯普胺）可解决胃轻瘫、反流等问题，一般在鼻饲前半小时由鼻饲管内注入。在鼻饲前先回抽，检查胃潴留量。鼻饲过程中保持头高位（30°~40°）或抬高床头20°~30°，能有效防止反流，注意勿使胃管脱出。

4. 处理措施

(1) 发生误吸后，立即停止管饲，取头低足高右侧卧位，彻底清除气道内吸入物，气管切开者可经气管套管内吸引，然后行胃肠减压。

(2) 有肺部感染者及时运用抗生素。

三、便秘

1. 发生原因　长期卧床的患者胃肠蠕动减弱，加上鼻饲食物中含粗纤维较少，致使大便在肠内滞留过久，水分被过多吸收造成大便干结、坚硬和排出不畅。

2. 临床表现　大便次数减少，甚至秘结，患者出现腹胀。

3. 预防措施

(1) 调整营养液配方，增加纤维素丰富的蔬菜和水果的摄入，食物中可适量加入蜂蜜和香油。

(2) 腹部按摩，促进胃肠蠕动，每次持续10分钟，每天做2~3次。

4. 处理措施

(1) 必要时用开塞露20ml，肛管注入；果导0.2g，每日3次，管内注入；

0.2%~0.3%肥皂水低压灌肠。

(2)老年患者因肛门括约肌较松弛,加上大便干结,往往灌肠效果不佳,需人工取便,即用手指由直肠取出嵌顿粪便。

(3)必要时给予药物治疗。

四、鼻、咽、食管黏膜损伤和出血

1. 发生原因

(1)反复插管或因患者烦躁不安自行拔出胃管损伤鼻、咽及食管黏膜。

(2)长期使用胃管对黏膜的刺激引起口、鼻黏膜糜烂及食管炎。

2. 临床表现　咽部不适、疼痛、吞咽障碍,难以忍受,鼻腔流出血性液体,部分患者有感染症状,如发热。

3. 预防措施

(1)对长期使用胃管者,选用硅胶喂养管,质地软,管径小,可减少插管对黏膜的损伤。对需手术的患者,可在麻醉医师镇静后插管。对延髓麻痹昏迷的患者,因舌咽神经麻痹,常发生舌后坠现象,可采用侧位拉舌置管法,即患者取侧卧位,常规插管12~14cm,助手用舌钳将舌体拉出,术者即可顺利插管。

(2)向患者做好解释说明,取得患者的充分合作,置管动作要轻柔。

(3)长期鼻饲者,应用液体石蜡滴鼻,每日2次,防止鼻黏膜干燥糜烂。

(4)用pH试纸测定口腔pH值,选用适当的药物,口腔护理每日2次,胃管更换时间根据所用材质而定。

4. 处理措施

(1)鼻腔黏膜损伤引起的出血量较多时,可用冰盐水和去甲肾上腺素浸湿的纱条填塞止血。

(2)咽部黏膜损伤可雾化吸入地塞米松、庆大霉素等,每日2次,每次20分钟,以减轻黏膜充血、水肿。

(3)食管黏膜损伤出血可给予制酸、保护黏膜药物,如H_2受体阻滞剂雷尼替丁、质子泵抑制剂洛赛克(奥美拉唑)、黏膜保护剂麦滋林等。

五、胃出血

1. 发生原因

(1)鼻饲的重型颅脑损伤患者因脑干、自主神经功能障碍,胃肠血管痉挛,黏膜坏死,发生神经源性溃疡致消化道出血。

(2)注入食物前抽吸过于用力,使胃黏膜局部充血,微血管破裂所致。

(3)患者躁动不安,体位不断变化,胃管的反复刺激引起胃黏膜损伤。

2. 临床表现　轻者胃管内可抽出少量鲜血，出血量较多时呈陈旧性咖啡色血液，严重者血压下降，脉搏细速，出现休克。

3. 预防措施

(1)重型颅脑损伤患者可预防性使用制酸药物，鼻饲时间间隔不宜过长。

(2)注入食物前抽吸力量适当。

(3)牢固固定鼻胃管，躁动不安的患者可遵医嘱适当使用镇静剂。

4. 处理措施

(1)胃出血时可用冰盐水洗胃，凝血酶 200U 胃管内注入，每日 3 次。

(2)暂停鼻饲，做胃液潜血试验，按医嘱用药。

(3)患者出血停止 48 小时后，无腹胀、肠麻痹，能闻及肠鸣音，胃空腹潴留液小于 100ml 时，方可慎重开始鼻饲，逐步增量。

六、胃潴留

1. 发生原因　一次喂饲的量过多或间隔时间过短，而患者因胃肠黏膜出现缺血缺氧，影响胃肠道正常消化，胃肠蠕动减慢，胃排空障碍，营养液潴留于胃内(重型颅脑损伤患者多发)。

2. 临床表现　腹胀，鼻饲液输注前抽吸胃液可见胃潴留量 >150ml，严重者可引起胃食管反流。

3. 预防措施

(1)每次鼻饲的量不超过 200ml，间隔时间不少于 2 小时。

(2)每次鼻饲完后，可协助患者取高枕卧位或半坐卧位，以防止潴留胃内的食物反流入食管。

(3)在患者病情许可的情况下，鼓励其多在床上及床边活动，促进胃肠功能恢复，并可依靠重力作用使鼻饲液顺肠腔运行，预防和减轻胃潴留。

4. 处理措施　增加翻身次数，有胃潴留的重病患者，予胃复安(甲氧氯普胺)，加速胃排空。胃潴留 >150ml 应暂停鼻饲 2~8 小时。

七、呼吸、心搏骤停

1. 发生原因

(1)患者既往有心脏病、高血压等病史，合并有慢性支气管炎的老年患者，当胃管进入咽部即产生剧烈的咳嗽反射，重者可致呼吸困难，进而诱发严重的心律失常。

(2)插管时恶心、呕吐较剧，引起腹内压骤升，内脏血管收缩，回心血量骤增，导致心脏负荷过重所致。

(3)患者有昏迷等脑损伤症状，脑组织缺血缺氧，功能发生障碍。胃管刺激咽部，使迷走神经兴奋，反射性引起患者屏气和呼吸道痉挛，致通气功能障碍；同时患者出现呛咳、躁动等，使机体耗氧增加，进一步加重脑缺氧。

(4)处于高度应激状态的患者对插胃管这一刺激反应增强，机体不能承受，导致功能进一步衰竭，使病情恶化。

2. 临床表现　插管困难，患者突发恶心、呕吐、抽搐、双目上视、意识丧失、面色青紫、血氧饱和度下降，继之大动脉(颈动脉、股动脉)搏动消失，呼吸停止。

3. 预防措施

(1)对有心脏病病史患者插胃管须谨慎小心。

(2)操作要轻稳、快捷、熟练，尽量一次成功，避免反复刺激。

(3)在患者生命垂危、生命体征极不稳定时，应避免插胃管，防止意外发生。如因病情需要必须进行，要持谨慎态度，操作前备好抢救用物，在医生指导下进行。插管前可将胃管浸泡在70℃以上的开水中20秒，使胃管温度保持在35℃~37℃，减少胃管的化学刺激和冷刺激。

4. 处理措施

(1)操作中严密监测生命体征，如发现异常，立即停止操作，并采取相应的抢救措施。

(2)对合并有慢性支气管炎的老年患者，插管前10分钟可选用适当的镇静剂或阿托品肌内注射，床旁备好氧气，必要时给予氧气吸入。

八、血糖紊乱

1. 发生原因

(1)患者自身疾病的影响，如重型颅脑损伤患者，机体处于应激状态，肾上腺素水平增高，代谢增加，血糖升高；再者，大量鼻饲高糖溶液也可引起血糖增高。

(2)低血糖症多发生于长期鼻饲饮食忽然停止者，因患者已适应吸收大量高浓度糖，忽然停止给糖，但未以其他形式加以补充。

2. 临床表现　高血糖症表现为餐后血糖高于正常值。低血糖症可出现出汗、头晕、恶心、呕吐、心动过速等。

3. 预防措施

(1)鼻饲配方尽量不加糖或由营养师配制。

(2)为避免低血糖症的发生，应缓慢停用要素饮食，同时补充其他糖。

4. 处理措施

(1)一旦发生低血糖症，立即静脉注射高渗葡萄糖。

(2)对高血糖症患者可补给胰岛素或改用低糖饮食，也可注入降糖药，同时加强血糖监测。

九、水、电解质紊乱

1. 发生原因

(1) 患者由饥饿状态转为高糖状态或由于渗透性腹泻引起低渗性脱水。

(2) 尿液排出多，盐摄入不足，鼻饲液的营养不均衡。

2. 临床表现

(1) 低渗性脱水患者早期出现周围循环衰竭，特点是体位性低血压，后期尿量减少，尿比重低，血清钠<135mmol/L，脱水征明显。

(2) 低血钾患者可出现神经系统症状，表现为中枢神经系统抑制和神经-肌肉兴奋性降低症状，早期烦躁，严重者神志淡漠、嗜睡、软弱无力、腱反射减弱或消失和软瘫等。循环系统可出现窦性心动过速、心悸、心律不齐、血压下降。血清电解质检查钾<3.5mmol/L。

3. 预防与处理

(1) 严格记录出入量，以调整营养液的配方。

(2) 监测血清电解质的变化及尿素氮的水平。

(3) 尿量多的患者除给予含钾高的鼻饲液外，必要时给予静脉补钾，防止低血钾。

十、食管狭窄

1. 发生原因

(1) 鼻饲时间过长，反复插管及胃管固定不当或因咳嗽等活动的刺激造成食管黏膜损伤，发生炎症、萎缩所致。

(2) 胃食管反流导致反流性食管炎，严重时发生食管狭窄。

2. 临床表现　拔管后饮水出现呛咳、吞咽困难。

3. 预防措施

(1) 尽量缩短鼻饲的时间，尽早恢复正常饮食。

(2) 插管时动作要轻、快、准，避免反复插管。插管后牢固固定，咳嗽或剧烈呕吐时先将胃管固定以减少胃管上下活动而损伤食管黏膜。

(3) 拔管前让患者带管训练喝奶、喝水，直到吞咽功能完全恢复即可拔管。

4. 处理措施　食管狭窄者行食管球囊扩张术，术后饮食从流质、半流质逐渐过渡。

第九节　留置胃管鼻饲法操作并发症预防与处理

一、败血症

据文献报道，个别留置胃管的患者可出现败血症。

1. 发生原因

（1）患者有某些基础病，如糖尿病酮症酸中毒并发急性胃炎，抵抗力低下，留置胃管对胃黏膜的刺激，加剧了胃黏膜充血、水肿、出血等炎症反应。而致病菌如克雷伯菌主要寄生在人的胃肠道，其荚膜具有特异性抗原，在体内不易被吞噬细胞吞噬，细胞繁殖力强，致病力强。病原菌及其产物进入血流造成医源性感染。

（2）某些药物，如甲氰咪胍（西咪替丁）、雷尼替丁等能使胃液pH值改变，细菌在上消化道内繁殖引起败血症，造成多器官功能不全。

（3）长期留置胃管，细菌由胃管进入胃内，在抵抗力降低情况下诱发感染。

2. 临床表现　患者突发寒战、高热、四肢颤抖，反复呈现规律性发作。实验室检查白细胞进行性增高，血及胃液培养可见致病菌如肺炎克雷伯菌生长。

3. 预防措施

（1）留置胃管前各仪器及管道须彻底消毒。可选用改良胃管，即在传统胃管尾部加一个可移动塑料止水管夹，并在尾端口加一硅胶管塞，手轻轻一按即可关闭胃管，既能有效防止胃内液体外流，也能防止细菌通过胃管污染胃腔，从而减少条件致病菌所诱发的感染。

（2）对急性胃肠炎患者需留置胃管时要谨慎，胃管的前端不要太靠近胃黏膜，以免损伤充血、水肿的胃黏膜而引起感染。

（3）注意观察用药后引起的细菌异常繁殖。

（4）密切观察胃液的颜色、量，及时发现问题。

4. 处理措施　若发生败血症，即尽早给予相应的药物治疗。

二、声音嘶哑

1. 发生原因

（1）胃管质地较硬，在下插过程中损伤喉返神经。

（2）置管过程中患者咳嗽、说话致使胃管移动引起局部摩擦或胃管的机械刺激引起喉头水肿，压迫喉返神经造成声带麻痹。

2. 临床表现　置管后或留胃管期间出现咽喉疼痛、声音嘶哑。

3. 预防措施

（1）根据年龄、性别、个体差异选择粗细适宜的胃管，采用硅胶管可减轻局部刺激。

（2）病情允许应尽早拔出胃管。

4. 处理措施

（1）发现声嘶后嘱患者少说话，使声带得以休息。

（2）加强口腔护理，保持局部湿润，给予雾化吸入，口服维生素 B 族及激素治疗，以减轻水肿，营养神经，促进康复。

三、呃逆

呃逆又称"打嗝"，是由于膈肌及肋间肌的突发、不自主收缩活动，伴随声门的短暂关闭引起的。

1. 发生原因　留置胃管过程中膈神经受胃管刺激而产生的反应。

2. 临床表现　喉间呃呃连声，持续不断，声短而频频发作，令人不能自制。轻者数分钟或数小时，重者昼夜发作不停，严重影响患者的呼吸、休息、睡眠。

3. 预防措施　留置胃管每天需做口腔护理，注意不用冷水刺激，以免加重呃逆，可用温开水，棉球不要过湿。

4. 处理措施

（1）一旦发生呃逆，可首先采用分散注意力的方法，如对患者突然提问或交谈等。或轮流用拇指重按患者的攒竹穴，每侧 1 分钟，多能缓解。亦可将两示指分别压在患者左右耳垂后方凹陷处的翳风穴，手法由轻到重，压中带提，以患者最大耐受度为佳，持续 1 分钟后缓慢松手即可止呃。

（2）若上述方法无效，可舌下含服心痛定（硝苯地平）10mg，或予胃复安（甲氧氯普胺）20～40mg，肌内注射，严重者可予氯丙嗪 50mg，肌内注射。

四、咽、食管黏膜损伤和出血

1. 发生原因

（1）反复插管或因患者烦躁不安自行拔出胃管损伤鼻、咽及食管黏膜。

（2）长期留置胃管对黏膜的刺激引起口、鼻黏膜糜烂及食管炎。

（3）禁食，唾液分泌减少，黏膜易损伤。

2. 临床表现　咽部不适、疼痛，吞咽障碍，难以忍受，鼻腔流出血性液体，部分患者有感染症状，如发热。

3. 预防与处理

（1）对长期留置胃管者，选用聚氯酯和硅胶管，质地软，管径小，可减少插管对黏膜的损伤。

(2)向患者做好解释说明,取得患者的充分配合。置管动作要轻稳、快捷。

(3)长期留置胃管者,应每日用液体石蜡滴鼻,防止鼻黏膜干燥糜烂。用pH试纸测定口腔pH值,选用适当的药物,每日行2次口腔护理,以保持口腔湿润、清洁。根据胃管材质进行更换,减少反复刺激。

(4)可用混合液咽部喷雾法预防,即用2%甲硝唑15ml、2%利多卡因5ml、地塞米松5mg的混合液,加入喷雾器内,向咽部喷雾4次,每次2~3ml,每日3次。

第十节 胃肠减压术操作并发症预防与处理

一、引流不畅

1. 发生原因

(1)置入胃管时患者的吞咽动作与操作人员送管动作配合不当,送管太急,胃管进入胃内太多造成胃管在胃内盘曲、打结。

(2)昏迷患者吞咽反射减弱或消失,对咽部的刺激不敏感,插管时不能配合吞咽,胃管不易进入食管上口或进入食管后因缺少吞咽动作而盘曲在咽部或食管上段。

(3)胃管置入过深,多见于胃肠吻合术时,胃管置入吻合口下的肠腔内,致使引流不畅。

(4)胃内容物消化不彻底,食物残渣或胃液黏稠、血凝块阻塞胃管。

(5)使用时间过长使胃管老化、变脆,管腔内粘连。

(6)胃管的前端紧贴胃壁,持续负压吸引时可能发生吸钳现象。

(7)减压器故障如胃肠减压装置漏气,失去负压等。

(8)患者烦躁不安,胶布固定胃管不牢,使胃管向外滑出脱离胃腔。

2. 临床表现 腹胀无缓解或加剧,检查负压引流装置,无引流物引出,或引流物突然减少;引出的胃液量明显低于正常胃液分泌量(正常人24小时分泌的胃液量为1200~1500ml);注射器回抽时阻力增大;注气时胃部听诊无气过水音;冲洗胃管,引流量明显小于冲洗量。

3. 预防措施

(1)对于清醒的患者,在插管过程中,耐心向其说明插管的目的和步骤,告知插管过程中配合的注意事项(如吞咽的速度、呕吐时的处理办法等),医护人员的插管速度尽量与患者的吞咽速度相吻合,以免胃管在患者的口腔内盘曲；工作中加强责任感，定时检查胃管，及时发现和纠正滑出的胃管。

（2）昏迷患者插胃管时，插管前先撤去患者的枕头，头向后仰，以免胃管误入气管；当胃管插入15cm时，将患者头部托起，使下颌靠近胸骨柄，以增大咽喉部通道的弧度，便于胃管顺利通过会厌部，可防止胃管在咽部或食管上段盘旋。

（3）定时更换胃管，以防止胃酸长时间腐蚀胃管，使其变质从而发生粘连，造成胃管不通畅。

（4）对于昏迷、烦躁的患者给予适当的约束，以防止胃管被拔除，减少胃管滑脱。如因胶布固定不牢引起，可采用有效的粘贴胃管的方法。

（5）医护人员熟悉操作技术，确定胃管进入胃腔方可行负压引流，并注意插入的长度要适中（发际到剑突的长度再插进4~5cm）。

（6）禁止将多渣黏稠的食物、药物注入胃管内。

（7）如从胃管内注入药物，需定时用生理盐水冲洗胃管。

（8）胃肠减压器的位置应低于胃部，以利于引流。胃肠减压装置使用前应认真仔细检查，如发现质量不合格而引起漏气，则更换胃肠减压器。

4. 处理措施

（1）如发现胃管阻塞，可先将胃管送入少许，如仍无液体引出，再缓缓地将胃管退出，并边退边回抽胃液。

（2）每天定时转动胃管，并轻轻将胃管变动位置以减少胃管在胃内的粘连。

（3）如确定为食物残渣或血凝块阻塞胃管，可用α-糜蛋白酶加碳酸氢钠注射液从胃管注入以稀释和溶解黏稠的胃液、食物残渣或血凝块。

（4）如上述处理均无效，则拔除胃管，更换胃管后重新插入。

（5）若因胃液过少而不能引出时，可更换体位进行抽吸，对于此类患者，应结合腹部的症状来判断胃肠减压的效果。

二、插管困难

在插管的过程中不能顺利进行，连续3次插管不成功者，称为插管困难。

1. 发生原因

（1）多见于急性肠梗阻患者，因其在无任何刺激的情况下已经频繁呕吐，当胃管刺激咽部黏膜，导致呕吐反射加剧，胃管随着呕吐冲力冲出口腔。

（2）患者精神紧张，在插管中出现过度换气、头后仰等自卫动作，胃管进入咽喉部后不能顺利进入食管，使插管失败。

（3）合并慢性支气管炎的老年患者，当胃管进入咽部，即产生剧烈的咳嗽反射，迫使操作停止。

(4)昏迷患者吞咽反射消失或减弱，对咽部刺激不敏感，插管时不能配合吞咽，胃管不易进入食管上口。

(5)胃管反复使用、硅胶老化、缺乏韧性和弹性，导致插管中途盘曲。

(6)医护人员对上消化道解剖结构与生理知识不熟悉，操作技术欠熟练，导致插管困难。

2. 临床表现　插管困难可致鼻黏膜和咽部黏膜水肿、损伤甚至出血；反复插管引起剧烈的咳嗽，严重者出现呼吸困难。

3. 预防措施

(1)插管前做好患者的心理护理，介绍插管经过、配合的要求，指导患者做有节律的吞咽动作，使护患配合默契，保证胃管的顺利插入；插管的动作要轻柔。

(2)选用质地优良的硅胶胃管，切忌同一胃管反复使用。

(3)培训医护人员熟练掌握专业知识及专科操作技能。

4. 处理措施

(1)对咽反射消失或减弱者，可在气管镜或胃镜的配合下进行插管。反复插管困难者，可在管内置导丝辅助插管。

(2)对呕吐剧烈者，操作者可以双手拇指按压患者双侧内关穴3～5分钟，由重到轻，然后插入胃管；另可嘱其张口呼吸，暂停插管让患者休息；或选用适当的镇静剂或阿托品肌内注射，10分钟后再试行插管。

(3)对合并有慢性支气管炎的患者，插管前应用镇静剂或阿托品肌内注射，再进行插管。

(4)昏迷患者可采用昏迷患者插胃管法。

三、上消化道出血

此类并发症并不多见，但一旦发生，后果较为严重。

1. 发生原因　主要由于插管动作粗暴或患者剧烈恶心、呕吐时强行插管，损伤食管、胃黏膜；胃管附着在胃黏膜上，负压吸引致使胃黏膜缺血、坏死形成溃疡所致。

2. 临床表现　负压引流液由墨绿色变成咖啡色、暗红色甚至鲜红色；伴或不伴有呕血；出血量较大时，患者排柏油样便，严重者有晕厥、出汗和口渴等失血过多的表现。胃液潜血和大便潜血检查呈阳性。出血量较多时，血液常规化验红细胞和血红蛋白水平下降。胃镜检查可提示食管、胃黏膜损伤。

3. 预防措施

(1)插管操作动作熟练、轻柔，必要时使用专业导丝，以防引起机械性损伤；患者出现剧烈恶心、呕吐时，暂停插管，让患者休息片刻，待恶心、呕吐缓解后再缓缓将胃管送入，切勿强行插管。

（2）负压引流无液体引出时，要检查胃管是否通畅，如不通畅，可向胃管内注入少许生理盐水再回抽，不可盲目回抽。

4. 处理措施

（1）如发现引流液有鲜红色血液，应停止吸引，及时报告医生，遵医嘱给予补充血容量及制酸、止血治疗，同时加强口腔护理。

（2）早期可行急诊胃镜检查，及早确定出血部位。根据引起出血的原因，采取不同的胃镜下介入治疗方法，如采取冰盐水加去甲肾上腺素冲洗胃腔以促进止血、钛夹止血、生物蛋白胶喷洒止血、注射止血合剂止血等。

（3）如上述措施无效，出血不止者可考虑选择性血管造影，采用明胶海绵栓塞出血血管；内科治疗无效者，行外科手术治疗。

四、声音嘶哑

1. 发生原因

（1）由于胃管过粗、留置胃管时间过长或反复插管使声带损伤、充血、水肿、闭合不全。

（2）胃管质地较硬，在往下插管的过程中损伤喉返神经。

（3）胃肠减压过程中由于患者剧烈咳嗽、呕吐等原因致使胃管移动引起局部的摩擦或胃管的机械刺激导致喉头组织水肿，压迫喉返神经，造成声带麻痹。

2. 临床表现 主要表现为声带闭合不全和发音困难。根据嘶哑程度和性质的不同进行分类。①毛：极轻微的嘶哑，一般在讲话时并无察觉，仅在发某一高音时出现；②沙：是在发某一字时出现嘶哑；③轻：只能发较低的声音；④粗：指在发声时有强烈的气流冲击的声音；⑤哑：由于不同程度的声门闭合不全所致；⑥失声：近似耳语的声音；⑦全哑：不能发出任何声音。

3. 预防措施

（1）选择粗细合适、质地较柔软、表面光滑的胃管以减轻局部的刺激。勿强行插管，不宜来回抽插胃管及反复插管。

（2）胃肠减压过程中，嘱患者少说话或噤声，使声带得到充分的休息。遇剧烈咳嗽、呕吐时，先用手固定胃管，以防胃管上下移动，必要时使用止咳、止吐药物，以减轻咳嗽、呕吐症状。

（3）病情允许的情况下，尽早拔除胃管。

4. 处理措施

（1）出现声音嘶哑者，注意嗓音保健，加强口腔护理，保持局部湿润。避免刺激性的食物（如辣椒、烟酒等），不宜迎风发声，避免受凉，拔除胃管后的发音应由闭口音练到张口音。

（2）物理治疗。长时间插管引起的声带慢性炎症和黏膜的肥厚可用超声波理疗和碘离子透入法，促进局部组织的血液循环以软化肥厚的组织。

（3）药物疗法。可用维生素 B 族或类固醇激素（如地塞米松）及抗生素雾化吸入，以减轻水肿，营养神经。

五、呼吸困难

1. 发生原因

（1）插管过程中由于患者不配合，当胃管从鼻腔进入时，患者突然产生头后仰、后伸的自卫动作，导致胃管顺着头后仰所形成的弧度较小的声门口进入气管。

（2）昏迷患者，吞咽反射消失或减弱，对咽部刺激不敏感，胃管误入气管。

（3）胃管脱出盘旋在口咽部。

（4）反复插管或长时间胃肠减压留置胃管而引起喉头水肿。

2. 临床表现

患者感呼吸困难，呼吸的节律、频率变快及幅度加深，呼吸困难加重后呼吸变浅、发绀、频繁咳嗽、血氧饱和度下降；呼吸困难刺激心脏使心率加快；出现焦虑、恐惧等心理反应。

3. 预防措施

（1）插管前耐心向患者做好解释，讲解插管的目的及配合方法，以取得患者的理解和配合。插管过程中，严密观察病情变化，如患者出现呛咳、呼吸困难等症状，立即停止插管，检查胃管是否盘旋在口腔内或误入气管，一旦证实，立即拔出胃管，让患者休息片刻再重新插管。

（2）对于昏迷患者可按昏迷患者胃管插入法进行插管，如插管困难，可在胃管内置导丝或请医生在胃镜配合下插管。

（3）插管后用三种方法（抽取胃液法、听气过水音法、观察有无气泡法）观察并确定胃管是否在胃腔内。

（4）病情允许的情况下，尽早拔除胃管。

（5）反复多次插管或长时间胃肠减压留置胃管的患者可给予糜蛋白酶或地塞米松雾化以消除喉头水肿。

4. 处理措施

根据引起呼吸困难的原因，采取相应的处理措施，必要时给予氧气吸入。

六、吸入性肺炎

1. 发生原因

（1）胃肠减压过程中因咽喉部分泌物增加而患者不敢咳嗽，易致吸入性肺炎。

（2）胃肠减压患者长期卧床引起胃肠道蠕动功能减弱或逆蠕动，或胃肠减压引流不畅导致胃食管反流，造成吸入性肺炎。

（3）胃肠减压期间患者禁食、禁水致使细菌在口腔内大量繁殖，口腔护理清洗欠彻底，细菌向呼吸道蔓延引起肺部感染。

2. 临床表现　高热，体温可高达40.5℃，面颊绯红，皮肤干燥，同时伴有寒战、胸部疼痛、咳嗽、痰黏稠、呼吸增快或呼吸困难。肺部听诊可闻及湿啰音及支气管呼吸音；胸部X线检查可见肺部有斑点状或云片状阴影；痰中可以找到致病菌，血液检查可见白细胞增高，严重者血气分析可有呼吸衰竭的表现。

3. 预防措施

（1）如患者咽喉部有分泌物聚积时，鼓励患者咳嗽、排痰，咳嗽前先固定好胃管和胃肠减压装置。不能自行咳痰的患者加强翻身、拍背，促进排痰。

（2）保证胃肠减压引流通畅，疑引流不畅时及时予以处理，以防止胃液反流。

（3）每日口腔护理2次，彻底清洗干净，以保持口腔清洁、湿润。

（4）病情允许的情况下，尽早拔除胃管。

4. 处理措施

（1）发生吸入性肺炎者，结合相应症状对症处理。

（2）患者需卧床休息，高热可用物理降温或用少量退热剂；气急、发绀可给予氧气吸入；咳嗽、咳痰可用镇咳祛痰剂；咳嗽、咳痰或胸部剧痛时可酌用可待因；腹胀可给予腹部热敷和肛管排气。

（3）密切观察患者尤其是年老体弱者的呼吸、心率、心律、体温、血压情况。

（4）根据痰和血培养的结果选择敏感的抗生素进行治疗。

七、低钾血症

1. 发生原因　多见于持续胃肠减压的患者。胃肠减压持续时间过长，大量胃液引出，而患者禁食，钾盐补给不足，导致低钾血症。

2. 临床表现

（1）神经系统症状　早期烦躁，严重时神志淡漠或嗜睡，往往勉强叫醒后随即入睡。肌肉软弱无力、腱反射减弱或消失,严重时出现软瘫。

(2)消化道症状　可有口苦、恶心、呕吐和腹胀症状、肠鸣音减弱或消失。

(3)循环系统症状　心动过速、心悸、心律不齐、血压下降,严重时可发生心室纤颤而停搏。心电图出现 U 波,T 波降低、变宽、双向或倒置,随后出现 ST 段降低、Q-T 间期延长。实验室检查血钾在 3.5mmol/L 以下。

3. 预防措施

(1)病情允许的情况下,尽早拔除胃管以减少从胃液中丢失钾。

(2)持续胃肠减压患者,经常检测血钾的浓度。

4. 处理措施　出现低血钾时及时静脉补充氯化钾。10%氯化钾溶液静脉滴注,含钾浓度一般不超过 0.3%,因浓度过高可抑制心肌收缩,且对静脉刺激甚大,患者不能忍受,并有引起血栓性静脉炎的危险。禁止直接静脉推注。成人静脉滴入速度每分钟不超过 60 滴。

八、败血症

1. 发生原因

(1)多见于糖尿病酮症酸中毒等抵抗力低下的患者。

(2)因反复插管造成食管、胃黏膜损伤,或持续胃肠减压过程中,负压吸引导致胃黏膜充血、水肿,患者抵抗力低下,使寄生在胃肠道的细菌(如克雷伯菌)及其产物进入血液造成医源性全身感染。

(3)使用的胃管消毒不严格或受到污染。

2. 临床表现　主要症状有寒战、高热、呕吐、腹泻、烦躁不安等。实验室检查血白细胞计数增高,伴有核左移;血及胃液培养可找到致病菌。

3. 预防措施

(1)必须使用无菌胃管进行操作,各种物品必须严格消毒。

(2)胃肠减压过程中,经常检查胃管引流是否通畅,密切观察引出液的颜色、性质及量,并做好记录。不要使胃管贴在胃壁上,以免负压损伤胃黏膜引起充血、水肿而导致感染。

4. 处理措施

(1)疑有感染者,拔除胃肠减压管。

(2)发生败血症,根据血及胃液培养结果选择敏感的抗生素进行抗感染治疗。

(3)给予对症处理。体温过高时给予退热药并采用物理降温;腹泻时予以止泻,保持肛门及肛周皮肤清洁干燥。

(4)提高机体抵抗力,如输注免疫球蛋白等。

第十一节 导尿术操作并发症预防与处理

一、尿道黏膜损伤

1. 发生原因

（1）男性尿道长，存在弯曲和狭窄部位，也存在着个体差异，不易掌握插管深度。

（2）操作者不熟悉气囊导尿管常识及病理情况下的男性尿道解剖。

（3）患者因害羞、担心、焦虑、恐惧等不良心理，造成精神高度紧张，插尿管时可出现尿道括约肌痉挛。

（4）下尿路有病变时，尿道解剖发生变化，如前列腺增生，由于前列腺各腺叶有不同程度的增生，使前列腺部尿道狭窄、扭曲变形，此时插入导尿管易致尿道损伤。

（5）患者难以忍受导尿管所致的膀胱、尿道刺激而自行拉扯导尿管甚至强行拔管。

（6）所使用的导尿管粗细不合适或使用质地僵硬的橡胶导尿管，导尿管置入时易引起尿道黏膜的损伤，反复插管引起尿道黏膜水肿、损伤出血。

（7）使用气囊导尿管时，导尿管末端未进入膀胱或刚进入膀胱，即向气囊内注水，此时，导尿管虽有尿液流出，但气囊部分仍位于后尿道部，胀大的气囊压迫后尿道。

2. 临床表现　尿道外口出血，有时伴血块；尿道内疼痛，排尿时加重，伴局部压痛；部分病例有排尿困难甚至发生尿潴留；有严重损伤时，可有会阴血肿、尿外渗、甚至直肠瘘；并发感染时，出现尿道流脓或尿道周围脓肿。

3. 预防措施

（1）熟悉尿道解剖特点，选择材质、型号合适的导尿管，用润滑棉球润滑导尿管前段，可减轻尿管对黏膜的刺激和插管阻力。

（2）插管时动作要轻柔，切忌用力过快过猛。

（3）嘱患者张口呼吸，可使患者肌肉和尿道括约肌松弛，有助于插管。

（4）当插入尿管失败时避免反复试插或试图强行插入。

（5）为男性患者导尿时将患者阴茎提起使之与腹壁呈60°，使耻骨前弯消失以利于插管。

（6）对于下尿路不全梗阻的患者，导尿前可先润滑软管尖端及尿道外口，再轻柔地将尖嘴插入尿道，拇指用力一次性推压，促使软管内胶液进入尿道并达到尿道膜部，退出软管尖嘴后，以左手拇指、示指、中指三指加压关闭尿道外口 1~2 分钟。亦可用去除针头的注射器将润滑剂注入尿道口，或在导尿管后端接润滑剂注射器，边插边注射润滑剂，易获成功。

(7) 对于前列腺增生者，遇插管有阻力时，将预先吸入注射器的灭菌液体石蜡 5~10ml，由导尿管末端快速注入，插管者用左手将患者阴茎提起使之与腹壁呈 60°，右手稍用力将液体石蜡注入，同时借助其润滑作用将尿管迅速插入，即可顺利通过增生部位。

(8) 选择粗细合适、质地软的导尿管。

(9) 插管时延长插入长度，见尿液流出后继续前进 5cm 以上，充液后再轻轻拉回至有阻力感处，一般为 2~3cm，这样可避免导尿管未进入膀胱，球囊充液膨胀而压迫损伤后尿道。

(10) 耐心解释，如患者精神过度紧张，可遵医嘱插管前肌内注射地西泮 10mg、阿托品 0.5~1mg，待患者安静后再进行插管。

4. 处理措施

(1) 导尿所致的尿道黏膜损伤，轻者无须处理或经止血、镇痛等对症治疗即可痊愈。

(2) 偶有严重损伤者，需要行尿路改道、尿道修补等手术治疗。

二、尿路感染

1. 发生原因

(1) 术者的无菌技术不符合要求，细菌逆行侵入尿道和膀胱。

(2) 导尿术作为一种侵袭性操作常可导致尿道黏膜损伤，破坏了尿道黏膜的屏障作用。

(3) 所采用的导尿管粗细不合适或质地太硬，导致尿道黏膜损伤。

(4) 技术不熟练，导尿管插入不顺利而反复多次插管，导致尿道黏膜损伤。

(5) 随着年龄的增加，男性常有前列腺增生，易发生尿潴留，增加了感染的机会。

(6) 所采用的导尿管受细菌污染。

2. 临床表现　主要症状为尿频、尿急、尿痛，当感染累及上尿道时，可有寒战、发热，尿道口可有脓性分泌物。尿液检查可有红细胞、白细胞，细菌培养可见阳性结果。

3. 预防措施

(1) 严格无菌操作，动作轻柔，避免损伤尿道黏膜，保持会阴部清洁，每天 2 次用 0.5% 聚维酮碘溶液清洗外阴，每次大便后应清洗会阴和尿道口，鼓励患者多饮水，无特殊禁忌时，每天饮水量在 2000ml 以上。

（2）尽量避免留置导尿管，尿失禁者可用吸水会阴垫或尿套。必须留置尿管时，尽量缩短留置时间，可采用耻骨上经皮穿刺置入导尿管导尿或行膀胱造瘘。

（3）对需要长期留置导尿管的患者应定时夹管、开放，训练膀胱功能；使用防逆流的储尿袋，防止尿液逆流。

4. 处理措施　当尿路感染发生时，必须尽可能拔除导尿管，并根据病情采用合适的抗菌药物进行治疗。

三、尿道出血

1. 发生原因

（1）前述各种导致尿道黏膜损伤的原因，严重时均可引起尿道出血。

（2）凝血机制障碍。

（3）药物引起尿道黏膜充血、水肿，使尿道易发生机械性损伤。

（4）严重尿潴留导致膀胱内压力升高的患者，如大量放尿，膀胱内突然减压使黏膜急剧充血、出血而发生血尿。

2. 临床表现　导尿术后出现肉眼血尿或镜下血尿，同时排除血尿来自上尿道，即可考虑为导尿损伤所致。

3. 预防措施

（1）因导尿所致的尿道出血几乎都发生在尿道黏膜损伤的基础上，故所有防止尿道黏膜损伤的措施均适合防止尿道出血。

（2）凝血机制严重障碍的患者，导尿术前应尽量予以纠正。

（3）对有尿道黏膜充血、水肿的患者，尽量选择口径较小的导尿管，插管前充分做好尿道润滑，操作轻柔，尽量避免损伤。

（4）插入导尿管后，放尿不宜过快，第一次放尿不超过1000ml。

4. 处理措施

（1）镜下血尿一般不需特殊处理。

（2）如血尿较为严重，可适当使用止血药。

四、虚脱

1. 发生原因　大量放尿，使腹腔内压力突然降低，血液大量滞留腹腔血管内，导致血压下降而虚脱。

2. 临床表现　患者突然出现恶心、头晕、面色苍白、呼吸表浅、全身出冷汗、肌肉松弛、周身无力，往往突然瘫倒在地，有的伴有意识不清。

3. 预防措施　对膀胱高度膨胀且极度虚弱的患者，第一次放尿不应超过1000ml，且放尿速度宜缓慢。

4. 处理措施

（1）发现患者虚脱，应立即帮助其取平卧位或头低脚高体位。

（2）给予温开水或糖水饮用，并用手指掐压水沟、内关、合谷等穴位，或是针刺合谷、足三里等穴，都有助于急救患者。

（3）如上述处理无效，应及时建立静脉通路，并立刻通知医生抢救。

五、暂时性性功能障碍

1. 发生原因

（1）患者可能有引起性功能障碍的原发病。

（2）所有导尿术并发症都可成为男性患者性功能障碍的原因。

（3）导尿术本身作为心理因素对男性性功能造成影响。

2. 临床表现　男性性功能障碍如阳痿、早泄、不射精、逆行射精、男性性欲低下、男性性欲亢进等，均可见于导尿后，但属少见情况。

3. 预防措施

（1）导尿前反复向患者做好解释工作，使患者清楚导尿本身并不会引起性功能障碍。

（2）熟练掌握导尿技术，动作轻柔，避免发生任何并发症。

4. 处理措施　一旦发生性功能障碍，应给予心理辅导，如无效，则由男性科医生给予相应治疗。

六、尿道假性通道形成

1. 发生原因　多见于脊髓损伤患者，反复、间歇性插入尿管，损伤膜部尿道。

2. 临床表现　尿道疼痛、尿道口溢血。尿道镜检发现假性通道形成。

3. 预防措施

（1）插入导尿管时手法要缓慢轻柔，并了解括约肌部位的阻力，当导尿管前端到达此处时，稍稍停顿，再继续插入，必要时可向尿道内注入2%利多卡因。

（2）严格掌握间歇的时间，导尿次数为4~6小时1次，每日不超过6次，避免膀胱过度充盈，每次导尿时膀胱容量不得超过500ml。

4. 处理措施　已形成假性通道者，必须进行尿道镜检查，借冲洗液的压力找到正常通道，然后向膀胱内置入一导丝，在导丝引导下将剪去头部的气囊导尿管送入膀胱，保留2~3周，待假通道愈合后再拔除，以防尿道狭窄。

七、误入阴道

误入阴道是女性患者导尿术特有的并发症。

1. 发生原因 女性患者导尿通常无困难，但老年妇女也会出现导尿失败或误入阴道的情况。老年人由于会阴部肌肉松弛，阴道肌肉萎缩，使尿道口陷于阴道前壁中，造成尿道外口异位。

2. 临床表现 导尿管插入后无尿液流出，而查体患者膀胱充盈、膨胀。

3. 预防措施 熟练掌握女性尿道、阴道的生理解剖结构，导尿时左手拇指、示指或中指分开小阴唇充分暴露尿道口，插管时应仔细观察、辨认。

4. 处理措施 导尿管误入阴道，应换管后重新正确插入。

第十二节 导尿管留置技术操作并发症预防与处理

导尿管留置法是在导尿后，将导尿管保留在膀胱内，引流出尿液的方法。其目的是抢救危重、休克患者时正确记录尿量，测尿比重，借以观察病情；盆腔内器官手术前引流尿液，排空膀胱，避免术中误伤；某些泌尿系统疾病手术后留置导尿管，便于持续引流和冲洗，并可减轻手术切口的张力，有利于愈合；昏迷、截瘫或会阴部有伤口者保留导尿管可保持会阴部清洁干燥。导尿管留置后会发生一系列并发症，在此做以详述。

一、尿路感染

1. 发生原因

（1）术者的无菌观念不强，无菌技术不合要求。

（2）留置导尿管期间尿道外口清洁、消毒不彻底。

（3）使用橡胶材料的、较硬的、劣质的、易老化的导尿管。

（4）引流装置的密闭性欠佳。

（5）尿道黏膜损伤。

（6）导尿管留置时间与尿路感染的发生率有着密切的关系，随着留置时间的延长，发生感染的机会明显增多。

（7）机体免疫功能低下。

（8）留置导尿管既影响尿道正常的闭合状态，易逆行感染；又刺激尿道使黏膜分泌增多，且排出不畅，细菌容易繁殖。

（9）导管和气囊的刺激，易引起膀胱痉挛发作，造成尿液从导管外排出，是诱发尿路感染的重要因素。

（10）尿袋内尿液因位置过高导致尿液反流，也是造成感染的原因之一。

2. 临床表现 主要症状为尿频、尿急、尿痛，当感染累及上尿道时可有寒战、发热，尿道口可有脓性分泌物。尿液检查可有红细胞、白细胞，细菌培养可呈阳性结果。

3. 预防措施

（1）尽量避免留置导尿管，尿失禁者用吸水会阴垫、阴茎套式导尿管等。必须留置导尿管时，尽量缩短留置时间。若需长时间留置，可采取耻骨上经皮穿刺置入尿管导尿或行膀胱造瘘。

（2）严格无菌操作，动作轻柔，避免损伤尿道黏膜，保持会阴部清洁，每天2次用2‰醋酸洗必泰（氯己定）或2%碘伏清洗外阴，同时用碘伏纱布包绕导管与尿道口衔接处。每次大便后应清洗会阴和尿道口，避免粪便中的细菌对尿路的污染。鼓励患者多饮水，无特殊禁忌时，每天饮水量在2000ml以上。

（3）尽量采用硅胶和乳胶材料的导尿管。采用0.1%己烯雌酚无菌棉球做润滑剂涂擦导尿管，可降低泌尿道刺激症状；在导尿管外涂上水杨酸可抑制革兰氏阴性杆菌，阻止细菌和酵母黏附到硅胶导尿管，达到预防泌尿系感染的目的。

（4）采用封闭式导尿回路，引流装置最好是一次性导尿袋，引流装置低于膀胱位置，防止尿液逆流。

（5）目前已生产出具有阻止细菌沿导尿管逆行功能的储尿器，初步应用认为它可减少长期留置导尿管患者的尿路感染发生率，有条件者可采用。

（6）对需要长期留置导尿管的患者应定时夹管、开放，训练膀胱的功能。

4. 处理措施

（1）在留置导尿管中、拔管时、拔管后进行细菌学检查。

（2）必要时采用抗生素局部或全身用药，但不可滥用抗生素，以免细菌产生耐药性，引发更难控制的感染。环丙沙星预防与导尿有关的尿路感染效果较好。

二、后尿道损伤

1. 发生原因　多发生于前列腺增生患者，由于后尿道抬高、迂曲、变窄，导尿管不易插入膀胱，而导尿管头部至气囊的距离约有3cm，如果插管时一见尿液流出即向气囊注水，可因气囊仍位于前列腺部尿道而导致局部撕裂、出血；非泌尿专科人员使用金属导丝插管或者操作粗暴，均可导致膜部尿道穿透伤。

2. 临床表现　下腹部疼痛、血尿、排尿困难及尿潴留、导尿管堵塞等。

3. 预防措施　尿道长短变化较大，与身高、体型、阴茎长短有关，老年前列腺增生者后尿道延长。因此导尿管插入见尿后应再前送8~10cm，注水后牵拉导尿管能外滑2~3cm比较安全。

4. 处理措施

（1）一旦发生后尿道损伤，如所采用的为不带气囊导尿管，应尽早重新插入气囊导尿管，以便牵拉止血或作为支架防止尿道狭窄。

（2）后尿道损伤早期，局部充血、水肿尚不明显，在尿道黏膜麻醉及充分润滑下重新插管，一般都能顺利通过。

三、尿潴留

1. 发生原因

（1）长期留置导尿管开放引流，直到拔管前才训练膀胱充盈及排空一次，导致膀胱功能障碍。

（2）泌尿系感染时，尿路刺激症状严重者，可影响排尿致尿潴留。

（3）气囊充盈不充分，在外力作用下导尿管容易向外滑脱离开膀胱而不能引流尿液。

（4）由于导尿管对尿道黏膜的压迫，导致黏膜充血、水肿，排尿疼痛，括约肌敏感性增加，发生痉挛，致导尿管拔除后出现排尿困难甚至尿潴留。

2. 临床表现　患者有尿意，但无法排出。严重时，下腹疼痛难忍，膀胱明显充盈胀大。

3. 预防措施

（1）长期留置导尿管者，采用个体化放尿的方法，即根据患者的尿意和（或）膀胱充盈度决定放尿时间。

（2）尽可能早地去除导尿管。

（3）对留置导尿管患者的护理，除观察尿色、尿量外，还应定时检查膀胱区有无膨胀情况。

（4）去除导尿管后及时做尿分析及培养，对有菌尿或脓尿的患者使用对致病菌敏感的抗生素。对尿路刺激症状明显者，可给予口服碳酸氢钠以碱化尿液。

（5）如患者2周后仍有尿潴留，可选用乌拉胆碱（氯贝胆碱）、酚苄明、α_1受体阻滞剂（如哌唑嗪）。

4. 处理措施　经上述措施处理，尿潴留仍无法解决者，需导尿或重新留置导尿。

四、导尿管拔除困难

1. 发生原因

（1）气囊导尿管变性老化。

（2）气囊及注、排气接头与埋藏于导尿管壁内的约1.5mm内径的细管相连，此细小通道常可因脱落的橡皮屑或其他沉淀物堵塞而使气囊内空气或液体排出困难，易造成拔管困难。

(3)气囊的注、排气口是根据活瓣原理设计的,如导尿前未认真检查导尿管气囊的注、排气情况,将气囊排气不畅的导尿管插入,可造成拔管困难。

(4)患者精神极度紧张,尿道平滑肌痉挛。

(5)尿垢形成使导尿管与尿道紧密粘贴。

2. 临床表现　抽不出气囊内气体或液体,拔除导尿管时,患者感尿道疼痛,常规方法不能顺利拔出导尿管。

3. 预防措施

(1)选择硅胶或乳胶材料的导尿管,导尿前认真检查气囊的注、排气情况。

(2)尽量让患者多饮水,每日1500~2500ml;每次放尿前要按摩下腹部或让患者翻身,使沉渣浮起,利于排出。还可使用超滑导尿管,以减少尿垢沉积。

4. 处理措施

(1)女性患者可经阴道固定气囊,用麻醉套管针头刺破气囊,拔出导尿管。

(2)气囊腔堵塞致导尿管不能拔出,可于尿道口处剪断导尿管;如气囊腔堵塞位于尿道口以外的尿管段,气囊内的水流出后即可顺利拔出,用指压迫气囊有助于排净气囊内的水;如气囊腔因阀门作用,只能注入而不能回抽,则可强行注水胀破气囊,或在B超引导下行耻骨上膀胱穿刺,用细针刺破气囊拔出导尿管。

(3)采用输尿管导管内置导丝经气囊导管插入刺破气囊将导尿管拔出,这种导丝较细,可以穿过橡皮屑堵塞部位刺破气囊壁,囊液流出而拔出尿管,在膀胱充盈状态下对膀胱无损伤。

(4)对于极度精神紧张者,要稳定患者情绪,适当给予镇静剂,使患者尽量放松,或给予阿托品解除平滑肌痉挛后一般均能拔出。

五、尿道狭窄

1. 发生原因

(1)多发生在男性,与其球部尿道的解剖结构有关,留置导尿管后,导尿管在耻骨下弯前壁、耻骨前弯后壁压迫,可导致尿道黏膜缺血坏死,而患者休克或体外循环时,血容量降低,尿道黏膜供血量亦显著降低,此时尿道上皮细胞对插管更为敏感,即使短时间留置导尿也极易引起尿道狭窄。

(2)导尿管过粗。

(3)尿路感染。

2. 临床表现　排尿不畅、尿流变细、排尿无力,甚至引起急性或慢性尿潴留。合并感染时出现尿频、尿急、尿痛。

3. 预防措施

（1）长期留置导尿管应定期更换，每次留置时间不应超过3周。

（2）导尿管不宜过粗。

（3）患者尿道口用2%碘伏清洁，每日1~2次，保持引流通畅，用1:5000呋喃西林液冲洗膀胱，每日1~2次。鼓励患者多饮水，增加尿量冲洗膀胱，每天更换1次引流袋，及时倒尿，同时注意观察尿液颜色、性状，发现异常及时报告。

4. 处理措施　已出现尿道狭窄者，行尿道扩张术。

六、引流不畅

1. 发生原因

（1）导尿管引流腔堵塞。

（2）导尿管在膀胱内"打结"。

（3）导尿管折断。

（4）气囊充盈过度，压迫刺激膀胱三角区，引起膀胱痉挛，造成尿液外溢。

（5）引流袋位置过低，拉力过大，导尿管受牵拉变形，导致尿液流出不畅。

2. 临床表现　无尿液引出或尿液引出减少，导致不同程度的尿潴留。

3. 预防措施

（1）留置尿管期间应指导患者活动，无心、肾功能不全者，应鼓励多饮水，成人饮水量每天1500~2000ml。

（2）长期留置导尿管者，每天用生理盐水500ml+庆大霉素16万U或1:5000呋喃西林溶液250ml冲洗膀胱1次，每月更换导尿管1次。

4. 处理措施

（1）用导尿管附带的塑料导丝疏通引流腔，如仍不通畅，则需更换导尿管。

（2）引流袋放置位置不宜过低，导尿管不宜牵拉过紧，中间要有缓冲的余地。

（3）导尿管在膀胱内"打结"，可在超声引导下细针刺破气囊，套结自动松解后拔出导尿管。亦可于尿道口处剪断导尿管，将残端插入膀胱，在膀胱镜下用狼牌硬物钳松套结后取出。

（4）导尿管折断者，可经尿道镜用异物钳完整取出。

（5）有膀胱痉挛者，给予口服普鲁本辛（溴丙胺太林）或颠茄合剂等解痉药物。

七、血尿

1. 发生原因

（1）持续放尿使膀胱处于排空状态，增加了尿道顶端与膀胱内壁的接触，由于异物刺激，膀胱持续呈痉挛状态，造成缺血缺氧，形成应激性溃疡。

（2）留置导尿管的患者如导尿管过紧，气囊内充液少，患者翻身时导尿管过度牵拉，气囊变形嵌顿于尿道内造成尿道撕裂。

（3）长期留置导尿管造成逆行感染也是血尿的原因之一。

2. 临床表现　尿道疼痛，尿液外观为洗肉水样、血样或有血凝块从尿道流出或滴出，尿液显微镜检查红细胞数每高倍镜视野多于5个。

3. 预防措施

（1）长期留置导尿管的患者，应采取间断放尿的方法，以减少导尿管对膀胱的刺激。

（2）气囊内注入液体要适量，以5～15ml为宜，防止牵拉变形进入尿道。

（3）管应留出足以翻身的长度，防止患者翻身时过于牵拉导尿管，致尿道内口附近黏膜及肌肉受损伤。

4. 处理措施　定期更换导尿管和集尿袋，并行膀胱冲洗及使用抗生素以预防泌尿系感染。

八、膀胱结石

1. 发生原因

（1）主要原因是导尿管留置时间过长，特别是长期卧床患者更容易发生。

（2）使用劣质导尿管或注水量超过标识，可导致气囊自发破裂，若有碎片残留形成结石核心，可形成膀胱结石。

2. 临床表现　排尿时疼痛，常有终末血尿，少见大量全血尿；排尿时尿流突然中断，尿频。

3. 预防措施

（1）长期留置导尿管应定期更换，每次留置时间不应超过3周，长期卧床者应多喝水并定期行膀胱冲洗。

（2）插管前仔细检查导尿管及气囊，并注水观察气囊容量。

（3）导尿管滑脱时应仔细检查气囊是否完整，以免异物残留于膀胱，形成结石核心。

4. 处理措施

（1）因留置导尿管而形成的膀胱结石，多为感染性结石，其生长速度比较快，所以比较松散，运用各种方法碎石效果均良好。

(2) 如结石大于 4cm 者，可行耻骨上膀胱切开取石术。

九、尿道瘘

1. 发生原因　偶发生于男性截瘫患者。长期留置导尿管使具有抑菌作用的前列腺液流入尿道受阻，致尿道黏膜免疫力下降；患者在脊髓损伤后，皮肤、黏膜神经营养障碍；有些患者在骶尾部压疮修补术后长期采用俯卧位，尿道易在耻骨前弯和耻骨下弯处形成压疮，并发感染后长期不愈，终致尿道瘘。

2. 临床表现　局部疼痛，尿液外渗至阴囊、皮下等。

3. 预防措施

(1) 截瘫患者尽早采用间歇导尿以预防尿道压疮的发生。

(2) 对于俯卧位者，将气囊导尿管用胶布固定于下腹一侧，以避免在尿道耻骨前弯处形成压疮。

4. 处理措施　已形成尿道瘘者，可采用外科手术修复。

十、过敏反应和毒性反应

1. 发生原因

(1) 患者对乳胶过敏或为过敏体质者。

(2) 乳胶尿管中含有一种对人体有毒的物质。

2. 临床表现　全身反应有荨麻疹、鼻炎、哮喘、结膜炎、休克及支气管痉挛；局部反应表现为皮肤红斑、瘙痒、胶鳞屑、水疱及丘疹等。

3. 预防措施　选用硅胶气囊导尿管。

4. 处理措施

(1) 发生过敏者，马上拔除导尿管，并换用其他材料的导尿管。

(2) 予以抗过敏的药物，如扑尔敏（氯苯那敏）、克敏能（氯雷他定）等。

(3) 出现休克者，按过敏性休克抢救。

十一、耻骨骨髓炎

1. 发生原因　偶见于骨盆手术或创伤后长期留置导尿管的患者。

2. 临床表现　全身表现：不明原因发热、脉快、乏力、纳差，可有寒战，严重者呈败血症表现。局部表现：早期患部疼痛、肿胀和压痛，骨质因炎症而变松，常伴有病理性骨折。病变部位常可发现窦道口，窦道口常有肉芽组织增生。

3. 预防措施

(1) 对于需长期留置导尿管者，采用间歇导尿法。

（2）在急性期，宜早期、大剂量、联合使用抗生素。

（3）改善全身营养状况，静脉输液补充营养，必要时少量多次输注新鲜血，提高机体抵抗力。

4. 处理措施　病灶的处理：摘除死骨，封闭无效腔，有效引流。

十二、梗阻解除后利尿

1. 发生原因　导尿后梗阻解除，大量的尿液丢失，可使血容量减少，电解质失衡。

2. 临床表现　偶发生于慢性尿潴留的肾功能不全的患者，尿量明显增加，严重者可致低血压、昏迷，甚至死亡。

3. 预防与处理　导尿后应严密观察尿量及生命体征，根据尿量，适当补充水、电解质，以免发生低钠、低钾及血容量不足，但不宜按出入量对等补充以免延长利尿时间。

第十三节　大量不保留灌肠法操作并发症预防与处理

一、肠道黏膜损伤

1. 发生原因

（1）肛门插管引起肠道的摩擦，液体石蜡润滑不够，常会遇到插管困难，若强行插入，易造成肠道黏膜的损伤。

（2）使用的肛管粗细不合适或质地较硬，反复插管会引起肠道黏膜水肿、损伤出血。

（3）患者不配合，精神紧张可致肛提肌收缩和外括约肌痉挛，插入困难而致损伤。

（4）患者因不能忍受肛管在肠道的刺激，自行拔出，动作粗暴而致损伤。

2. 临床表现　肛门疼痛，排便时加剧，伴局部压痛；损伤严重时可见肛门外出血或粪便带血丝，甚至排便困难。

3. 预防措施

（1）插管前向患者详细解释插管目的、意义，使之接受并配合操作。

（2）选择粗细合适、质地软的肛管。

（3）插管前常规用液体石蜡润滑肛管前端，以减少插管时的摩擦力；操作时顺应肠道解剖结构，手法轻柔，进入要缓慢，忌强行插入，勿来回抽插及反复插管。

（4）插入深度要适宜，不要过深。成人插入深度为 7~10cm，小儿插入深度为 4~7cm。

4. 处理措施

（1）肛门疼痛时，暂停灌肠。

（2）疼痛轻者，嘱患者全身放松，帮助其分散注意力，减轻疼痛。

（3）疼痛剧烈者，立即报告医生，予以对症处理。一旦发生肠出血，遵医嘱予以止痛、止血等对症治疗。

二、肠道出血

1. 发生原因

（1）患者有痔疮、肛门或直肠畸形、凝血机制障碍等异常，插管时增加了肛门的机械性损伤。

（2）当患者精神紧张，不予以理解、配合时，出现肛门括约肌痉挛，插管时损伤了肠道黏膜。

（3）肛管未予润滑，插管动作粗暴。

2. 临床表现　肛门滴血或排便带有血丝、血凝块。

3. 预防措施

（1）全面评估患者的身心状况、有无禁忌证。

（2）做好宣教工作，加强心理护理，解除患者的思想顾虑及恐惧心理。

（3）操作时，注意维持个人形象，保护患者自尊，屏风遮挡保护个人隐私。

（4）插管前必须用液体石蜡润滑肛管，插管动作要轻柔，忌暴力。

4. 处理措施

（1）患者一旦出现脉搏快、面色苍白、大汗、心慌、气促，可能发生了肠道剧烈痉挛或出血，应立即停止灌肠并嘱患者平卧，同时报告医生。

（2）严密观察患者的生命体征以及腹部情况，如发生肠穿孔、肠破裂，按肠破裂处理。

（3）建立静脉输液通道，根据病情应用相应的止血药物或局部治疗。

三、肠穿孔、肠破裂

1. 发生原因

（1）操作时动作粗暴，用力过猛，穿破肠壁。

（2）肛管质地粗硬，型号不合适或反复多次插管。

（3）灌入液量过多，肠道内压力过大。

2. 临床表现　灌肠过程中患者突然觉得腹胀；腹痛，查体腹部有压痛或反跳痛。腹部B超可发现腹腔积液。

3. 预防措施

（1）选用质地适中，大小、粗细合适的肛管。

（2）插管时动作应轻柔，避免重复插管。

（3）若遇有阻力时，可稍移动肛管或嘱患者变动一下体位。

（4）液体灌入速度适中，灌肠袋液面距患者肛门高度为 40~60cm。

（5）伤寒患者灌肠时，灌肠袋内液面不得高于肛门 30cm，液体量不得超过 500ml。

（6）急腹症、消化道出血、妊娠、严重心血管疾病等患者禁忌灌肠。

4. 处理措施

（1）患者一旦发生肠穿孔、肠破裂，立即停止灌肠并使患者平卧，同时报告医生，进行抢救。

（2）立即建立静脉通路，积极完善术前准备，尽早手术。

（3）给予吸氧、心电监护，严密观察患者的生命体征。

四、水中毒、电解质紊乱

1. 发生原因

（1）反复用清水或盐水等灌肠液灌肠时，大量液体经大肠黏膜吸收。

（2）灌肠后排便异常增多，丢失过多的水、电解质致脱水或低钾、低钠血症。

2. 临床表现　水中毒者早期表现为烦躁不安，继而嗜睡、抽搐、昏迷，脱水患者诉口渴，查体可见球结膜水肿、皮肤干燥、心动过速、血压下降、小便减少、尿色加深；低钾血症患者诉软弱无力、腹胀、肠鸣音减弱、腱反射迟钝或消失，可出现心律失常，心电图可见 ST-T 改变和出现 U 波。

3. 预防措施

（1）全面评估患者的身心状况，对患有心、肾疾病，老年或小儿等患者尤应注意。

（2）清洁灌肠前，嘱患者合理有效地饮食（肠道准备前 3~5 天进无渣流质饮食），解释饮食对灌肠的重要性，使患者配合，为顺利做好肠道准备打好基础。

（3）清洁灌肠时禁用一种液体如清水或盐水反复多次灌洗。

（4）灌肠时可采用膝胸卧位，以便于吸收，减少灌肠次数。

（5）肝性脑病患者禁用肥皂水灌肠，充血性心力衰竭和水、钠潴留患者禁用生理盐水灌肠。

4. 处理措施

（1）一旦发生水中毒、电解质紊乱，立即停止灌肠并使患者平卧，同时报告医生，进行抢救。

(2)立即建立两条静脉通路，为患者补充电解质，运用脱水药减轻脑水肿；给予镇静药，以减轻患者抽搐；给予胃肠减压，以减轻患者腹胀。

(3)给予吸氧、心电监护，严密观察患者生命体征的变化。

(4)密切观察尿量和尿比重。

(5)向患者解释和安慰患者家属，使其保持镇静。

五、虚脱

1. 发生原因

(1)年老体弱、全身状况差或患有严重心肺疾病患者。

(2)灌肠液温度过低，致使肠道痉挛。

(3)灌肠次数过多，速度过快，液体过量。

2. 临床表现　患者突然恶心、头晕、面色苍白、全身出冷汗甚至晕厥。

3. 预防措施

(1)灌肠液温度应稍高于体温，以39℃～41℃为宜，不可过高或过低(高热患者灌肠降温除外)。

(2)灌肠速度应根据患者的身体状况、耐受力调节。

4. 处理措施

(1)一旦发生虚脱，立即停止灌肠并协助患者平卧、保暖，一般休息片刻便可缓解或恢复正常。

(2)如与饥饿有关，清醒后给予口服糖水。

(3)如休息片刻后未缓解，给予吸氧，必要时静脉注射葡萄糖等。

六、排便困难

1. 发生原因

(1)由于排便活动受大脑皮质的控制，插管的不适导致排便中枢受抑制。

(2)插管过程中，肛管插入粪便内，使肛管堵塞，导致灌肠失败。

(3)对于大便干结的患者，注入的灌肠液短时间内不能使粪便软化、溶解，因此尽管灌肠液进入患者肠腔，但直肠内干结的粪便堵塞肛门及直肠，患者仍感排便困难。

(4)插管过程中，肛管紧贴肠壁或进入粪块中，阻力增大，如强行插管，则患者不能耐受，导致插管失败。

2. 临床表现　患者常有头痛、乏力、食欲不佳、腹痛及腹胀等症状。

3. 预防措施

(1)插管前常规用液体石蜡润滑肛管前端，以减少插管时的摩擦力。

（2）根据灌肠的目的，选择不同的灌肠液和量，常用溶液有清水、生理盐水、肥皂水及为降温用的冷水或冰水。成人用量为500～1000ml，小儿用量不得超过500ml。

（3）灌肠时将肛管自肛门插入2～4cm后打开灌肠夹，在灌肠液流入肠腔的同时将肛管轻轻插入直肠内一定深度（10～15cm），使灌肠液缓缓流入肠腔。

4．处理措施

（1）提供适当的排便环境和排便姿势以减轻患者的思想负担。

（2）指导患者顺应肠道解剖结构，进行腹部环形按摩，增加腹内压，促进排便。

（3）若为非器质性便秘，可协助患者建立正常的排便习惯；在饮食中增加新鲜水果、蔬菜、粗粮等促进排泄的食物；增加液体摄入量；适当增加运动量及使用一些缓泻药物如开塞露等。

七、肠道感染

1．发生原因

（1）肛管反复多次使用，易致交叉感染。

（2）灌肠术作为一种侵袭性操作常可致肠道黏膜的损伤，降低其抵抗力。

（3）人工肛门、肠造瘘口患者清洁肠道时易发生感染。

2．临床表现　腹痛，大便次数增多，大便的量、颜色、性状有所改变。

3．预防措施

（1）灌肠时应做到一人一液一管，一次性使用，不得交叉使用和重复使用。

（2）临床上可使用一次性输液器插入装有灌肠液的液体瓶内，排气后一端接适宜的肛管，润滑肛管前端，然后插入肛门达灌肠所需深度即可。这样既可减少交叉污染，同时也避免对肠道黏膜的损伤。

（3）尽量避免多次、重复插管，大便失禁时注意肛门、会阴部位的护理。

（4）肠造瘘口患者需肠道准备时，可用16号一次性双腔气囊导尿管，插入7～10cm，注气15～20ml，回拉有阻力后注入灌肠液，可避免肠道及造瘘口部位感染。此法也适用于对人工肛门的灌肠。

（5）可采用口服药物进行术前肠道准备，避免清洁灌肠中反复多次插管导致的交叉感染。将20%甘露醇与庆大霉素、甲硝唑联合应用于肠道清洁的准备，方法如下：术前3天口服庆大霉素4万U，每日3次，甲硝唑0.2g，每日3次；术前晚、术日早晨禁食；术前一天下午4时给予20%甘露醇500～1000ml+生理盐水500～1000ml口服。

4. 处理措施

(1)根据大便化验和致病微生物情况,选择合适的抗菌药物。

(2)观察大便的量、颜色、性状等并记录。

(3)根据医嘱应用抗菌药物。

八、大便失禁

1. 发生原因

(1)长时间留置肛管,降低了肛门括约肌的反应,甚至导致肛门括约肌永久性松弛。

(2)清洁灌肠时,患者心情紧张造成排便反射控制障碍。

(3)操作粗暴,损伤肛门括约肌或其周围的血管或神经。

2. 临床表现　大便不由自主地由肛门排出。

3. 预防措施

(1)需肛管排气时,一般不超过 20 分钟,必要时可隔 2~3 小时后重复插管排气。

(2)消除患者紧张不安的情绪,鼓励患者加强意识以控制排便。

(3)帮助患者重建控制排便的能力,鼓励患者尽量自己排便,帮助患者逐步恢复其肛门括约肌的控制能力。

(4)必要时适当使用镇静剂。

4. 处理措施

(1)已发生大便失禁者,床上铺橡胶(或塑料)单和中单或一次性尿布;每次便后用温水洗净肛门周围及臀部皮肤,保持皮肤干燥。

(2)必要时,肛门周围涂搽软膏以保护皮肤,避免其破损感染。

九、肛周皮肤损伤

1. 发生原因　长期卧床或年老体弱患者灌肠后排便次数增多,或便器摩擦致使肛周皮肤损伤。

2. 临床表现　肛周皮肤破溃、红肿。

3. 预防措施

(1)患者大便后肛周及时洗净擦干,保持患者肛周局部清洁、干燥。

(2)使用便盆时,应协助患者抬高臀部,不可硬塞、硬拉,必要时在便盆边缘垫以软纸、布垫或撒滑石粉,防止擦伤皮肤。

4. 处理措施

(1)皮肤破溃时可用 TDP(特定电磁波谱)灯照射治疗,每日 2 次,每次 15~30 分钟。

（2）以外科无菌换药法处理伤口。

第十四节　膀胱冲洗技术并发症预防与处理

一、感染

1. 发生原因

（1）导尿破坏了泌尿系统局部的防御机制，尿道分泌物无法排出，细菌在局部繁殖，逆行感染。

（2）膀胱冲洗破坏了引流系统的密闭状态，增加了逆行感染的机会。

（3）没有严格遵守无菌操作原则。

（4）引流管的位置过高，致使尿液倒流回膀胱，引起逆行感染。

（5）冲洗液被细菌污染。

2. 临床表现　排尿时尿道烧灼感，常有尿急、尿频、尿痛、排尿不畅、下腹部不适等膀胱刺激症状，急迫性尿失禁，膀胱区压痛，尿常规检查可见脓尿、血尿，尿细菌培养阳性。

3. 预防措施

（1）留置导尿管的时间尽可能缩短，尽可能不行膀胱冲洗。

（2）如有必要，进行膀胱冲洗时应严格遵守无菌操作原则。

（3）密切观察冲洗情况，使冲洗管的位置高于患者膀胱位置 15~20cm。

（4）鼓励大量饮水，每日饮水量在 2000ml 以上。

4. 处理措施　将外用生理盐水改为 0.02% 呋喃西林溶液或外用复方甲硝唑溶液进行膀胱冲洗。必要时局部或全身使用抗菌药物。

二、膀胱痉挛

1. 发生原因

（1）膀胱内有异物（如血凝块）阻塞导尿管致使引流不畅，导致膀胱压力过高。

（2）冲洗液选择错误，例如尿道前列腺电切术后的患者，由于手术部位疼痛，愈合不良，膀胱充盈欠佳，这时如选用无菌生理盐水冲洗会导致膀胱痉挛。

（3）膀胱手术后进行冲洗时速度过快（或温度过低），刺激手术伤口而引起。

（4）手术创伤。

（5）引流管的刺激。

（6）前列腺增生患者由于长期膀胱出口部梗阻，膀胱逼尿肌代偿性增生、肥厚，膀胱内压增高，以致出现膀胱高敏性，不稳定膀胱以及顺应性降低，手术切除后易出现逼尿肌无抑制性收缩。

(7)患者的精神因素。

2. 临床表现　膀胱区或尿道阵发性痉挛性疼痛，肛门坠胀感，尿意强烈，导尿管旁有尿液涌出，患者焦躁不安。

3. 预防措施

(1)做好心理护理，缓解患者的紧张情绪。操作前向患者详细讲解疾病相关知识，使患者对疾病有充分的认识，同时保持良好的心态。

(2)在病情允许的情况下尽早停止膀胱冲洗，减轻患者痛苦。

(3)冲洗时密切观察，保持管道通畅，注意冲洗液的温度(以38℃～40℃较为合适)和速度(每分钟60～80滴，每隔15～30分钟快速冲洗半分钟)，以防对膀胱造成刺激而引起痉挛。

(4)选用光滑、组织相容性强、型号合适的硅胶导尿管。

4. 处理措施

(1)必要时给予镇静剂、止痛剂以减轻患者痛苦。

(2)操作时动作要轻柔、技术娴熟，以减少对患者的刺激；需酌情减少导尿管气囊内的气体(或液体)，以减轻对膀胱三角区的刺激；教会患者应对膀胱痉挛的方法，如深呼吸法、屏气呼吸法等。

三、血尿

1. 发生原因

(1)插导尿管损伤尿道。

(2)冲洗液灌入过多且停留时间过长后放出，导致膀胱内突然减压，使黏膜急剧充血而引起，一般常见于昏迷的患者。

(3)继发于膀胱炎。

2. 临床表现　尿外观呈洗肉水样，甚至有血凝块，尿常规每高倍镜视野红细胞多于5个。

3. 预防措施　每次灌注的冲洗液以200～300ml为宜，停留时间以5～10分钟为宜。

4. 处理措施　镜下血尿一般不需要特殊处理；如血尿较为严重，可适当使用止血药。

四、膀胱麻痹

1. 发生原因　某些冲洗液如呋喃西林冲洗液被吸收后，可干扰神经组织的糖代谢，引起周围神经炎，导致膀胱麻痹。

2. 临床表现　既往无排尿困难并排除尿路梗阻，拔除导尿管后患者意识清楚但不能自主排尿，出现明显的尿潴留症状和体征。

3. 预防措施　停用某些膀胱冲洗液，如呋喃西林冲洗液，改用温生理盐水冲洗膀胱。

4. 处理措施　重新导尿，必要时留置导尿管。

五、膀胱刺激征

1. 发生原因

(1)泌尿系感染。

(2)冲洗液温度过低。

2. 临床表现　患者出现尿频、尿急、尿痛等症状。

3. 预防措施

(1)遇寒冷气候，冲洗液应加温至38℃～40℃，以避免刺激膀胱。

(2)碱化尿液对缓解症状有一定作用。

4. 处理措施　如由感染引起，给予适当的抗感染治疗。

第十五节　雾化吸入法操作并发症预防与处理

一、过敏反应

1. 发生原因　雾化吸入药物在使用的过程中会出现过敏，过敏的原因与其他途径给药一致。

2. 临床表现　在雾化吸入的过程中患者出现喘息，或原有的喘息加重，全身出现过敏性的红斑并伴有全身寒战，较少会出现过敏性休克。

3. 预防措施

(1)在行雾化吸入之前，询问患者有无药物过敏史。

(2)行雾化吸入时，仔细观察患者有无突发喘息、喘息加重或出现皮疹等过敏症状。

4. 处理措施

(1)患者出现临床症状时，立即停止雾化吸入。

(2)观察生命体征，建立静脉通道，协助医生进行治疗，应用抗过敏药物。

二、感染

1. 发生原因

(1)最常见的是雾化器消毒不严格，雾化治疗结束后没有将口含嘴(或面罩)、治疗罐及管道及时清洗和消毒。

(2)年老体弱的患者自身免疫功能减退,较长时间用抗生素雾化吸入,可诱发口腔真菌感染。

2. 临床表现

(1)雾化器消毒不严格引起的感染主要是肺部感染,表现为不同程度的高热、肺部听诊有啰音、肺部X线片有炎症的改变、痰细菌培养可见细菌生长。

(2)如为患者自身免疫力下降引起的口腔感染,则多为真菌感染,舌头和口腔内壁可能会出现乳黄色或白色的斑点;患者自觉口腔疼痛,甚至拒绝进食。

3. 预防措施

(1)每次雾化治疗结束后,将雾化罐、口含嘴及管道用清水洗净,并用500mg/L的含氯消毒剂浸泡消毒后晾干备用。

(2)口含嘴最好专人专用;如行氧气雾化治疗,雾化器专人专用,每天更换。

(3)患者多进食富含大量维生素或富有营养的食物。

(4)雾化液中含有糖皮质激素药物,患者雾化后均应进行咽喉部漱口,以防止发生念珠菌性口腔炎和咽喉炎、声音嘶哑等副作用。

4. 处理措施

(1)如为口腔真菌感染,需注意口腔卫生,加强局部治疗:①用2%~4%碳酸氢钠溶液漱口,使口腔呈碱性,抑制真菌生长。②用2.5%制霉菌素甘油涂于患处,每日3~4次,有抑制真菌的作用。此外,亦可用1%龙胆紫溶液、1%双氧水(过氧化氢)或复方硼酸液、10%碘化钾溶液含漱,一般无须全身使用抗真菌药。

(2)肺部感染者选择适当的抗菌药物治疗。

三、呼吸困难

1. 发生原因

(1)由于黏稠的分泌物具有吸水性,长期积聚于支气管内的黏稠分泌物因雾化吸入吸水后膨胀,使原来部分堵塞的支气管完全堵塞。

(2)雾化吸入水分过多,引起急性肺水肿的发生,导致呼吸困难(见于儿童雾化引起的溺水反应)。

(3)雾化吸入时间较长使机体处于慢性缺氧状态,组织细胞代谢障碍,供给肌肉运动的能量不足,呼吸肌容易疲劳,而雾化吸入又需要患者做深慢吸气快速呼气,增加呼吸肌的负担。

(4)高密度均匀气雾颗粒可分布到末梢气道,若长时间吸入(超过20分钟），可引起气道湿化过度或支气管痉挛而导致呼吸困难。

（5）药物过敏或雾化药物刺激性大导致的支气管痉挛。

2. 临床表现　雾化吸入过程中出现胸闷、呼吸困难、不能平卧，口唇、颜面发绀，表情痛苦，甚至烦躁及出汗等。

3. 预防措施

（1）选择合适的体位，让患者取半卧位，以使膈肌下降，静脉回心血量减少，肺淤血减轻，增加肺活量，以利于呼吸。帮助患者拍背，鼓励其咳嗽，必要时吸痰，促进痰液排出，保持呼吸道通畅。

（2）持续吸氧，以免雾化吸入过程中血氧分压下降。

（3）加强营养，以增加患者的呼吸肌储备能力。

（4）选择合适的雾化吸入器。严重阻塞性肺疾病患者不宜用超声雾化吸入，可选择射流式雾化器，吸入时间应控制在 5~10 分钟，及时吸出湿化的痰液，以免阻塞呼吸道，引起窒息。

（5）对于某些患者，如慢性阻塞性肺疾病患者或哮喘持续状态患者等，湿化量不宜太大，一般氧气流量 6~10L/min 即可，不宜应用高渗盐水。

4. 处理措施

（1）停止雾化吸入，给予吸痰及持续吸氧，监测生命体征。

（2）过敏者给予相应的抗过敏治疗。

四、缺氧及二氧化碳蓄积

1. 发生原因

（1）超声雾化吸入雾的冲力比空气中氧的冲力大，加上吸入气体含氧量低于正常呼吸时吸入气体氧含量，容易导致缺氧。

（2）超声雾化雾滴的温度低于体温，大量低温气体的刺激，使呼吸道痉挛进一步加重，导致缺氧。

（3）大量雾滴短时间内冲入气管，使气道阻力增大，呼吸变得浅促，呼吸末气道内呈正压，二氧化碳排出受阻，造成缺氧和二氧化碳蓄积。

（4）慢性阻塞性肺气肿患者的通气及换气功能障碍时，大量超声雾化不仅影响正常的氧气进入，也不利于二氧化碳的排出，加重了缺氧和二氧化碳蓄积。

2. 临床表现　患者诉胸闷、气短等不适。查体示呼吸浅快、皮肤及黏膜发绀、心率加快、血压升高；血气分析结果表明氧分压下降，二氧化碳分压升高。

3. 预防措施

（1）使用以氧气为气源的氧气雾化吸入，氧流量 6~10L/min，氧气雾化器的外面用热毛巾包裹，以提高雾滴的温度，避免因吸入低温气体引起呼吸道痉挛。

（2）缺氧严重者（如慢性阻塞性肺气肿患者）必须使用超声雾化吸入时，雾化的同时给予吸氧。

（3）由于婴幼儿的喉及气管组织尚未发育成熟，呼吸道的缓冲作用相对较小，对其进行雾化时雾量应较小，为成年人的 1/3～1/2，且以面罩吸入为佳。

4. 处理措施　停止雾化吸入，监测生命体征，给予持续吸氧。

五、呼吸暂停

1. 发生原因

（1）雾量过大使整个呼吸道被占据，氧气不能进入呼吸道而导致缺氧。

（2）大量低温气体突然刺激呼吸道，反应性引起患者呼吸道血管收缩导致呼吸道痉挛，使有效通气量减少，加重缺氧而窒息。

（3）蛋白溶解酶的应用和气体湿度增加使气道内黏稠的痰液溶解和稀释，体积增大，如不能及时排出，可造成气道阻塞。

2. 临床表现　雾化过程中突然出现呼吸困难、皮肤及黏膜发绀，严重者可致呼吸、心跳暂停。

3. 预防措施

（1）使用抗生素及生物制剂做雾化吸入时，应注意因过敏而引起支气管痉挛。

（2）正确掌握超声雾化吸入的操作规程，首次雾化及年老体弱患者先用低挡，待适应后，再逐渐增加雾量。雾化前机器需预热 3 分钟，避免低温气体刺激气道。

4. 处理措施　停止雾化吸入，出现呼吸暂停立即给予心肺复苏并按医嘱处理。

六、呃逆

1. 发生原因

（1）超声雾化吸入时，吞入的大量气雾微粒通过食管时刺激膈肌。

（2）气雾颗粒刺激迷走神经、膈神经，反射性或直接诱发膈肌痉挛。

2. 临床表现　患者出现呕吐、呃逆。

3. 预防措施　雾化时雾量可适当放小。

4. 处理措施

（1）发生呃逆时，可在患者胸锁乳突肌上端压迫膈神经或饮冷开水 200ml，亦可颈部冷敷。

(2)经上述处理无效者,可服用丁香柿蒂汤缓解症状。

七、哮喘发作和加重

1. 发生原因
(1)患者对所吸入的某种药物发生过敏反应。
(2)原有哮喘的患者,吸入低温气体诱发支气管痉挛。
(3)哮喘持续状态的患者,因超声雾化气体氧含量较低,缺氧而诱发病情加重。

2. 临床表现　雾化吸入过程中或吸入停止短时间内,患者出现喘息或喘息加重,口唇及颜面发绀,双肺听诊有哮鸣音。

3. 预防措施
(1)哮喘持续状态的患者,湿化雾量不宜过大,一般氧气雾量1~1.5L/min即可;雾化的时间不宜过长,以5分钟为宜。
(2)雾化液的温度以30℃~60℃为宜。

4. 处理措施
(1)一旦发生哮喘,应立即停止雾化,予以半坐卧位并吸氧,严密观察病情变化;有痰液堵塞应立即清理,保持呼吸道通畅。
(2)经上述处理病情不能缓解、缺氧严重者,应予气管插管,人工通气。

第十六节　皮内注射法并发症预防与处理

一、疼痛

1. 发生原因
(1)注射前患者精神高度紧张、恐惧。
(2)传统进针法,针与皮纹垂直,皮内张力高、阻力大,推注药物时使皮纹发生机械断裂而产生撕裂样疼痛。
(3)配制的药物浓度过高,药物推注速度过快或推药速度不均匀,使皮肤游离神经末梢(感受器)受到药物刺激,引起局部定位特征的痛觉。
(4)注射针针头过粗、欠锐利或有倒钩,或操作者操作手法欠熟练。
(5)注射时消毒剂随针头进入皮内,消毒剂刺激引起疼痛。
(6)药液注入表皮与真皮之间,真皮层分布有丰富的神经末梢。

2. 临床表现　注射部位疼痛感尖锐,推注药物时加重。有时伴全身疼痛反应,如肌肉收缩、呼吸加快、出汗、血压下降,严重者出现晕针、虚脱。疼痛程度在完成注射后逐渐减轻。

3. 预防措施

(1)注重心理护理,向患者说明注射的目的,以取得患者配合。

(2)原则上选用无菌生理盐水作为溶媒对药物进行溶解。准确配制药液,避免药液浓度过高对机体造成刺激。

(3)改进皮内注射方法。①在皮内注射部位的上方,嘱患者用一手环形握住另一前臂,在离针刺的上方约2cm处用拇指加力按压(儿童患者让其家属按上述方法配合),同时按皮内注射法持针刺入皮内,待药液注入,直至局部直径约0.5cm的皮丘形成,拔出针头后,方可将按压的手松开,能有效减轻皮内注射疼痛的发生。②采用横刺进针法(其注射方向与前臂垂直)亦能减轻疼痛。

(4)可选用神经末梢分布较少的部位进行注射。如选取前臂掌侧中段做皮试,不仅疼痛轻微,且更具有敏感性。

(5)熟练掌握注射技术,准确注入药量(通常是0.1ml)。

(6)选用口径较小、锋利无倒钩的针头进行注射。

(7)注射在皮肤消毒剂干燥后进行。

4. 处理措施

(1)疼痛剧烈者,给予止痛剂对症处理。

(2)发生晕针或虚脱者,按晕针或虚脱处理。

二、局部组织反应

1. 发生原因

(1)药物本身对机体的刺激,导致局部组织发生炎症反应(如疫苗注射)。

(2)药液浓度过高、推注药量过多。

(3)违反无菌操作原则,使用已污染的注射器、针头。

(4)皮内注射后,患者搔抓或揉按局部皮丘。

(5)机体对药物敏感性高,局部发生变态反应。

2. 临床表现　注射部位红肿、疼痛、瘙痒、水疱、溃烂、破损及色素沉着。

3. 预防措施

(1)避免使用对组织刺激性较强的药物。

(2)正确配制药液,推注药液剂量准确,避免因剂量过大而加重局部组织反应。

(3)严格执行无菌操作。

(4)让患者了解皮内注射的目的,不可随意搔抓或揉按局部皮丘,如有异常不适,可随时告知医护人员。

（5）详细询问药物过敏史，避免使用可引发机体过敏反应的药物。

4．处理措施

（1）进行对症处理，预防感染。

（2）出现局部皮肤瘙痒者，告诫患者勿抓、挠，用5%碘伏溶液外涂。

（3）局部皮肤有水疱者，先用5%碘伏溶液消毒，再用无菌注射器将水疱内液体抽出。

（4）注射部位出现溃烂、破损，则进行外科换药处理。

三、注射失败

1．发生原因

（1）患者躁动、不合作，多见于婴幼儿、精神异常及无法正常沟通的患者。

（2）注射部位无法充分暴露，如穿衣过多、衣服袖口过窄等。

（3）操作欠熟练，如进针角度过深或过浅，导致针头注射部位不在表皮、真皮之间或针头斜面未完全进入皮内；针头与注射器乳头连接欠紧密导致推药时药液外漏；进针用力过猛，针头贯穿皮肤。

（4）注射药物剂量欠准确，如药液推注量过多或不足。

2．临床表现　无皮丘或皮丘过大、过小，药液外漏，针口有出血现象，或皮肤上有两个针口。

3．预防措施

（1）认真做好解释工作，尽量取得患者配合。

（2）对不合作者，肢体要充分约束和固定。

（3）充分暴露注射部位。穿衣过多或袖口狭窄者，可在注射前协助患者将选择注射的一侧上肢衣袖脱出。

（4）婴幼儿可选择在前额皮肤上进行皮内注射。

（5）提高注射操作技能，掌握注射的角度与力度。

4．处理措施　对无皮丘或皮丘过小等注射失败者，可重新选择部位进行注射。

四、虚脱

1．发生原因

（1）主要由心理、生理、药物、物理等因素引起。心理方面，患者多数无注射史，对皮内注射存在着害怕心理，精神高度紧张，注射时肌肉强烈收缩，不能放松，使注射时的疼痛加剧。此外，患者对护士不了解和不信任，导致心情更加紧张。生理方面，由于患者身体虚弱，对于各种外来刺激敏感性增强，当注射刺激性较强的药物时可出现头晕、眼花、恶心、出冷汗、摔倒等虚脱现象。

（2）护理人员操作粗暴、注射速度过快、注射部位选择不当，如注射在硬结上、瘢痕处等，引起患者剧烈疼痛而发生虚脱。

2. 临床表现　头晕、面色苍白、心悸、出汗、乏力、眼花、耳鸣、心率加快、脉搏细弱、血压下降，严重者意识丧失，多见于体质衰弱、饥饿或精神高度紧张的患者。

3. 预防措施

（1）注射前应向患者做好解释工作，并且态度热情，有耐心，使患者消除紧张心理，从而配合治疗。

（2）询问患者饮食情况，避免在饥饿状态下进行操作。

（3）选择合适的注射部位，避免在硬结、瘢痕等部位注射，并且根据注射药物的浓度、剂量，选择合适的注射器，做到"二快一慢"。

（4）对以往有晕针史及体质衰弱、饥饿、情绪紧张的患者，注射时宜采用卧位。

4. 处理措施

（1）注射过程中随时观察患者情况。如有不适，及时停止注射，立即做出正确判断，区别是药物过敏还是虚脱。如果患者发生虚脱现象，护理人员首先要镇静，给患者及家属以安全感。

（2）将患者取卧位，保暖，针刺人中（水沟穴）、合谷穴等穴位，患者清醒后给予口服糖水，数分钟后即可恢复正常。少数患者通过给氧或呼吸新鲜空气，必要时静脉推注5%葡萄糖溶液等措施，症状可逐渐缓解。

五、过敏性休克

1. 发生原因

（1）操作者在注射前未询问患者的药物过敏史。

（2）患者对注射的药物发生速发型过敏反应。

2. 临床表现

（1）由于喉头水肿、支气管痉挛、肺水肿而引起胸闷、气促、哮喘与呼吸困难，甚至呼吸停止。

（2）因周围血管扩张而导致有效循环血量不足，表现为面色苍白、出冷汗、口唇发绀、脉搏细弱、血压下降。

（3）因脑组织缺氧，可表现为意识丧失、抽搐、二便失禁等。

（4）其他过敏反应表现有荨麻疹、恶心、呕吐、腹痛及腹泻等。

3. 预防措施

（1）皮内注射前必须仔细询问患者有无药物过敏史，尤其是青霉素、链霉素等易引起过敏的药物，如有过敏史者则停止该项试验，有其他药物过敏史或过敏反应疾病史者应慎用。

（2）皮试观察期间，嘱患者不可随意离开。注意观察患者有无异常反应，正确判断皮试结果，阴性者可使用该药，若为阳性结果则不可使用（破伤风抗毒素除外，可采用脱敏注射）。

（3）注射盘内备有0.1%盐酸肾上腺素、尼可刹米、洛贝林注射液等急救药品，另备氧气、吸痰机等。

4. 处理措施

（1）一旦发生过敏性休克，立即组织抢救。①立即停药，使患者平卧。报告医生，就地抢救。②立即皮下注射0.1%盐酸肾上腺素1ml，小儿剂量酌减。症状如不缓解，可每隔半小时皮下或静脉注射盐酸肾上腺素0.5ml，直至脱离危险期。③给予氧气吸入，改善缺氧症状。呼吸受抑制时，立即进行皮囊加压给氧，并肌内注射尼可刹米、洛贝林等呼吸兴奋剂。有条件者可插入气管导管，借助呼吸机辅助或控制呼吸。喉头水肿引起窒息时，应尽快行气管切开。④根据医嘱静脉注射地塞米松5～10mg或琥珀酸钠氢化可的松200～400mg加入5%～10%葡萄糖溶液500ml内静脉滴注。⑤应用抗组胺类药物，如肌内注射盐酸异丙嗪25～50mg或苯海拉明40mg。⑥静脉滴注10%葡萄糖溶液或平衡溶液扩充血容量。如血压仍不回升，可按医嘱加入多巴胺或去甲肾上腺素静脉滴注。如为链霉素引起的过敏性休克，可同时应用钙剂，以10%葡萄糖酸钙或稀释1倍的5%氯化钙溶液静脉推注，使链霉素与钙离子结合，从而减轻或消除链霉素的毒性症状。

（2）若心搏骤停，则立即进行复苏抢救。如施行体外心脏按压，气管内插管或人工呼吸等。

（3）密切观察病情变化，记录患者呼吸、脉搏、血压、神志和尿量等变化。

（4）不断评价治疗与护理的效果，为进一步处置提供依据。

六、疾病传播

1. 发生原因

（1）操作过程中未严格执行无菌技术操作原则，如未执行一人一针一管。

（2）抽吸药过程中被污染。

（3）皮肤消毒不严格等。

（4）使用疫苗，尤其是活疫苗，未严格执行有关操作规程；用剩的活疫苗未及时灭活；用过的注射器、针头未回收，污染环境，造成人群中疾病传播。

2. 临床表现　传播不同的疾病出现不同的症状。如细菌污染反应，患者出现畏寒、发热等症状；如乙型肝炎，患者出现厌油腻、上腹饱胀不适、精神不振、乏力等症状。

3. 预防措施

(1)严格执行一人一针一管，不可共用注射器、注射液和针头。操作过程中，严格遵循无菌技术操作原则及消毒隔离要求。

(2)使用活疫苗时，防止污染环境。用过的注射器、针头及用剩的疫苗要及时回收销毁。

(3)操作者为一个患者完成注射后，需手消毒后方可为下一个患者进行注射治疗。

4. 处理措施

(1)对已出现疾病传播者，报告医生，对症治疗。

(2)如有感染者及时抽血化验并及时隔离治疗。

第十七节　皮下注射法并发症预防及处理

一、出血

1. 发生原因

(1)注射时针头刺破血管。

(2)患者本身有凝血功能障碍。

(3)拔针后局部按压时间过短；按压部位欠准确。

2. 临床表现　拔针后少量血液自针眼流出。迟发性出血者可形成皮下血肿，注射部位肿胀、疼痛，局部皮肤淤血。

3. 预防措施

(1)正确选择注射部位，避免刺伤血管。

(2)注射完毕后，重视做好局部按压工作。按压部位要准确、时间要充分，尤其对凝血功能障碍者，应适当延长按压时间。

(3)胰岛素注射中选用 5mm 的针头可减少出血和皮下淤血的发生。

4. 处理措施

(1)如针头刺破血管，立即拔针，按压注射部位。更换注射部位重新注射。

(2)拔针后针口有少量出血者，予以按压注射部位。

(3)形成皮下血肿者，可根据血肿的大小采取相应的处理措施。皮下小血肿早期采用冷敷促进血液凝固，48小时后应用热敷促进淤血的吸收和消散。皮下较大血肿早期可采取消毒后无菌注射器穿刺抽出血液，再加压包扎。

（4）血液凝固后，可行手术切开取出血凝块。

二、硬结形成

1. 发生原因

（1）同一部位反复长期注射，注射药量过多，药物浓度过高，注射部位过浅。密集的针眼和药物对局部组织产生物理、化学刺激，局部血液循环不良导致药物吸收速度慢，药物不能充分吸收，在皮下组织停留时间延长，蓄积而形成硬结。

（2）不正确地抽吸药液可吸入玻璃屑、橡胶微粒等，在进行注射时，微粒随药液进入组织中无法吸收，作为异物刺激机体防御系统，引起巨噬细胞增殖，结果导致硬结形成。

（3）注射部位感染后纤维组织增生形成硬结。

2. 临床表现　局部肿胀、瘙痒，可扪及硬结。严重者可导致皮下纤维组织变性、增生形成肿块或出现脂肪萎缩，甚至坏死。

3. 预防措施

（1）熟练掌握注射深度，注射时，针尖斜面向上与皮肤呈30°～40°角快速刺入皮下，深度为针梗的1/2～2/3。

（2）操作前选用锐利针头，选择的注射点要尽量分散，轮流使用，避免在同一处多次反复注射，避免在瘢痕、炎症、皮肤破损等部位注射。

（3）注射药量不宜过多，少于2ml为宜。推药时，速度要缓慢，用力要均匀，以减少对局部的刺激。

（4）注射后及时给予局部热敷或按摩，以促进局部血液循环，加速药物吸收，防止硬结形成（但胰岛素注射后勿热敷、按摩，以免加速药物吸收，使胰岛素药效提早产生）。

（5）护理人员应严格执行无菌技术操作，防止微粒污染。先用砂轮割锯，再用酒精消毒后掰开安瓿，禁用长镊敲打安瓿。鉴于玻璃屑、棉花纤维主要在安瓿颈口和瓶底沉积，注意抽吸药液时不宜将针头直接插在瓶底吸药，禁用注射器针头直接在颈口处吸药。为避免化学药物微粒出现，注射一种药物用一副注射器。

（6）做好皮肤消毒，防止注射部位感染。如皮肤较脏者，先用清水清洗干净，再消毒。若皮脂污垢堆积，可先用70%乙醇擦净后再消毒。

4. 处理措施

（1）已形成硬结者，用伤湿止痛膏外贴硬结处（孕妇忌用）。

（2）用50％硫酸镁湿热敷。

（3）取新鲜马铃薯切片浸入654-2注射液后外敷硬结处。

（4）将云南白药用食醋调成糊状涂于局部。

三、低血糖反应

1. 发生原因　皮下注射所致低血糖反应多发生在胰岛素注射期间。皮下注射胰岛素剂量过大、注射部位过深、在运动状态下注射、注射后局部热敷，或按摩引起温度改变，导致血流加快而使胰岛素的吸收加快。

2. 临床表现　突然出现饥饿感、头晕、心悸、出冷汗、软弱无力、心率加快，重者虚脱、昏迷，甚至死亡。患者血糖常<3.9mmol/L，部分糖尿病患者有可能所测血糖为正常值，但相比患者平时血糖值下降较多而出现上述反应。

3. 预防措施

（1）严格遵守给药剂量、时间、方法，严格执行技术操作规程，经常更换注射部位。对使用胰岛素的患者多次反复进行有关糖尿病知识、胰岛素注射有关知识的宣教，直到患者掌握为止。

（2）准确抽吸药液剂量。

（3）根据患者的营养状况，把握进针深度，避免误入肌肉组织。如对体质消瘦、皮下脂肪少的患者，应捏起注射部位皮肤并减小进针角度注射。

（4）避免注入皮下小静脉血管中。推药前要回抽，无回血方可注射。

（5）注射后勿剧烈运动、按摩、热敷、日光浴、洗热水澡等。

4. 处理措施　注射胰岛素后，密切观察患者情况。如发生低血糖反应，立即监测血糖，同时口服糖水、馒头等易吸收的碳水化合物。严重者可静脉推注50％葡萄糖注射液40~60ml。

四、针头弯曲或针体折断

1. 发生原因

（1）针头消毒后重复使用。

（2）针头质量差，如针头过细、过软、针头钝、欠锐利、针头有钩、针头弯曲等。

（3）进针部位有硬结或瘢痕。

（4）操作人员注射时用力不当。

2. 临床表现　患者感觉注射部位疼痛。若针体折断，则折断的针体停留在注射部位，患者情绪惊慌、恐惧。

3. 预防措施

(1) 选择粗细适合、质量过关的针头。针头禁止反复消毒，重复使用。

(2) 选择合适的注射部位，不可在局部皮肤有硬结或瘢痕处进针。

(3) 协助患者取舒适体位，操作人员注意进针手法、力度及方向。

(4) 注射时勿将针梗全部插入皮肤内，以防发生断针时增加处理难度。

4. 处理措施

(1) 若出现针头弯曲，要寻找引起针头弯曲的原因，采取相应的措施，更换针头后重新注射。

(2) 一旦发生针体断裂，医护人员要保持镇静，立即用一手捏紧局部肌肉，嘱患者放松，保持原体位，勿移动肢体或做肌肉收缩动作（避免残留的针体随肌肉收缩而游动），迅速用止血钳将折断的针体拔出。若针体已完全没入体内，需在 X 线定位后通过手术将残留针体取出。

第十八节　肌内注射法操作并发症预防与处理

一、疼痛

1. 发生原因　肌内注射引起疼痛有多方面原因，如针刺入皮肤的疼痛、推药时药物刺激皮肤的疼痛。一次性肌内注射药物过多、药物刺激性过大、注射速度过快、注射部位不当、进针过深或过浅等都可引起疼痛。

2. 临床表现　注射局部疼痛、酸胀、肢体无力、麻木，可引起下肢及坐骨神经疼痛，严重者可引起足下垂或跛行，甚至可出现下肢瘫痪。

3. 预防措施

(1) 正确选择注射部位。

(2) 掌握无痛注射技术。进行肌内注射前，先用拇指按压注射点 10 秒，而后常规皮肤消毒，肌内注射。注射器内存在少量的空气注射时可减少疼痛。用持针的手掌尺侧缘快速叩击注射区的皮肤（一般为注射区的右侧或下侧）后进针，在一定程度上可减轻疼痛。

(3) 配制药液浓度不宜过大，每次推注的药量不宜过多，速度不宜过快。在股四头肌及上臂三角肌施行注射时，若药量超过 2ml，须分次注射。经过临床试验，用生理盐水注射液稀释药物后肌内注射，比用注射用水稀释药物更能减轻患者的疼痛。

(4) 在满足药液性状及注射要求的情况下尽量选择较细的针头。

4. 处理措施

(1) 给予患者心理安慰，采取相应的预防措施。

(2)疼痛剧烈者给予止痛剂对症处理。
(3)轮换注射部位。

二、神经性损伤

1. 发生原因　主要是药物直接刺激和局部高浓度药物毒性引起神经粘连或变性坏死。

2. 临床表现　注射当时即出现神经支配区麻木、放射痛、肢体无力和活动范围减少，约1周后疼痛减轻，但留有固定麻木区伴肢体功能部分或完全丧失，发生于下肢者行走无力、易跌倒。局部红肿、疼痛，肘关节活动受限，手部有运动和感觉障碍。受累神经及神经损伤程度根据受累神经支配区运动、感觉障碍程度分为完全损伤、重度损伤、中度损伤和轻度损伤。分度标准如下：

完全损伤：神经功能完全丧失；
重度损伤：部分肌力、感觉降至1级；
中度损伤：神经支配区部分肌力和感觉降至2级；
轻度损伤：神经支配区部分肌力和感觉降至3级。

3. 预防措施
(1)周围神经药物注射伤是一种医源性损伤，是完全可以预防的，应在慎重选择药物、正确掌握注射技术等方面严格把关。
(2)注射药物应尽量选用刺激性小、等渗、pH值接近中性的药物，不能毫无科学根据地选用刺激性很强的药物进行肌内注射。
(3)注射时应全神贯注，注意注射部位的解剖关系，准确选择臀部、上臂的肌内注射位置，避开神经及血管。为儿童注射时，除要求进针点准确外，还应注意进针的深度和方向。

4. 处理措施
(1)在注射药物过程中若发现神经支配区麻木或放射痛，应考虑注入神经内的可能性，须立即改变进针方向或停止注射。
(2)对中度以下不完全神经损伤要用非手术治疗法，行理疗、热敷，促进炎症消退和药物吸收，同时使用营养神经药物治疗，将有助于神经功能的恢复。对中度以上完全性神经损伤，则应尽早手术探查，做神经松解术。

三、局部或全身感染

1. 发生原因　注射部位消毒不严格，操作者手被污染，注射用具、药物被污染等，可导致注射部位或全身发生感染。

2. 临床表现　在注射后数小时局部出现红、肿、热和疼痛，局部压痛明显。若感染扩散，可导致全身菌血症、脓毒败血症，患者出现高热、畏寒、谵妄等。

3. 预防措施

(1)严格执行无菌技术操作原则。

(2)注射时采用错开皮肤的方法,以减少感染的发生。

(3)告知患者在注射后6小时内避免触摸针眼,注意局部卫生,保持干燥,避免感染。

4. 处理措施

(1)局部针眼感染者,用5%碘伏溶液外涂,必要时给予抗生素药膏涂抹后无菌敷料覆盖,每天消毒处理2~3次。如感染部位形成脓肿者,可给予切开引流。

(2)出现全身感染者,根据血培养及药物敏感试验选用抗生素。

四、针口渗液

1. 发生原因　反复在同一部位注射药液,注射深度过浅、每次注射药量过多,局部血液循环差,组织对药液吸收缓慢。

2. 临床表现　推注药液阻力较大,注射时有少量液体自针眼流出,拔针后液体流出更明显。

3. 预防措施

(1)选择合适的注射部位。选择神经少、肌肉较丰富之处。

(2)掌握注射剂量。每次注射量以2~3ml为宜,不宜超过5ml。

(3)每次轮换部位,避免同一部位反复注射。

(4)在注射刺激性药物时,采用Z字形途径注射法预防药物渗漏至皮下组织或表皮,以减轻疼痛及组织受损。具体步骤如下:①左手将注射部位皮肤拉向一侧。②右手持针,呈90°插入并固定。③小心地以左手的拇指和示指固定注射器基部(但不可松开对组织的牵引),再以右手反抽注射器活塞,确定无回血后,缓慢将药液注入,注完后等10秒,让药物散入肌肉,其间仍保持皮肤呈拉紧状态。④拔出针头并松开左手对组织的牵引。不要按摩注射部位,因按摩易使组织受损,告诉患者暂时不要运动或穿紧身衣服。

4. 处理措施

(1)注射后及时热敷、按摩,加速局部血液循环,促进药液吸收。

(2)注射过程中发现针眼处有药液渗漏应立即停止注射,更换注射部位重新注射。

五、针头堵塞

1. 发生原因　一次性注射器的针尖锐利、斜面大,抽吸瓶装药品时,极易被橡皮塞堵塞,瓶塞颗粒可随着加入的药物进入液体造成微粒污染或栓塞。针头过细、药液黏稠、粉剂未充分溶解或药液为悬浊液,如长效青霉素,均可造成针头堵塞。

2. 临床表现　推药阻力大，无法将注射器内的药液推入体内。

3. 预防措施

（1）根据药液的性质选用粗细适合的针头。

（2）充分将药液摇匀，检查针头通畅后方可进针。

（3）注射时保持一定的速度，避免停顿导致药液沉积在针头内。

（4）使用一次性注射器加药时，可改变进针角度，即由传统的90°改为45°。因为改变进针角度，可避开斜面，减少针头斜面与瓶塞的接触面积，从而减轻阻力。

4. 处理措施　如发现推药阻力大，或无法将药液继续注入体内，应拔针，更换针头另选部位进行注射。

六、硬结形成

1. 发生原因

（1）同一部位反复注射，或药物过浓、药量过多，或注射过浅形成硬结。

（2）不正确地抽吸药液，吸入玻璃屑、橡胶微粒等，在注射药液时微粒随之进入机体却无法吸收，在局部作为异物刺激机体防御系统，引起巨噬细胞增殖，局部形成硬结。

（3）注射部位感染后纤维组织增生形成硬结。

2. 临床表现　局部形成肉眼可见的肿块，触之发硬；或肉眼不可见，但触诊可摸到大小不等的硬结。

3. 预防措施

（1）避免同一部位反复多次注射。

（2）正确抽吸药液，避免玻璃屑、橡胶微粒注射入机体。

（3）避免注射部位感染。

4. 处理措施

（1）避免在硬结部位再次注射。

（2）按摩、热敷等促进硬结消散。

第十九节　静脉注射法操作并发症预防与处理

一、药液外渗性损伤

1. 发生原因

（1）药物因素　主要与药物酸碱度、渗透压、药物浓度、药物本身的毒性作用及速发型超敏反应有关。最新动物实验病理检查显示静脉推注20%甘露醇4~8次后，血管壁增厚、内皮细胞破坏、血管内淤血、周围组织炎症及水肿等，而生理盐水组却无此改变。

(2)物理因素　包括环境温度，溶液中不溶性微粒的危害，液体输液量、温度、速度、时间、压力与静脉管径及舒缩状态是否相符，针头对血管的刺激，拔针对血管壁的损害。

(3)血管因素　主要指注射局部血管的舒缩状态、营养状态。如休克时组织有效循环灌注不足，血管通透性增加，而滴入多巴胺后，静脉壁的营养血管发生痉挛，静脉壁可因缺血缺氧而通透性进一步增加致药液渗漏。

(4)感染因素和静脉炎　微生物侵袭引起的静脉炎以及物理、化学因素引起的静脉炎都可使血管通透性增高。最近有报道认为静脉滴注药物的化学刺激仅仅是静脉炎的诱因，而主要原因与神经传导因素有关，其机制尚待探讨。

(5)其他因素　由于穿刺不当致穿破血管，而使药液漏出血管外；患者躁动，针头固定不牢，致药液外渗；在实际工作中，有时针头穿刺很成功，但由于患者长时间休克，组织缺血缺氧致毛细血管通透性增高，特别是在肢端末梢循环不良部位如手背、足背、内踝处易药液外渗。血管弹性差、穿刺不顺利、血管过小，或在注射过程中药物推注过快也会造成药液外渗。

2.临床表现　主要表现为注射部位出现局部肿胀、疼痛，皮肤温度低。

根据外渗药物的性质不同出现不同的症状，临床常用的有血管收缩药，如去甲肾上腺素、多巴胺、阿拉明(间羟胺)等。此类药物外渗引起毛细血管平滑肌收缩，致药液不能向近心端流入，而逆流至毛细血管从而引起毛细血管床强烈收缩，局部表现为肿胀、苍白、缺血、缺氧。

高渗药液外渗，如20%甘露醇、50%葡萄糖等高渗药液进入皮下间隙后，使细胞膜内外渗透压失去平衡，细胞外渗透压高从而将细胞内水分吸出，使细胞严重脱水而死亡。

抗肿瘤药物外渗致局部疼痛、肿胀，如氨甲蝶呤可使细胞中毒而死亡，致组织坏死。阳离子溶液外渗，如氯化钙、葡萄糖酸钙，外渗后对局部有强烈的刺激性，造成剧痛。

3.预防措施

(1)在光线充足的环境下，认真选择有弹性的血管进行穿刺。

(2)选择合适的头皮针，针头无倒钩。

(3)在针头穿入血管后继续往前推进0.5cm，确保针头在血管内。妥善固定针头。避免在关节活动处进针。

(4)注射时加强观察、加强巡视，尽早发现以采取措施，及时处理，杜绝外渗性损伤，特别是坏死性损伤的发生。

(5)推注药液不宜过快。一旦发现推药阻力增加,应检查穿刺局部有无肿胀,如发生药液外渗,应中止注射。拔针后局部按压,另选血管穿刺。

4. 处理措施

(1)化疗药或对局部有刺激的药物,宜进行局部封闭治疗,加强热敷、理疗,防止皮下组织坏死及静脉炎发生。

(2)血管收缩药外渗,可采用肾上腺素受体拮抗药酚妥拉明 5～10mg 溶于 20ml 生理盐水中做局部浸润,以扩张血管;更换注射部位,同时给予 3% 醋酸铅局部湿热敷。因醋酸铅系金属性收敛药,低浓度时能使上皮细胞吸收水分,皮下组织致密,毛细血管和小血管的通透性减弱,从而减少渗出,并改善局部血液循环,减轻局部缺氧,增加组织营养,而促进其恢复。

(3)高渗药液外渗,应立即停止在该部位注射,并用 0.25% 普鲁卡因 5～20ml 溶解透明质酸酶 50～250U,注射于渗液局部周围,因透明质酸酶有促进药物扩散、稀释和吸收作用。药物外渗超过 24 小时多不能恢复,局部皮肤由苍白转为暗红。对已产生的局部缺血不能使用热敷,因局部热敷温度增高,代谢加速,增加耗氧,加速坏死。

(4)抗肿瘤药物外渗者,应尽早抬高患肢,局部冰敷,使血管收缩并减少药物吸收。阳离子溶液外渗可用 0.25% 普鲁卡因 5～10ml 做局部浸润注射,可减少药物刺激,减轻疼痛。同时用 3% 醋酸铅和 50% 硫酸镁交替局部湿热敷。

(5)如上述处理无效,组织已发生坏死,则应将坏死组织广泛切除,以免增加感染机会。

二、静脉穿刺失败

1. 发生原因

(1)静脉穿刺操作技术不熟练。一些初到临床工作的护理人员,业务技术不高,对静脉穿刺的技术操作方法、要领掌握不熟练,缺乏临床实践经验,出现穿刺失败。

(2)进针角度不当。进针角度的大小与进针穿刺深度要适宜。一般情况下,进针角度应为 15°～30°,如果穿刺深,角度就大;反之,穿刺浅,角度则小,但角度过大或过小都易将血管壁穿破。

(3)针头刺入的深度不合适。斜面一半在血管内,一半在血管外,回血断断续续,注药时溢出至皮下,皮肤隆起,患者局部疼痛;针头刺入较深,斜面一半穿破对侧血管壁,见有回血,但推药不畅,部分药液溢出至深层组织;针头刺入过深,穿透对侧血管壁,药物注入深部组织,有痛感,没有回血,如只推注少量药液,局部不一定隆起。

（4）进针时力量及速度不当。在穿刺的整个过程中，各个组织的进针力量和进针速度掌握不当，直接影响穿刺的成功率。

（5）固定不当，针头向两侧摆动。

（6）静脉条件差，因静脉硬化，失去弹性，进针后无回血，落空感不明显，误认为穿刺失败，试图退出再进针，而局部已青紫。

（7）脆性静脉注射时选择不直不显的血管盲目穿刺或针头过大，加之血管壁脆性增加以致血管破裂，造成失败。

（8）行小儿头皮静脉穿刺时，因患儿不合作致针头脱出而失败。

（9）操作者对深静脉的解剖位置不熟悉，来回穿刺引起血管破裂而失败。

（10）使用的止血带是否完好。在选择止血带时要认真检查，如反复使用的止血带的弹性、粗细、长短是否适当，若止血带弹性过低、过细，造成回血不畅；止血带过粗，易压迫止血带下端血管，使管腔变小，针尖达不到血管腔内，易损伤血管壁，导致穿刺失败。

（11）天气寒冷或发热寒战期的患者，四肢冰冷，末梢血管收缩致血管"难找"，有些即使看上去较粗的血管，由于末梢循环不良，针头进入血管后回血很慢或无回血，操作者误认为未进入血管而继续进针，使针头穿透血管壁而致穿刺失败。

2. 临床表现　针头未穿入静脉，无回血，推注药物有阻力，或针头斜面一半在血管内，一半在管腔外，药液溢出至皮下，局部疼痛及肿胀。

3. 预防措施

（1）护士要有健康、稳定的情绪。熟悉静脉的解剖位置，提高穿刺技术。

（2）选择易暴露、较直、弹性好、清晰的浅表静脉。

（3）使用型号合适、无钩、无弯曲的锐利针头。

（4）避免盲目进针。进针前用止血带在注射部位上方绷扎，使血管充盈后再采用直刺法，减少血管滑动，提高穿刺成功率。

（5）轮换穿刺静脉，有计划地保护血管，延长血管使用寿命。

（6）出现血管破损后，立即拔针，局部按压止血，24小时后给予热敷，加速淤血吸收。

4. 处理措施

（1）静脉条件差的患者要对症处理。硬化、失去弹性的静脉穿刺时应压迫静脉上下端，固定后与静脉上方呈30°斜角直接进针，回抽见回血后，轻轻松开止血带，不能用力过猛，以免弹力过大针头脱出造成失败。血管脆性大的患者，可选择直而显、最好是无肌肉附着的血管，必要时选择斜面小的针头进行注射。面对塌陷的血管，应保持镇定，扎止血带后在该血管处轻拍数次，或予以热敷使之充盈，采用挑起进针法，针进入皮肤后沿血管由浅入深进行穿刺。给水肿患者行静脉穿刺时，应先行按摩推压局部，使组织内的渗液暂时消退，待静脉显示清楚后再行穿刺。行小儿头皮静脉穿刺时选择较小的针头，采取二次进针法，见回血后不松止血带，推药少许，使静脉充盈，再稍进0.5cm后松止血带，要固定得当，并努力使患儿合作，必要时可由两位护士互助完成。

（2）深静脉穿刺方法。肥胖患者应用手摸清血管方向或按解剖方位，沿血管方向穿刺；水肿患者注射前以拇指顺血管方向压迫局部组织，使血管暴露，即按常规穿刺，一般都能成功。对血液呈高凝状态或血液黏稠的患者，可以连接有肝素盐水的注射器，穿刺时注射器应保持负压，一旦刺入血管即可有回血，因针头内充满肝素，故不易凝血。

（3）对四肢末梢循环不良造成的静脉穿刺困难，可通过局部热敷、饮热饮等保暖措施促进血管扩张。在操作时小心进针，如感觉针头进入血管而不见回血时，可折压头皮针近端的输液管，可很快有回血，以防进针过度刺穿血管壁。

三、血肿

1. 发生原因

（1）部分患者（如老年、肥胖、烧伤、水肿、消瘦、血管硬化、末梢循环不良患者）血管弹性差，肌肉组织松弛，血管不易固定。进针后无落空感，有时针头已进入血管而不见回血，误认为穿刺失败，待针头退出血管时局部已青紫。

（2）凝血功能差或者不及时按压即可引起血肿。

（3）固定不当、针头移位、患者心情过于紧张不合作，特别是儿童好动或者贴胶布、松止血带时不注意，固定不好，致使针头脱出血管外而不及时拔针按压。

（4）老年、消瘦患者皮下组织疏松，针头滑出血管后药液仍可滴入。

（5）静脉腔小、针头过大与血管腔直径不符，进针后速度过快，一见回血未等血管充盈就急于继续向前推进或偏离血管方向过深、过浅而穿破血管。

（6）对于长期输液患者，没有注意保护好血管，经常在同一血管、同一部位进针。

（7）护士临床经验不足，血管解剖位置不熟悉，操作不当误伤动脉。

（8）拔针后按压部位不当或者压力、按压时间不够。

（9）凝血功能不足的患者。

2. 临床表现　血管破损，出现皮下肿胀、疼痛，2~3天后皮肤变青紫，1~2周后血肿开始吸收。

3. 预防措施

（1）使用型号合适、无钩、无弯曲的锐利针头。

（2）提高穿刺技术，避免盲目进针。

（3）进行操作时动作要轻、稳。

（4）要重视拔针后对血管的按压。拔针后用消毒纱布覆盖穿刺口，用拇指按压，因按压面积大，不会因部位不对或移位引起血肿。一般按压时间为3～5分钟，对新生儿、血液病、有出血倾向者按压时间延长，以不出现青紫为宜。

4. 处理措施

（1）轻度血肿可不做处理。

（2）早期予以冷敷，以减少出血。24小时后局部间断给予50%硫酸镁湿热敷，每日2次，每次30分钟，以加速血肿的吸收。

（3）血肿过大难以吸收者，可常规消毒皮肤后用注射器抽出不凝血块或切开取出血块。

四、静脉炎

1. 发生原因　长期注入浓度较高、刺激性较强的药物，在操作过程中无菌操作不严格而引起局部静脉感染。

2. 临床表现　沿静脉走向出现条索状红线，局部组织发红、肿胀、灼热、疼痛，严重者全身有畏寒、发热等症状。

3. 预防措施

（1）以避免感染、减少对血管壁的刺激为原则，严格执行无菌技术操作。

（2）对血管有刺激性的药物，应充分稀释后应用，并防止药液溢出血管外；同时，要有计划地更换注射部位，保护静脉，延长其使用时间。

4. 处理措施

（1）一旦发生静脉炎，应立即停止在此处静脉注射、输液。

（2）将患肢抬高、制动。

（3）局部用50%硫酸镁湿热敷，每日2次，每次30分钟；或用超短波理疗，每日1次，每次15～20分钟；用中成药如意金黄散局部外敷，可清热、除湿、疏通气血、止痛、消肿，使用后患者感到清凉、舒适。

（4）合并全身感染症状时，按医嘱给予抗生素治疗。

五、过敏反应

1. 发生原因　患者有过敏史而操作者在注射前未询问患者的药物过敏史，注射的药物对患者造成速发型过敏反应。

2. 临床表现　面色苍白、胸闷、心慌、血压下降、脉搏微弱、口唇发绀、意识丧失、大小便失禁,严重者心搏骤停。

3. 预防措施

(1)注射前询问患者的药物过敏史。应向患者及家属详细讲解此次用药的目的、药物作用、可能发生的不良反应,嘱咐患者及时表达感受。

(2)药物配制和注射过程中,要严格按规定操作,首次静脉注射时应放慢速度,对过敏体质者加倍小心,同时密切观察患者的意识、表情、皮肤色泽、体温、血压、呼吸,触摸周围动脉搏动,询问患者有无寒战、皮肤瘙痒、心悸、胸闷、关节疼痛等不适反应。

4. 处理措施

(1)轻微不适者,可放慢推注速度。

(2)不能耐受者,立即暂停注射,保留静脉通道。

(3)用注射器抽吸好急救药品,装上吸氧装置、心电监护仪。

(4)在推注过程中,发现休克前兆或突然休克,立即停止注药,结扎止血带,不使药物扩散,静脉滴注抗过敏药物,针对症状进行抢救。

(5)过敏性休克者,去枕平卧,及时就地抢救、吸氧,首选0.1%去甲肾上腺素1mg、地塞米松5mg皮下、肌内或血管内注射;补充血容量、纠正酸中毒、提高血压等,必要时可用糖皮质激素、气管切开或插管。

第二十节 静脉输液法操作并发症预防与处理

一、发热反应

1. 发生原因

(1)与输入液体和加入药物的质量有关,如药液不纯、变质或被污染;加置后放置时间过长等。

(2)输液器具污染。

(3)配液加药操作中污染。

(4)输液过程中未能严格执行无菌操作。

(5)环境空气污染,如治疗室及病室空气污染。

(6)输液速度过快。输液发热反应与输液速度有密切关系。

(7)在短时间内输入的热原总量超过一定量时,即可产生热原反应。

(8)热原耐受程度低,如体质差、有血栓性疾病、高龄、危重、儿童等。

2. 临床表现

(1)输液过程中出现发冷、寒战和发热。

(2)轻者体温低于38℃,并伴有头痛、恶心、呕吐或心悸。

（3）重者高热、呼吸困难、烦躁不安、血压下降、抽搐、昏迷，甚至危及生命。

3. 预防措施

（1）加强责任心，操作前严格检查药物及用具质量。

（2）改进安瓿的切割与消毒。安瓿切割后用消毒棉签消毒一次后折断，达到无菌目的。

（3）改进加药的进针方法。加药时改为斜角进针，使针头斜面向上与瓶塞呈75°刺入，或采用侧开口针头，避免加药时使用大针头及多次穿刺瓶塞，以减少穿刺瓶塞产生的微粒污染。

（4）加强加药注射器使用的管理，加药注射器要严格执行一人一具，不得重复使用。提倡采用一次性注射器加药，这是目前预防注射器污染的有效措施。

（5）避免液体输入操作污染。静脉输液过程中要严格遵守无菌操作原则。瓶塞、皮肤穿刺部位消毒要彻底。重复穿刺要更换针头。

（6）过硬的穿刺技术及穿刺后的良好固定可避免反复穿刺静脉增加的污染。输液中经常巡视观察可避免输液速度过快而发生的热原反应。

（7）合理用药，注意药物配伍禁忌。应严格控制加药种类，多种药物联用尽量采用小包装溶液分类输入。液体现配现用可避免毒性反应及溶液污染。

（8）提高配液室、病室空气质量。输液超过24小时应更换输液器。

4. 处理措施

（1）出现发热反应立即报告医生。

（2）严重发热反应者应停止输液，对症处理，保留输液器具和溶液并检查。

（3）对于发热反应轻者，减慢输液速度，注意保暖；对高热者给予物理降温，观察生命体征，遵医嘱给予抗过敏药物及激素治疗；如仍需继续输液者，应重新更换输液器及液体。

二、急性肺水肿

1. 发生原因

（1）输液速度过快，短时间内输入过多液体，使循环血量急剧增加，心脏负担过重。

（2）老年人代谢缓慢，机体调节功能差，多患有高血压、冠心病或其他脏器的慢性疾病，单位时间内输入的液体和钠盐多了，就会发生潴留而使细胞外液容量扩大及向细胞内液中渗透，造成组织间水肿和细胞内水肿。尤其是肺、脑等细胞水肿，威胁患者生命。

（3）外伤、恐惧、疼痛等均可使机体抗利尿激素分泌增多及作用延长。

（4）心、肝、肾功能障碍患者输液过快，容易使钠盐及水发生潴留而导致肺水肿。

（5）垂体后叶素分泌增加。垂体后叶素能降低肺循环和门脉循环的压力，还能强烈收缩冠状动脉引起心绞痛及收缩其他小动脉引起动脉血压升高，加重心脏后负荷，引起急性左心衰竭，导致水分在肺组织中停留时间延长引起肺水肿。

2. 临床表现　患者突然出现呼吸困难、胸闷、气促、咳嗽、咳泡沫痰或咳泡沫样血性痰。严重时稀痰液可由口鼻涌出，听诊肺部出现大量湿啰音。心率快且心律失常。

3. 预防措施

（1）注意调节输液速度，尤其对老年、小儿、心脏病患者速度不宜过快，液量不宜过多。

（2）经常巡视输液患者，避免体位或肢体改变而加快或减慢滴速。

4. 处理措施

（1）发生肺水肿时立即减慢输液速度或停止输液。

（2）在病情允许的情况下使患者取端坐位，两腿下垂。

（3）高浓度给氧 6~8L/min，20%~30% 乙醇湿化后吸入。乙醇能减低泡沫表面张力，从而改善肺部气体交换，缓解缺氧症状。

（4）必要时进行四肢轮流扎止血带或血压计袖带，可减少静脉回心血量。

（5）酌情给予强心剂、利尿剂、血管扩张剂等。

三、静脉炎

1. 发生原因

（1）无菌操作不严格，可引起局部静脉感染。

（2）输入药液过酸或过碱，引起血浆 pH 值改变，干扰血管内膜的正常代谢功能而发生静脉炎。

（3）输入高渗液体，使血浆渗透压升高，导致血管内皮细胞脱水发生萎缩、坏死，进而局部血小板凝集，形成血栓并释放前列腺素 E_1、E_2，使静脉壁通透性增高，静脉中膜层出现白细胞浸润的炎症改变，同时释放组胺，使静脉收缩、变硬。

（4）较长时间在同一部位输液，微生物由穿刺点进入或短时间内反复多次在同一血管周围穿刺、静脉内放置刺激性大的塑料管或静脉留置针放置时间过长、各种输液微粒（如玻璃屑、橡胶微粒、各种结晶物质）的输入均可以因机械性刺激和损伤而发生静脉炎。

(5)输液速度与药液浓度的影响。短时间内输入大量刺激性强的药液如抗癌药物及生物碱类制剂,均可使血管内膜受刺激而发生静脉炎。

(6)输入高浓度刺激性强的药物,如青霉素,可使局部抗原抗体结合,释放大量的过敏毒素,引起渗出性炎症。

2. 临床表现

(1)沿静脉走向出现条索状红线,局部组织发红、肿胀、灼热、疼痛,有时伴有畏寒、发热等全身症状。

(2)发病后因炎性渗出、充血、水肿、管腔变窄而致静脉回流不畅,甚至阻塞。

(3)静脉炎分级。按症状轻重分为5级:0级只有局部不适感,无其他异常;1级静脉周围有硬结,可有压痛,但无血管痛;2级不但局部不适,而且穿刺点发红,滴速加快时出现血管痛;3级穿刺点发红,并扩展5cm左右;4级穿刺局部明显不适,输液速度突然减慢,穿刺点皮肤发红,并扩展5cm以上;5级除具有4级症状以外,还在拔针时针尖可见脓液。临床上一般以2~4级常见。

3. 预防措施

(1)严格执行无菌技术操作原则和手卫生原则,避免操作中的各种污染,严防输液微粒进入血管;穿刺后妥善固定,以防针头摆动损伤静脉;长期输液者,有计划地更换输液部位,注意保护静脉,切忌在同一条血管的相同部位反复穿刺。

(2)一般情况下,最好选用上肢静脉输液,严禁在瘫痪的肢体输注药液。输入刺激性强的药物时,尽量选用粗血管。

(3)输入非生理pH值药液时,适当加入缓冲剂,使pH值接近7.4为宜。输注氨基酸类或其他高渗药液时,应与其他液体混合后缓慢输入,使其充分稀释。

(4)严格控制药物的浓度和输液速度。

(5)严格掌握药物配伍禁忌,联合用药时,每瓶药液以不超过2~3种药物为宜。

(6)尽量避免选择下肢静脉留置针,如特殊情况或病情需要在下肢静脉穿刺,输液时可抬高下肢20°~30°,加快血液回流,缩短药物和液体在下肢静脉的滞留时间,减轻血管刺激。

(7)每日对穿刺部位进行观察,敷料出现潮湿、松动或污染时及时更换,针眼周围皮肤用碘伏、酒精消毒后盖以无菌纱布或者无菌、透明、透气的敷料。用75%酒精棉签消毒时应避开穿刺点,以免引起化学性静脉炎。连续输液者每日更换输液器一次。

4. 处理措施

（1）一旦发生静脉炎，应立即停止输液或拔出导管，将患肢抬高、制动。

（2）对穿刺部位进行消毒，根据情况局部进行处理：局部应用抗生素药膏或湿热敷、50%硫酸镁湿热敷、如意金黄散外敷、云南白药外敷、仙人掌捣烂外敷、金果榄浸液湿敷、大黄研磨成粉外敷、六合丹外敷、七厘散外敷、湿润烧伤膏外涂等。

（3）如合并全身感染，应用抗生素治疗。

（4）如有脓性分泌物，取分泌物进行细菌培养。

四、空气栓塞

1. 发生原因　输液导管内空气未排尽；导管连接不严密；加压输液时护士未在旁守护，液体输完后未及时换液或拔针；使用微量泵输液时发生输液失控；更换药液时空气进入静脉，形成空气栓子。空气栓子随血液进入右心房，再进入右心室造成空气栓塞。

2. 临床表现

（1）突发性胸闷、胸骨后疼痛、眩晕、血压下降，随即呼吸困难、严重发绀、有濒死感，听诊心脏有持续的"水泡声"。

（2）如进入的空气量少，到达毛细血管时发生堵塞，损害较小；如进入的空气量大，则在右心室内阻塞肺动脉入口，引起严重缺氧而立即死亡。

3. 预防措施

（1）穿刺前排尽输液管及针头内的空气。输液前注意检查输液器各连接处是否紧密，有无松脱。

（2）输液过程中加强观察，及时更换药液，输液完毕及时拔针。加压输液时应有专人看护。

4. 处理措施

（1）一旦发现空气进入体内，立即夹闭静脉管路，防止空气进一步进入。

（2）立即置患者于左侧卧位和头低足高位，该体位有利于气体浮向右心室尖部，避免阻塞肺动脉入口，随着心脏的舒缩，空气被血液打成泡沫，分次小量进入肺动脉内，最后逐渐被吸收。

（3）通知医生，做好抢救准备。

（4）有条件者可通过中心静脉导管抽出空气。

（5）立即给予高流量氧气吸入，提高患者的血氧浓度，纠正缺氧状态。

（6）严密观察患者病情变化，如有异常，应及时对症处理。

（7）做好护理记录，观察病情变化。

五、血栓栓塞

1. 发生原因

(1)长期静脉输液造成血管壁损伤及静脉炎,致使血小板黏附于管壁,激活一系列凝血因子而发生凝血致血栓形成。

(2)静脉输液中的液体被不溶性微粒污染,可引起血栓栓塞。特别是脑血栓、动脉硬化患者,由于其血脂高、血黏度大,当不溶性微粒进入静脉血管时,使血液中的脂质以不溶性微粒为核心,不断包裹形成血栓病灶。不溶性微粒是指输入液体中的非代谢性颗粒杂质,直径在 $1\sim15\mu m$,少数可达 $50\sim300\mu m$。其产生可由于输液器与注射器具不洁净;在输液前准备工作中的污染,如切割安瓿、开瓶塞,加药过程中反复穿刺溶液以及瓶橡胶塞及输液环境不洁净等导致。

2. 临床表现 根据不溶性微粒的大小、形状、化学性质以及堵塞人体血管的部位、血运阻断的程度和人体对微粒的反应而表现不同。不溶性微粒过多过大,可直接堵塞血管,引起局部血管阻塞,致局部红、肿、热、痛、压痛、静脉条索状改变。不溶性微粒进入血管后,红细胞聚集在微粒上,形成血栓,引起血管栓塞。如阻塞严重致局部血液供应不足,组织缺血、缺氧,甚至坏死。

3. 预防措施

(1)避免长期大量输液。

(2)为患者行静脉穿刺后,应用随车消毒液洗手,方能为下一个患者穿刺,以减少细菌微粒的污染。配药室采用净化工作台,过滤清除空气中的尘粒,净化空气,减少微粒污染,有条件者采用静脉药物配置中心集中配置液体。

(3)正确切割安瓿,切忌用镊子等物品敲开安瓿。在开启安瓿前,以75%乙醇擦拭颈段可有效减少微粒污染。

(4)正确抽吸药液,抽药操作时不能横握注射器,即"一把抓",应采用正确的抽吸方法。抽药的注射器避免反复多次使用;抽吸时安瓿不应倒置,针头应置于安瓿的中部。向输液瓶内加药或注射时,应将针管垂直静止片刻,可使微粒沉淀于针管内,再缓缓注入,以减少微粒进入体内。

(5)正确选择加药针头,加药针头一般选择 $9\sim12$ 号侧孔针,并尽量减少针头反复穿刺橡胶瓶塞,可明显减少橡胶微粒的产生。

(6)输液终端滤器可截留任何途径污染的输液微粒,是解决微粒危害的理想措施。

4. 处理措施 发生血栓栓塞时,应抬高患肢、制动,并停止在患肢输液。

局部热敷，做超短波理疗或 TDP 灯照射，每日 2 次，每次 15~20 分钟。严重者手术切除血栓栓子。

六、疼痛

1. 发生原因　在静脉输注某些药物如氯化钾、抗生素、化疗药物等过程中，因所输入的药液本身对血管的刺激或因输注速度过快，可引起输注部位不同程度的疼痛。药液漏出血管外，导致皮下积液，引起局部疼痛。

2. 临床表现

（1）药液滴入后，患者感觉输液针头周围剧烈疼痛，继而出现红肿。

（2）患者往往需忍痛坚持治疗或因疼痛难忍而停止输液，若因药液外漏引起，穿刺部位皮肤可见明显肿胀。

3. 预防措施

（1）注意药液配制的浓度，输注对血管有刺激性药液时，宜选择大血管进行穿刺，并减慢输液速度。

（2）输液过程中加强巡视，避免穿刺肢体剧烈运动，若有外渗，及时处理。

4. 处理措施

（1）采用小剂量利多卡因静脉注射，以减轻静脉给药引起的疼痛。

（2）若发现液体漏出血管外，局部皮肤肿胀，应予拔针并另选部位重新穿刺。

（3）局部予以热敷，肿胀可自行消退。

七、败血症

1. 发生原因

（1）输液系统被细菌或真菌等病原微生物污染，输液后引起严重的医院内感染败血症。

（2）穿刺点局部细菌繁殖并随导管反复移动被带入体内及导管头端。导管败血症的常见病原有金黄色葡萄球菌、表皮葡萄球菌，此外，还有真菌、念珠菌等。

（3）营养液在配制过程中被病原菌污染或输液管道系统的连接处密封不严，使病原菌进入静脉，导致败血症。

2. 临床表现　输液过程中突然出现畏寒、寒战、高热、剧烈恶心、呕吐、腰痛、发绀、呼吸及心率增快，有的患者出现四肢厥冷、血压下降、神志改变，而全身各组织器官又未能发现明确的感染源。

3. 预防措施

（1）配制药液或营养液、导管护理等操作严格遵守无菌技术操作原则。

（2）采用密闭式一次性医用塑料输液器。

（3）认真检查输入液体的质量、透明度、溶液瓶有无裂痕、瓶盖有无松动、瓶签字迹是否清晰及有效期等。

（4）输液过程中经常巡视，观察患者情况及输液管道有无松脱等。

（5）严禁自导管取血化验，与导管相连接的输液系统 24 小时更换 1 次，每日消毒并更换敷料。

4. 处理措施　发生输液败血症后，立即弃用原补液，重新建立静脉通道，给予哌拉西林、头孢曲松或头孢他啶联合阿米卡星等氨基糖苷类抗生素治疗。合并休克者，另建立一条静脉通道，给予低分子右旋糖酐扩容，以间羟胺、多巴胺等血管活性药物维持血压；有代谢性酸中毒者，以 5% 碳酸氢钠纠正酸中毒。

八、神经损伤

1. 发生原因　穿刺时患者不配合或穿刺不当误伤神经血管，一些对血管、神经有刺激性的药液漏出血管外也可引起神经损伤。

2. 临床表现　穿刺部位肿胀、淤血或伴有发冷、发热、局部疼痛、不能触摸，根据损伤神经的部位，可出现相应关节功能受限。

3. 预防措施

（1）输注对血管、神经有刺激性的药液，先用等渗盐水行静脉穿刺，确定针头在血管内后再连接输液器，输液过程中严密观察药液有无外漏。

（2）静脉穿刺时，尽可能选择手背静脉，熟悉手部神经与血管的解剖结构与走向，进针的深度应根据患者体型胖瘦及血管显露情况而定，尽可能一次成功。长期输液患者应经常更换输液部位，保护好血管。

4. 处理措施　输液部位发生红肿、硬结后，严禁热敷，可用冷敷，每日 2 次；桡神经损伤后，患肢不宜过多活动，可用理疗、红外线超短波照射，每日 2 次，也可肌内注射维生素 B_{12} 500μg、维生素 B_1 100mg，每日 1 次。

九、静脉穿刺失败

1. 发生原因

（1）操作技术不熟练。

（2）静脉穿刺时见回血后，送针时没掌握好角度，针尖又穿破血管壁，在退针芯向血管内推送外套管时，外套管一部分在血管内，其尖端已通过穿破的血管壁进入血管下深层组织。虽然穿刺见回血，仅仅是针尖斜面的一部分或者是针尖斜面进入血管，外套管体的尖端并没有随针芯进入血管，所以外套管不容易送进血管内。

(3)反复在皮下穿刺寻找静脉,致外套管尖端边缘破损或边缘外翻,虽然针尖斜面进入静脉,已破损或外翻的套管尖端无法随针尖进入静脉,即使进入静脉,已破损的外套管尖端极易损伤血管。

2. 临床表现　针头未穿入静脉,无回血,推注药物有阻力,输液点滴不畅,甚至不滴;或针尖斜面一半在管腔外,药液溢出至皮下,局部疼痛及肿胀。

3. 预防措施

(1)严格检查静脉留置针包装及质量(包装有破损或过期不能使用,如果外套管体脆性大、不柔软,易从外套管根部断裂,尖端不圆钝容易外翻或破损)。

(2)使用静脉留置针操作时要稳,进针时要快、准确,避免在皮下反复穿刺,减少血管内膜损伤;固定要牢固,防止术中因躁动而脱出。

(3)穿刺时操作者除了观察是否有回血外,还要注意体会针尖刺入血管时的"落空感",以此来判断是否进入血管,不要盲目地进针或退针。

(4)穿刺见回血后要平行缓慢顺血管的方向进针 $0.1 \sim 0.2 cm$,使外套管的尖端进入血管内,再轻轻向内推送外套管。

(5)见回血后顺血管方向边退针芯边向血管内推入外套管时,不能将外套管全部送入,如果有阻力,不要强行向内推送,应观察静脉是否有较大弯曲或者是否有静脉瓣等,如果证实外套管确实在血管内,而且一部分已进入静脉,不一定全部推入,也可固定。

4. 处理措施　一旦穿刺失败,须拔出针头,更换针头后重新进行穿刺。

十、药液外渗性损伤

详见"静脉注射法操作并发症预防与处理"。

十一、导管阻塞

1. 发生原因

(1)穿刺前准备不充分。

(2)穿刺时未及时回抽。

(3)输液或输血完毕未及时发现,导致血液回流至导管并凝固,造成导管阻塞。

2. 临床表现　推药阻力大,无法将注射器内的药液推入体内。静脉点滴不畅或不滴。有时可见导管内凝固的血液。

3. 预防措施　穿刺前要连接好输液装置,穿刺时要及时回抽,穿刺后要加强巡视,及时发现问题并处理。

4. 处理措施　一旦发生导管阻塞,可使用注射器回抽后尝试推注 0.9%

氯化钠溶液冲洗导管,如阻力较大,不可强行推注。经处理导管仍不通畅,则需拔管重新进行穿刺。

十二、注射部位皮肤损伤

1. 发生原因

(1)因各种原因造成体内水钠潴留而发生肢体水肿,仍采用常规的方法处理则极易在胶布周围出现水疱,有些患者尽管皮肤外观无异样改变,但在输液结束揭取胶布时也易造成皮肤损伤。

(2)皮肤敏感者,如婴幼儿、过敏体质,尤其是对胶布过敏者,也易造成皮肤损伤。

(3)输液时间太长。随着输液时间的延长,胶布与皮肤的黏度不断增加,在揭取胶布的外力作用下,易发生皮肤创伤。

2. 临床表现 胶布敷贴周围皮肤潮红、烧灼感,出现水疱,或在揭取胶布时出现表皮撕脱。

3. 预防措施

(1)改用一次性输液胶布取代以往的胶布,避免对氧化锌过敏所致的皮肤损伤。

(2)对于水肿及皮肤敏感的患者,在静脉穿刺成功后,针尖处压一无菌棉球,将备用的输液固定带与穿刺针呈直角环形绕过穿刺部位的肢体,以刚刚露出针柄的根部为准,松紧以针头不左右移动、患者感觉舒适无压迫感为宜,然后用胶布从针柄下通过,采用常规方法贴于输液管上,再用另一胶布将输液管固定于弹力绷带上即可。

(3)在输液结束揭取胶布时,动作要缓慢、轻柔,一手揭取胶布,一手按住患者与胶布粘贴的皮肤,慢慢分离、揭取,以防止表皮撕脱。

4. 处理措施 如发生表皮撕脱,注意保持伤口干燥,每天用2%碘伏或安尔碘消毒伤口2~3次。

第二十一节 浅静脉留置针输液法操作并发症预防与处理

一、液体外渗

1. 发生原因

(1)穿刺不当,穿破血管,使药液漏出血管外。

(2)患者躁动、针头固定不牢,致药液外渗。

（3）血管弹性差、血管过细、穿刺不顺利、药物滴注速度过快，导致液体外渗。

（4）药物因素。药物的酸碱度、渗透压、药物浓度、药物本身的毒性作用及速发型超敏反应等，使血管壁增厚、内皮细胞破坏、血管内淤血、周围组织炎症及水肿等。

（5）物理因素。环境温度，溶液中不溶性微粒的危害，输液量、温度、速度、时间、压力与静脉管径及舒缩状态是否相符，针头对血管的刺激等。

（6）血管因素。患者末梢循环不良，毛细血管通透性高，虽穿刺成功，但仍有液体外渗。

（7）感染因素和静脉炎。微生物侵袭引起的静脉炎及物理、化学因素引起的静脉炎都可使血管通透性增高而致外渗。

2. 临床表现　药液溢出至皮下，局部疼痛及肿胀，局部皮肤发白、发凉、皮肤紧绷、水肿。

3. 预防措施

（1）选择粗直、血流丰富、无静脉瓣的血管穿刺，加强技术训练，提高穿刺成功率。

（2）穿刺成功后用无菌透明敷料妥善固定导管，防止因患者躁动而脱出。

（3）嘱患者避免留置针侧肢体过度活动，勿使肢体受压，必要时可适当约束肢体，穿刺部位上方衣服勿过紧。

（4）加强对穿刺部位的观察及护理，经常询问患者有无不适。

（5）使用静脉留置针操作前要严格检查静脉留置针质量，有问题则不能使用；操作时要稳，进针要快、准确，避免在皮下反复穿刺，减少对血管内膜的损伤。

（6）穿刺见回血后平行缓慢顺血管的方向进针 0.1~0.2cm，使外套管的尖端进入血管内，再轻轻向内推送外套管。如果推送有阻力，不要强行用力向内推送，观察静脉是否有较大弯曲或者是否有静脉瓣等，如果证实外套管确实在血管内，而且一部分已进入静脉，不一定全部推入，也可固定。

4. 处理措施　一旦外渗，须拔出针头，另换留置针后重新穿刺。

二、导管阻塞

1. 发生原因

（1）胃肠外营养液输注后导管冲洗不彻底。

（2）输液完毕未及时发现，或输液期间输液肢体下垂，导致血液回流至导管内并凝固，造成导管阻塞。

（3）冲封管溶液种类及用量选择不当、封管手法不正确、封管速度及时间不恰当等，导致导管阻塞。

（4）患者凝血功能异常。

（5）导管受压，针头斜面紧贴血管壁等。

2．临床表现

（1）静脉点滴不畅或不滴。

（2）冲管有阻力或无法冲管，不能抽吸回血。

（3）有时可见导管内有凝固的血液。

3．预防措施

（1）使用带有过滤器的输液装置；正确选择穿刺点、正确固定导管，预防导管打折、移动或滑出。

（2）输液期间加强巡视，防止液体滴空，防止血液回流。注意观察输液的速度，滴速减慢或不滴时应及时查明原因，如导管受压、针头斜面紧贴血管壁等，应及时处理。

（3）静脉输入胃肠外营养液后应彻底冲洗导管；减少药物联合输注，注意药物配伍禁忌；多种药物输注时，两种药物之间一定要用生理盐水充分冲管。

（4）采用正压封管的手法，并且夹闭延长管，确保正压效果。

（5）选择正确的封管液种类、剂量，掌握封管技巧及时间；有条件者可使用无针密闭输液接头。输液时尽量避免输液肢体下垂，以免由于重力作用造成回血堵塞导管。

（6）对高凝状态的患者，可适当增加封管液的浓度，增加封管次数。

4．处置措施

（1）可尝试推注少量生理盐水冲洗导管，如若阻力较大，不可强行推注，以免将形成的血栓推入血流中造成栓塞。

（2）如清理失败，须拔出并更换针头重新穿刺。

三、静脉炎

1．发生原因

（1）参见"静脉输液法操作并发症预防与处理"中"静脉炎"的原因分析。

（2）留置针过期、包装破损等引起局部静脉感染。

（3）穿刺时，皮肤消毒范围不够；套管脱出再送入血管。

（4）输入刺激性、高分子液体后，未彻底冲封管；导管留置时间过长。

2．临床表现

（1）输液部位发红、肿胀、灼热，伴有或不伴有疼痛，有明显的束缚感，沿静脉走向出现条索状改变，触诊时静脉发硬、无弹性。有时伴有畏寒、发热等全身症状。静脉炎分为机械性静脉炎、化学性静脉炎、细菌性静脉炎和血栓性静脉炎。

（2）发病后因炎性渗出、充血、水肿、管腔变窄而致静脉回流不畅，甚至阻塞。

3. 预防措施

（1）严格执行无菌技术操作，穿刺前严格检查留置针的包装及有效期，如有破损及过期则禁用。

（2）合理选择血管，选用粗直、富有弹性的静脉，穿刺时尽可能从血管远端开始，避开关节、静脉瓣等部位。一般情况下，最好选用上肢静脉输液，尽量避免选择下肢静脉置留置针，如特殊情况或病情需要在下肢静脉穿刺，输液时可抬高下肢 20°～30°，加快血液回流，缩短药物和液体在下肢静脉的滞留时间，减轻其对下肢静脉的刺激。严禁在瘫痪的肢体行静脉穿刺和补液。输入刺激性强的药物时，尽量选用粗血管。长期输液者，有计划地更换输液部位，注意保护静脉。

（3）根据所用药物或溶液的类型、pH 值、渗透压、浓度、剂量、给药速度等，选择适当的输注途径。

（4）避免操作中的各种污染，严防输液微粒进入血管，选用精密过滤输液器，以减少微粒污染液体所致的静脉炎。

（5）提高穿刺技术，争取一次成功；穿刺时，皮肤消毒范围要符合要求；套管脱出勿再送入血管。穿刺时进针速度与角度要适当，避免损伤静脉内膜；穿刺后妥善固定，以防针头摆动损伤静脉。

（6）输入非生理性 pH 值药液时，适当加入缓冲剂，使 pH 值尽量接近 7.4。输注氨基酸类或其他高渗药液时，应与其他液体混合后缓慢输入使其充分稀释。

（7）严格控制药物的浓度和输液速度。

（8）输入刺激性、高分子液体后，立即用生理盐水冲管。

（9）严格控制导管留置时间。使用外周静脉留置针期间，加强护理，如敷料卷边、潮湿应及时更换。连续输液者每日更换输液器一次。

（10）严格掌握药物配伍禁忌，每瓶药液联合用药，以不超过 2～3 种为宜。

（11）营养不良、免疫力低下的患者，应加强营养，增强机体对血管壁创伤的修复能力和对局部炎症的抗炎能力。

4. 处置措施　参照"静脉输液法操作并发症预防与处理"中"静脉炎"的处置方法。

第二十二节　静脉输血法操作并发症预防与处理

一、非溶血性发热反应

1. 发生原因

（1）外来性或内生性致热原，如蛋白质、细菌的代谢产物或死菌等，污染保养液或输血用具，输血后即可引起发热反应。

（2）免疫反应。患者血内有白细胞凝集素、白细胞抗 HLA（人类白细胞抗原）、粒细胞特异性抗体或血小板抗体，输血时对所输入的白细胞和血小板发生作用，引起发热。主要出现在反复输血的患者或经产妇中。

2. 临床表现　发生在输血过程中或输血后 1～2 小时，初起发冷或寒战，继之体温逐渐上升，可高达 39℃～40℃，伴有皮肤潮红、头痛、恶心、呕吐等症状，多数患者血压无变化。症状持续时间长短不一，多于数小时内缓解，少有超过 24 小时者。少数反应严重者可出现抽搐、呼吸困难、血压下降甚至昏迷。

3. 预防措施

（1）严格管理血库保养液和输血用具，采用无热原技术配制保养液，严格清洗、消毒采血和输血用具或用一次性输血器，可去除致热原。

（2）输血前进行白细胞交叉配血试验，选用洗涤红细胞或用尼龙滤柱过滤血液，移除大多数粒细胞和单核细胞可以减少免疫反应所致的发热。

4. 处理措施

（1）反应轻者，可减慢滴速；严重者立即停止输血，所使用的血液废弃不用。如病情需要，可另行配血输注。

（2）遵医嘱给予抑制发热反应的药物如阿司匹林，首次剂量 1g，然后每小时 1 次，共 3 次；伴寒战者给予抗组胺药物如异丙嗪 25mg 或派替啶 50mg 等对症治疗；严重者给予肾上腺皮质激素。

（3）对症处理。高热时给予物理降温，畏寒、寒战时应保暖，给予热饮料、热水袋、加盖厚被等积极处理。严密观察体温、脉搏、呼吸和血压的变化并记录。

（4）将输液器、剩余血制品连同贮血袋一并送检。

二、过敏反应

1. 发生原因

（1）输入的血液中含有致敏物质（如献血员在献血前 4 小时之内曾用过可

致敏的药物或食物)。

(2)患者为过敏体质,输入血液中的异体蛋白质同过敏机体组织细胞结合,形成完全抗原而致敏所致。

(3)多次输血的患者,体内可产生过敏性抗体,抗原和抗体相互作用而产生过敏反应。

2. 临床表现　多数患者发生在输血后期或即将结束时,也可在输血刚开始时发生。表现轻重不一,轻者出现皮肤局限性或全身性红斑、荨麻疹和瘙痒、轻度血管神经性水肿(表现为眼睑、口唇水肿);严重者出现咳嗽、呼吸困难、喘鸣、面色潮红、腹痛、腹泻、神志不清、休克等症状,可危及生命。

3. 预防措施

(1)勿选用有过敏史的献血者。

(2)献血者在采血前4小时内不宜吃高蛋白、高脂肪饮食,宜食用少量清淡饮食或糖水。

(3)输血前详细询问患者的过敏史,了解患者的过敏原,既往有输血过敏史者应尽量避免输血,若确实因病情需要输血时,应输注洗涤红细胞或冰冻红细胞,输血前半小时口服抗组胺药或使用类固醇类药物。

4. 处理措施

(1)患者仅表现为局限性皮肤瘙痒、荨麻疹或红斑时,可减慢输血速度,不必停止输血。口服抗组胺药如苯海拉明25mg,继续观察;反应重者须立即停止输血,保持静脉畅通,严密观察患者的生命体征,根据医嘱给予0.1%肾上腺素0.5~1ml皮下注射。

(2)过敏反应严重者,注意保持呼吸道通畅,立即予以高流量吸氧;有呼吸困难或喉头水肿时,应及时行气管插管或气管切开,以防窒息;遵医嘱给予抗过敏药物,如盐酸异丙嗪25mg肌内注射、地塞米松5mg静脉注射;必要时行心肺功能监护。

三、溶血反应

1. 发生原因

(1)输入异型血,即供血者和受血者血型不符,造成血管内溶血,一般输入10~15ml即可产生症状。

(2)输血前红细胞已被破坏发生溶血。如血液贮存过久、保存温度不当(血库冰箱应恒温4℃)、血液振荡过剧、血液内加入高渗或低渗溶液或影响pH值的药物、血液受到细菌污染等,均可导致红细胞被大量破坏。

(3)Rh因子所致溶血。人类红细胞除含有A、B凝集原外,还有另一种凝集原，称 Rh 因子。汉族人口 99% 为阳性，1% 为阴性。Rh 阴性者接受 Rh 阳性血液后，其血清中产生抗 Rh 阳性抗体，当再次接受 Rh 阳性血液时可发生溶血反应。一般在输血后 1～2 小时发生，也可延迟至 6～7 天后出现症状。

（4）输入未被发现的抗体致延迟性溶血反应。

2. 临床表现

（1）溶血反应为输血中最严重的反应。开始阶段，由于红细胞凝集成团，阻塞部分小血管，可引起头胀痛、面部潮红、恶心、呕吐、心前区压迫感、四肢麻木、腰背部剧烈疼痛和胸闷等症状。中间阶段，由于凝集的红细胞发生溶解，大量血红蛋白散布到血浆中，可出现黄疸和血红蛋白尿，同时伴有寒战、高热、呼吸急促和血压下降等症状。最后阶段，由于大量血红蛋白从血浆中进入肾小管，遇酸性物质变成结晶体，致使肾小管阻塞；又因为血红蛋白的分解产物使肾小管内皮缺血、缺氧而坏死脱落，进一步加重肾小管阻塞。患者出现少尿、无尿等急性肾衰竭症状，严重者可迅速死亡。

（2）溶血程度较轻的延迟性溶血反应可发生在输血后 7～14 天，表现为不明原因的发热、贫血、黄疸和血红蛋白尿等。

（3）可伴有出血倾向，引起出血。

3. 预防措施

（1）认真做好血型鉴定和交叉配血试验。

（2）加强工作责任心，严格核对患者和供血者姓名、血袋号和配血报告有无错误，采用同型输血。

（3）采血时要轻拿轻放，运送血液时不要剧烈振荡；严格观察储血冰箱温度，并详细记录，严格执行血液保存制度，不可采用变质血液。

4. 处理措施

（1）一旦怀疑发生溶血，应立即停止输血，维持静脉通路，及时报告医生。

（2）溶血反应发生后，立即抽取受血者静脉血，加肝素抗凝剂，分离血浆，观察血浆色泽，若呈粉红色，可协助诊断，同时测定血浆游离血红蛋白量。

（3）核对受血者与供血者姓名和 ABO 血型、Rh 血型。用保存于冰箱中的受血者与供血者血样、新采集的受血者血样、血袋中血样，重做 ABO 血型、Rh 血型、不规则抗体及交叉配血试验。

（4）抽取血袋中的血液做细菌学检验，以排除细菌污染反应。

（5）维持静脉通路，以备抢救时静脉给药。

（6）口服或静脉滴注碳酸氢钠，以碱化尿液，防止或减少血红蛋白结晶阻塞肾小管。

（7）双侧腰部封闭，并用热水袋热敷双侧肾区或双肾超短波透热疗法，以解除肾血管痉挛，保护肾脏。

（8）严密观察生命体征和尿量、尿色的变化并记录。同时做尿血红蛋白测定。对少尿、无尿者，按急性肾衰竭护理。如出现休克症状，给予抗休克治疗。

四、循环负荷过重

1. 发生原因　由于输血速度过快，短时间内输入过多血液，使循环血容量急剧增加，心脏负荷过重而引起心力衰竭和急性肺水肿。多见于心脏代偿功能减退的患者，如心脏病、老年、幼儿或慢性严重贫血患者（红细胞减少而血容量增多者）。

2. 临床表现

（1）表现为输血过程中或输血后突发头部剧烈胀痛、胸闷、呼吸困难、发绀、咳嗽、咳大量血性泡沫痰，严重者可导致死亡。

（2）查体见患者常端坐呼吸、颈静脉怒张，听诊肺部有大量水泡音，中心静脉压升高。

（3）胸部 X 线片显示肺水肿影像。

3. 预防措施

（1）严格控制输血速度和短时间内输血量，对心、肺疾病患者或老年人、儿童尤应注意。

（2）心理护理，耐心向其解释检查和治疗的目的，以减轻患者的焦虑和恐惧。

4. 处理措施

（1）出现肺水肿症状，立即停止输血，及时与医生联系，配合抢救。协助患者取端坐位，两腿下垂，以减少回心血量，减轻心脏负担。

（2）加压给氧，可使肺泡内压力增高，减少肺泡内毛细血管渗出液的产生；同时给予 20%～30% 乙醇湿化吸氧，因乙醇能降低肺泡内泡沫的表面张力，使泡沫破裂消散，从而改善肺部气体交换，迅速缓解缺氧症状。但要注意吸入时间不可过长，以免引起乙醇中毒。

（3）遵医嘱给予镇静、镇痛、利尿、强心、血管扩张剂等药物治疗以减轻心脏负荷。同时应严密观察病情变化并记录。

（4）清除呼吸道分泌物，保持呼吸通畅，定时给患者拍背，协助排痰，并指导患者进行有效呼吸。

（5）必要时用止血带进行四肢轮扎，即用止血带或血压计袖带适当加压，每隔 5～10 分钟轮流放松一侧肢体的止血带，可有效地减少静脉回心血量，待症状缓解后，逐步解除止血带。

五、出血倾向

1. 发生原因

(1) 稀释性血小板减少。库存血取出超过 3 小时，血小板存活指数仅为正常的 60%，24 小时及 48 小时后，分别降为 12% 和 2%，若大量输入无活性血小板的血液，会导致稀释性血小板减少症。

(2) 凝血因子减少。库存血液中，血浆中第 Ⅴ、Ⅵ、Ⅺ 因子都会减少。

(3) 枸橼酸钠输入过多。枸橼酸盐与钙离子结合，使钙离子数量减少，从而导致凝血功能障碍。

(4) 弥散性血管内凝血 (DIC)、输血前使用过右旋糖酐等扩容剂等。

(5) 长期反复输血。

2. 临床表现　患者创面渗血不止或手术野渗血不止，手术后持续出血；非手术部位皮肤、黏膜出现紫癜、瘀斑、鼻出血、牙龈出血、血尿、消化道出血、静脉穿刺处出血等。凝血功能检查可发现凝血酶原时间 (PT)、活化部分凝血酶时间 (APTT)、PLT (血小板) 明显降低。

3. 预防措施

(1) 短时间内输入大量库存血时应严密观察患者意识、血压、脉搏等变化，注意皮肤、黏膜或手术伤口有无出血。

(2) 尽可能地输注保存期较短的血液，情况许可时每输库存血 3~5U，应补充鲜血 1U。每输 1500ml 库存血即给予新鲜血 500ml，以补充凝血因子。

4. 处理措施

(1) 若发现出血表现，首先排除溶血反应，立即抽血做出血、凝血项目检查。

(2) 查明原因，输注新鲜血、血小板悬液，补充各种凝血因子。

六、枸橼酸钠中毒反应

1. 发生原因　大量输血的同时输入大量枸橼酸钠，如肝功能不全，枸橼酸钠尚未氧化即和血中游离钙离子结合而使血液中钙离子浓度下降，导致凝血功能障碍、毛细血管张力减低、血管收缩不良和心肌收缩无力等。

2. 临床表现　手足搐搦、出血倾向、血压下降、心率减慢，甚至心搏骤停；心电图示 Q-T 间期延长，ST 段延长，T 波低平倒置；血液化验血清钙小于 2.2mmol/L。

3. 预防与处理

(1) 严密观察患者的反应，慎用碱性药物，注意监测血气和电解质化验结果，以维持体内水、电解质和酸碱平衡。

（2）每输注库存血 1000ml，须按医嘱静脉注射 10％葡萄糖酸钙或氯化钙 10ml，以补充钙离子。

七、细菌污染反应

1．发生原因

（1）采血袋、保养液及输血器具未消毒或消毒不彻底。

（2）献血者皮肤未经严格消毒或在有化脓病灶的皮肤处穿刺采血，或献血者有菌血症。

（3）采血环境无菌状况不符合要求，采血后针头帽拔出过早使空气进入采血袋。

2．临床表现　烦躁不安、剧烈寒战，继之高热、呼吸困难、发绀、腹痛，可出现血红蛋白尿和急性肾衰竭、DIC、中毒性休克等。

3．预防措施

（1）采血到输血的全过程，各个环节都要严格遵守无菌操作。

（2）血袋内血制品变色或混浊、有絮状物和较多气泡等任何可疑迹象，均可以认为有细菌污染可能而废弃不用。

4．处理措施

（1）一旦发现，立即停止输血，及时通知医生。

（2）剩余血和患者血标本送化验室，做血培养和药敏试验。

（3）定时测量体温、脉搏、呼吸和血压，高热者给予物理降温。

（4）准确记录出入液量，严密观察病情变化，早期发现休克症状。

（5）积极配合抗休克、抗感染治疗。

八、低体温

1．发生原因　输入的血液温度过低，或输血过快、过量。

2．临床表现　患者出现寒冷或寒战，皮肤冰冷，心律失常，监测体温下降至30℃左右。

3．预防措施

（1）将大量备用的库存血放在温度适宜的环境中自然升至室温再输入，也可以用热水袋加温输血的肢体。

（2）大量、快速输血时将房间温度控制在24℃～25℃。

4．处理措施

（1）注意给患者保温，避免不必要的躯体暴露；输血过程中使用温热的盐水作为冲洗液。

（2）密切观察并记录患者的体温变化。使用能测量35.5℃以下温度的体温计。

（3）采取升高室温、使用加温设备等其他保暖措施。

九、疾病传播

1. 发生原因

（1）献血员患有感染性疾病，如乙型或丙型病毒性肝炎、艾滋病等，未能被检出，患者误用了带有病原体的血液。

（2）采血、贮血、输血操作过程中血液被污染。

2. 临床表现　输血后一段时间，出现经输血传播的相关疾病的临床表现。常见的疾病有乙型肝炎和丙型肝炎、艾滋病、巨细胞病毒感染、梅毒、疟疾、EB病毒、HTV（人类-淋巴细胞病毒）感染、黑热病、回归热、丝虫病和弓形体病等。

3. 预防措施

（1）严格掌握输血适应证，非必要时应避免输血。

（2）杜绝传染病患者和可疑传染病者献血。

（3）严格对献血者进行血液和血液制品检测，如HBsAg（乙型肝炎表面抗原）、抗HBc以及抗HIV（人类免疫缺陷病毒）等检测。

（4）在血液制品生产过程中采用加热或其他有效方法灭活病毒。

（5）鼓励自体输血。

（6）严格对各类器械进行消毒，在采血、贮血和输血操作的各个环节，严格执行无菌操作。

4. 处理措施　对已出现输血传染疾病者，报告医生，因病施治。

十、液血胸

1. 发生原因　多见于外科手术后留置颈静脉套管针的患者，经套管针输入血液，由于医护人员穿刺技术不熟练或患者烦躁不安、不能配合等原因，导致套管针穿破静脉管壁并进入胸腔，使输注的血液进入胸腔所致。

2. 临床表现　进行性呼吸困难，口唇及皮肤发绀；查体可见患侧胸部肿胀、隆起、呼吸运动减弱；纵隔向健侧移位，叩诊由浊音到实音，呼吸音减弱或消失。X线胸片可明确诊断。

3. 预防措施

（1）输血前向患者做好解释工作，取得合作。对烦躁不安者，穿刺前予以镇静剂。同时，提高医务人员留置套管针的穿刺水平。

（2）输血前认真检查留置套管针有无外漏，确定无外漏后方可输血。

4. 处理措施

（1）疑有外漏者，立即取下输血管，用注射器接套管针反复回抽，如未见回血，迅速拔出套管针。

（2）已发生液血胸者，用注射器在右胸第二肋下穿刺，可取得血性胸液。立即行胸腔闭式引流，留取引流液化验，并按胸腔闭式引流术进行护理。

（3）改用其他静脉通路，继续输血、输液。

（4）严密观察患者病情变化，监测血压、脉搏、呼吸、血氧饱和度，并记录。

十一、空气栓塞

1. 发生原因

（1）输血导管内的空气未排尽。

（2）导管连接不紧，有缝隙。

（3）加压输血时，无人在旁看守。

2. 临床表现　随进入的气体量多少不同，临床表现不同。当有大量气体进入时，患者可突发乏力、眩晕、濒死感、胸部感觉异常不适，或有胸骨后疼痛，随即出现呼吸困难和严重发绀。

3. 预防措施

（1）输血前必须把输血管内的空气排尽，输血过程中密切观察；加压输血时应有专人守护，不得离开患者，及时更换输血袋。

（2）进行锁骨下静脉和颈外静脉穿刺时，术前让患者取仰卧位，头偏向对侧，尽量使头后仰，然后屏气，深吸气后憋住气，再用力做呼气运动。经上述途径留置中心静脉导管后，随即摄胸部 X 线平片。

（3）拔出较粗、近胸腔的静脉导管时，必须严密封闭穿刺点。

4. 处理措施

（1）若发生空气栓塞，立即停止输血，及时通知医生，积极配合抢救，安慰患者。立即为患者取左侧卧位和头低脚高位，该体位可使肺动脉的位置低于右心室，气体向上飘移到右心室尖部，避开肺动脉入口，由于心脏搏动而将空气打成泡沫，分次少量进入肺动脉内。

（2）给予高流量氧气吸入，提高患者的血氧浓度，纠正严重缺氧状态。

（3）每隔 15 分钟观察患者神志变化，监测生命体征，直至平稳。

（4）严重病例需气管插管人工通气，出现休克症状时及时行抗休克治疗。

十二、移植物抗宿主反应

1. 发生原因

(1)免疫缺陷或功能低下患者多次接受输血。

(2)免疫功能正常者,供血者的纯合子人白细胞抗原(HLA)输入受血者的杂合子 HLA 后产生的 T 细胞所引起的一种罕见的致命并发症。

2. 临床表现　输血后 7~14 天出现发热、皮肤红斑、呼吸困难、肝脾大等排斥反应表现。

3. 预防措施

(1)避免长期反复输血。

(2)尽量输入经过放射线照射的血制品,以灭活血液中的淋巴细胞。

4. 处理措施　遵医嘱应用类固醇、环磷酰胺、T 淋巴细胞抑制剂等积极抗排斥反应治疗。

第二十三节　静脉采血技术操作并发症预防与处理

一、皮下血肿

1. 发生原因

(1)拔针后局部按压时间过短(小于 5 分钟),按压部位不准确。

(2)采血时定位或进针不准确,针尖在静脉中反复进出。

(3)患者本身凝血功能下降或障碍。

(4)上肢浅静脉抽血完毕后,上衣衣袖较紧,影响静脉血回流,引起皮下出血。

2. 临床表现　穿刺部位疼痛、肿胀、有压痛,肉眼可见皮下瘀斑。

3. 预防措施

(1)合理选择血管,宜选择粗、直、充盈饱满、弹性较好的静脉,尽量做到一针见血,避免反复穿刺对血管壁的损伤。

(2)上肢静脉采血时,如贵要静脉、肘正中静脉等,若上衣袖口较紧,要求患者脱去衣袖后再采血,避免较紧的衣袖影响静脉回流,引起皮下出血。

(3)采血后询问患者有无不适并观察采血部位局部情况,发现异常及时处理。

(4)提高穿刺技术,掌握穿刺方法及技巧。

(5)采血后有效按压是预防血肿发生的有效措施。①按压时间应为 5~10 分钟,对凝血功能下降或障碍者适当延长按压时间。②按压方法正确:如果穿刺时针头经皮下直接进入血管,按压时棉签与血管走行垂直;如果针头在皮下行走一段距离后进入血管,按压时棉签应该与血管走行平行。

4. 处理措施

(1)拔针后针眼有少量出血者,予以重新按压。

(2)早期冷敷,减轻局部充血和出血,使毛细血管收缩,防止皮下出血或血肿扩大。48小时后改热敷,改善局部血液循环,减轻炎性水肿,加速吸收和消肿。

二、晕针或晕血

1. 发生原因

(1)心理因素 个别人在接受抽血时,由于情绪过度紧张、恐惧,反射性引起迷走神经兴奋、血压下降、脑供血不足而发生晕针或晕血。

(2)体质因素 空腹或饥饿状态下,患者机体处于应激状态,通过迷走神经反射,引起短暂的血管扩张、外周阻力下降、血压下降、脑血流量减少,发生晕针。

(3)患者体位 坐位姿势下接受抽血发生晕针,其原因可能与体位和血压有关。坐位时下肢肌肉及静脉张力低,血液蓄积于下肢,回心血量少,心输出血量少,收缩压下降,影响脑部供血。

(4)疼痛刺激 尤其是较难抽血的患者,反复操作对皮肤神经末梢产生刺激,引起强烈疼痛,全身神经高度紧张,反射性引起小血管扩张、血压下降、脑供血不足,发生晕针。

2. 临床表现 晕针或晕血发生时间短,恢复快,历经2~4分钟。

(1)先兆期 患者多自述头晕眼花、心悸、恶心、四肢无力。

(2)发作期 突然昏倒,意识丧失,面色苍白,四肢冰凉,血压下降,心率减慢,脉搏细弱。

(3)恢复期 神志清楚,自诉全身无力、四肢酸软,面色由白转红,四肢转温,心率恢复正常,脉搏有力。

3. 预防措施

(1)采血前应评估患者身体状况、情绪、是否进食、有无晕针或晕血史等,了解患者基本情况并做好解释工作,给予患者心理安慰。

(2)与患者交谈,了解患者的基本情况,分散患者的注意力。

(3)协助患者取适当体位、姿势,以利机体放松,尤其是易发生晕针或晕血患者可采取平卧位。

(4)熟练掌握操作技术,操作应轻柔、准确,做到一针见血,减少刺激。

4. 处理措施

（1）注意观察患者病情变化，如发生晕针或晕血，应立即停止采血，迅速将患者抬到空气流通处并吸氧。

（2）患者如为坐位，应立即改为平卧位，以增加脑部供血，指压或针灸水沟穴和合谷穴。

（3）口服葡萄糖液，适当保暖，数分钟后即可自行缓解。

（4）老年人或心脏病患者，防止发生心绞痛、心肌梗死或脑部疾病等意外。

三、误穿入动脉

1. 发生原因　部分患者上肢或下肢浅静脉无法抽血，常在股静脉抽血，这些患者常因过度肥胖或血容量不足，动脉搏动不明显，容易误抽股动脉血。

2. 临床表现　如果误抽动脉血，不用回抽血液会自动上升到注射器里。血液呈红色，比静脉血鲜红。

3. 预防措施

（1）正确掌握股静脉的解剖位置，股静脉在股动脉内侧约0.5cm处。

（2）掌握正确的穿刺方法。洗手后用消毒液消毒手指，于股三角区扪股动脉搏动或找髂前上棘和耻骨联合中点的方法进行股动脉定位，并用手指加以固定；右手持注射器，针头和皮肤呈直角或45°，在股动脉内侧0.5cm处刺入，见抽出暗红色血，表示已达股静脉。

4. 处理措施　如抽出鲜红色血液，即提示穿入股动脉，应立即拔出针头，紧压穿刺处5~10分钟，直至无出血为止，再重新穿刺抽血。

四、采血失败

1. 发生原因

（1）穿刺技术不过关。

（2）穿刺部位选择不佳。

（3）采血管负压不足。

2. 临床表现　无回血。

3. 预防措施

（1）采血者保持良好的情绪，熟悉静脉的解剖位置，提高穿刺技术。

（2）评估血管条件，尽量选择易暴露、较直、弹性好的浅表静脉。

（3）对四肢末梢循环不良的患者，可通过局部热敷等保暖措施促进血管扩张。

（4）运用真空负压静脉采血法采血时，如感觉针头进入血管却不见回血，真空负压管管帽有无松动、管壁有无裂痕，采血管负压是否充足，不应盲目拔针。

4. 处理措施　确定针头没有在静脉内，应立即拔针，重新更换针头另选静脉进行采血，不能来回多次进针或退针。

第二十四节　动脉采血技术操作并发症预防与处理

一、感染

1. 发生原因

（1）感染多由于没有严格执行无菌操作所致。

（2）置管时间过长或动脉导管留置期间未做有效消毒。

（3）动脉穿刺点完全结痂前，有污染的液体渗入针眼。

2. 临床表现　穿刺部位皮肤有红、肿、热、痛，严重者有脓肿形成；个别患者会出现全身症状如高热等。血液和导管培养有细菌生长。

3. 预防措施

（1）穿刺时严格遵守无菌原则，遵守操作规程。穿刺时怀疑有污染应立即更换用具，采取相应的应对措施。

（2）穿刺前认真选择血管，避免在有皮肤感染的部位穿刺。

（3）动脉插管患者，病情稳定后应尽快拔出动脉插管；如怀疑存在导管感染，应立即拔出导管并送检。

（4）拔出导管时，穿刺部位严格消毒，切实压迫止血后，用无菌纱布覆盖，并用弹力绷带包扎。

4. 处理措施　已发生感染者，除对因处理外，还应根据医嘱使用抗生素抗感染治疗。

二、皮下血肿

1. 发生原因

（1）短时间内反复多次在血管同一部位穿刺造成皮下渗血。

（2）对血管解剖位置及走行不熟悉，盲目进针。

（3）抽血完毕后穿刺部位按压时间及压力不够，以致血管得不到有效按压。

（4）穿刺针头太大，引起血肿。

（5）穿刺时用力过大，针头穿过血管壁，造成血肿；动脉管壁厚，易滑动，患者半小时内下床活动。老年患者血管脆性大、弹性差。

(6)操作前未评估患者的病情,对凝血功能不好或使用抗凝剂的患者抽血,按正常时间按压后,依然会出血,形成血肿。

(7)股动脉穿刺时穿刺点过高,或反复穿刺并未正确按压,引起腹腔血肿。

2. 临床表现

(1)穿刺点周围皮肤苍白、毛孔增大,皮下肿大,边界清楚。

(2)严重者穿刺点周围皮肤青紫,肿块边界不清,水肿加剧。

(3)患者局部疼痛、灼热、活动受限。

(4)股动脉反复穿刺出血引起腹腔血肿时,患者有休克的表现:皮肤湿冷、血压下降、脉搏细速等,患者自觉难以忍受的腰背痛,腹腔穿刺抽出鲜血。

3. 预防措施

(1)加强穿刺基本功训练,掌握穿刺技能。掌握进针的角度和深度,缓慢进入,防止穿破动脉后壁引起出血。

(2)避免在一个部位反复穿刺,以免引起动脉痉挛,加重对动脉的损伤程度,造成出血不止。

(3)压迫止血无效时可以加压包扎,穿刺成功后局部加压止血5~10分钟;或用小沙袋压迫止血15分钟左右,直到不出血为止;严重凝血功能障碍者应避免动脉穿刺。

4. 处理措施

(1)血肿发生48小时内,可采用局部冷敷使血管收缩,有利于止血,注意观察患肢皮肤温度、色泽及足背动脉搏动情况。

(2)48小时后采用热敷,促进局部血液循环,利于血肿吸收。也可采用烤灯促进局部血液循环,利于血肿吸收。可以在血肿局部涂擦喜疗妥,每日4次,加快血肿吸收。将皮肤创面无机诱导活性敷料(德莫林)用于股动脉穿刺处,用药18分钟左右就可以减轻疼痛,24小时后75%的患者感觉疼痛消失,有效率达100%。

(3)给予50%硫酸镁湿敷,使血肿消退、疼痛减轻。

(4)可内服或外用活血化瘀的中成药,以消除血肿。

(5)如血肿较轻,应观察肿胀范围有无扩展,若肿胀局限、不影响血流时,可暂不行特殊处理;若肿胀加剧,应立即按压穿刺点并同时用硫酸镁湿敷。

三、筋膜间隔综合征及桡神经损伤

筋膜间隔综合征是由于筋膜间隙内容物增加、压力增高,致筋膜间隙内容物主要是肌肉与神经干发生进行性的缺血、坏死。

1. 发生原因　桡动脉穿刺后按压不正确导致出血,致使筋膜间隙内容物体积增加,筋膜间隙内组织压力升高,压迫神经所致。

2. 临床表现

(1)疼痛　早期因损伤部位和程度不同而各有差异,随着病情发展疼痛加剧,甚至发生持续性、难以忍受的剧痛。但当筋膜间隙内压力进一步上升,感觉神经纤维麻痹时,疼痛随之减退或消失。

(2)肿胀及压痛　解除压迫后,迅速出现受压区局部肿胀,并有压痕,皮肤微红,伤处边缘出现红斑或皮下淤血及水疱。进一步加剧时,肿胀肢体发凉,皮肤发亮,有光泽,张力增高,肌肉变硬,局部广泛性压痛;被动牵拉受累区远端肢体时,产生剧烈疼痛,这是该综合征早期的可靠体征。

(3)运动和感觉功能障碍　受累神经支配区的感觉异常,表现为感觉过敏、减退或消失。

3. 预防措施

(1)尽量避免反复穿刺同一部位的动脉。

(2)选择合适的穿刺针,管径太粗者易造成血管损伤出血。

(3)拔针后一定要确切加压直到确认无出血为止。

(4)严重凝血功能障碍者应避免动脉穿刺。

4. 处理措施　止痛,并注意观察肢体皮温、感觉等情况。保守治疗无效时可行手术治疗。手术包括彻底切开减压、血肿清除及血管修复,有神经损伤或粘连者应一并修复,如能早期诊断及处理,预后较好。

四、假性动脉瘤形成

很多危重病患者或呼吸功能障碍患者,需要每天一次或数次抽取动脉血进行血气分析,大部分患者经过反复、多次桡动脉或足背动脉穿刺后,血液通过破裂处进入周围组织而形成血肿,继而血肿被机化后其表面被内皮覆盖,形成假性动脉瘤。因此,假性动脉瘤是一种由内皮覆盖的血肿。

1. 发生原因　桡动脉或足背动脉经过反复的穿刺损伤、出血,引起动脉部分断裂,伤道小而曲折,血液不能流出,血肿与动脉管腔相通,在局部形成搏动性血肿。伤后 4~6 周,血肿机化,形成外壁,内面为动脉内膜延伸而来的内皮细胞,形成假性动脉瘤。股动脉穿刺时穿刺点过低,穿入股浅动脉引起出血,股动脉血管壁上的穿刺孔与血管周围形成假腔连通而成;拔针后按压时间不够;或由于患者贫血、组织修复功能低下、凝血功能差、治疗时应用了抗凝剂,使穿刺针孔不易闭合。

2. 临床表现　假性血管瘤易活动、血管表浅、管壁薄、突出皮肤表面。检查时局部有肿块并有"膨胀性"搏动,肿块可触及收缩期细震颤,可听到收缩期杂音。指压肿块近侧动脉，可见肿块缩小，紧张度减低并停止搏动。

3．预防措施

（1）避免在同一部位反复穿刺，以免局部瘢痕形成后，使皮肤弹性降低而出血。

（2）对出血部位的护理。穿刺后动脉有少量出血时，可采用无菌敷料按压出血部位，并用胶布加压、固定，并随时观察血流量及是否出血。

（3）做好宣教工作。行动脉穿刺后可采用温度为60℃~70℃的湿毛巾热敷，每日1次，每次时间为20分钟，以防止假性动脉瘤形成。热敷过程中注意避免烫伤。

4．处理措施

（1）患者若有小的足背动脉瘤形成，应嘱其穿宽松、软质面的鞋，以防瘤体受摩擦，引起破裂出血。

（2）假性动脉瘤较大而影响功能者，可采用手术直接修补，效果良好。

五、动脉痉挛

1．发生原因　动脉痉挛多发生在受刺激部位，由于动脉外膜中交感神经纤维过度兴奋，引起动脉壁平滑肌持续收缩，使血管呈细条索状，血管内血液减少甚至完全阻塞。足动脉穿刺易发生血管痉挛，这是由于足背脂肪组织少，行足背动脉穿刺时常碰到足背神经，患者疼痛剧烈，引起反射性的动脉痉挛。

2．临床表现　血管痉挛时远侧动脉搏动减弱或消失，肢体可出现麻木、发冷、苍白等缺血症状，而局部无大出血或张力性血肿现象，长时间血管痉挛可导致血管栓塞。

3．预防措施

（1）做好患者的解释工作，消除其恐慌等不良心理，使其放松。

（2）热敷局部血管。

4．处理措施

（1）若出现动脉痉挛，但穿刺针头确定在血管内，可暂停抽血，待血流量渐进增加后，再行抽血，避免反复穿刺。

（2）若穿刺未成功，则拔针暂停穿刺，待痉挛解除后再行动脉穿刺。

六、血栓形成

较少见，主要发生在股动脉穿刺时。

1．发生原因

（1）插管过程中未及时应用抗凝剂（如肝素），或用量较少，导管停留时间过长,容易形成血栓。

(2)多次穿刺,动脉内膜损伤、粗糙,血流通过此处血小板易凝集形成血栓。

(3)患者消瘦、皮下脂肪少,拔针后压迫伤口若用力不当,压迫过重易造成血流减慢甚至中断,导致血栓形成。

2. 临床表现　患者主诉穿刺端肢体疼痛、无力。检查发现,穿刺端皮肤青紫或苍白,皮温下降,穿刺远端动脉搏动减弱或消失。

3. 预防措施

(1)减少同一穿刺点的穿刺次数。

(2)拔针后,压迫穿刺点的力度要适中,应做到伤口既不渗血,动脉血流又保持通畅;压迫时以指腹仍有动脉搏动为宜。

4. 处理措施　若血栓形成,可静脉插管行尿激酶溶栓治疗。

七、穿刺口大出血

1. 发生原因　此类并发症多是由于穿刺后患者患肢过早活动所致。

2. 临床表现　穿刺针孔处有大量的血液流出;出血量大的患者出现面色苍白、出冷汗、血压下降等症状。

3. 预防措施　穿刺后按压穿刺点5~10分钟并嘱患者勿过早下床活动。

4. 处理措施

(1)如患者出现穿刺口大出血,立即让患者平躺于床上,戴无菌手套,用无菌敷料将明胶海绵按压在穿刺点,直到不出血为止。

(2)出血量大的患者可输血制品。

八、穿刺困难

1. 发生原因　多见于休克患者的穿刺。大量失血或体液丧失,造成脱水、血液浓缩、血流量不足,导致血管充盈度差,脉搏细弱、无力,甚至不能触及,从而导致穿刺困难;休克时毛细血管开放数目增加,微循环淤滞,静脉回流不足,导致有效循环血容量减少,为了维持血压,血管产生收缩、痉挛,造成穿刺困难;休克患者由于水、电解质及酸碱平衡失调,导致血管脆性增加,造成穿刺失败;休克晚期,可发生DIC,血液进一步浓缩,血细胞聚集,血液黏滞度增高,处于高凝状态,使穿刺难度增加。

2. 临床表现　动脉穿刺时回抽无鲜红的血液。

3. 预防措施

(1)心理护理。给患者进行心理安慰,做好解释工作,消除其恐惧等不良心理,以取得配合;同时,护理人员还应该进行自身心理状态的调整,具有良好的心理素质和自信心，应以镇静、果断、审慎的心态进行操作。

（2）熟悉进行动脉穿刺血管的解剖位置，掌握血管的走行及深度。

（3）应有良好的基本功和熟练的操作技术。

（4）对于脆性增加的血管，在穿刺操作时，动作要轻柔而仔细，寻找血管宜缓慢进行，不能在同一位置上反复穿刺，以防内出血。

（5）对于血液高凝的患者，注意有效抗凝，确认穿刺成功后迅速回抽血液，以防血液凝固而阻塞针头，造成穿刺失败。

4. 处理措施　确定针头没有在动脉内，应立即拔针，重新更换针头另选动脉进行采血，不能来回多次进针或退针。

第二十五节　输液泵输液法并发症预防与处理

一、导管堵塞

1. 发生原因

（1）管路折叠。

（2）输液泵的各种报警未及时处理而致泵停止工作时间较长，回血导致堵管。

2. 临床表现　血液回流堵塞导管，此时液体不滴或输注不畅，导管内可见凝固的血块。

3. 预防措施

（1）输液前检查各管路是否通畅，确保固定牢靠。

（2）熟练掌握各种报警指示标识、报警原因及处理方法。

（3）输液过程中加强巡视，及时处理各种报警状态。

（4）告知患者及家属输液泵出现报警时应及时使用呼叫器通知医护人员。

4. 处理措施　查找输液导管、输液泵、患者三方面原因，排除故障导管或针头阻塞时，重新选择静脉进行穿刺。

二、漏液

1. 发生原因

（1）患者血管细，弹性差，药液易漏出血管外。

（2）管路连接不牢固，管路连接处渗液。

2. 临床表现　患者穿刺部位、管路连接处有液体漏出。

3. 预防措施

（1）穿刺时选择粗、直、弹性好的血管穿刺。

(2) 适当调节输液泵的注入压力，防止压力过高而致管道连接处漏液或管道破裂。

(3) 因输液泵无漏液报警提示，较长时间使用输液泵输液，加之患者翻身或其他活动易使管道连接处脱落，故应经常检查管路。

(4) 输液前应仔细检查各管路及连接部位是否紧密连接。

4. 处理措施　发生漏液后应先查找原因，更换留置针，更换输液管路，重新连接管路。

三、药液滴入失控

1. 发生原因

(1) 输液泵使用前未详细检查其性能，输液泵故障。

(2) 输液前未向患者家属详细解释，家属私自调节速度。

2. 临床表现　药液滴入快于或慢于治疗所要求的速度。

3. 预防措施

(1) 使用输液泵时先检查仪器的各功能状态，确保各功能良好后方可使用。

(2) 告知患者不要随意触摸输液泵面板，以防改变输液速度。

(3) 设置各参数后及时将面板锁定。

(4) 输液过程中随时查看输液泵的工作状态，发现问题及时处理。

4. 处理措施

(1) 检查输液泵或注射泵的功能是否完好，必要时及时更换输液泵。

(2) 按要求重设输液速度。

(3) 向患者及家属讲解控制输液速度的重要性，嘱其不可擅自调节控制面板。

第二十六节　脑室引流管的护理并发症预防及处理

一、引流管脱出

1. 发生原因

(1) 未妥善固定引流管。

(2) 患者翻身活动时牵、拉、拽。

(3) 烦躁昏迷患者未给予适当约束、镇静等措施。

2. 临床表现

(1) 引流管内液柱无波动或无液体流出。

(2)引流液自放置引流管部位渗出。

(3)可出现颅内压增高的症状,如头痛、呕吐,甚至瞳孔、意识状态的改变。

3. 预防措施

(1)操作前告知患者并进行心理护理。

(2)向患者说明更换的目的、可能出现的并发症及注意事项,消除其紧张心理,取得患者的配合。

(3)躁动患者给予适当约束及镇静。

(4)嘱患者取平卧位,固定头部不摆动。

(5)操作规范、轻柔。

4. 处理措施

(1)如引流管部分脱出、侧孔外漏有液体流出时,立即用无菌纱布吸收渗液,并立即通知医生,协助医生换药拔管,取引流管尖端送细菌培养。

(2)如引流管完全脱出,检查残端是否完整,检查伤口有无裂口并协助医生换药清创。

(3)根据患者情况重新置管。

二、颅内感染

1. 发生原因

(1)未严格执行无菌操作原则。

(2)引流液反流于脑室。

(3)脑室持续引流时间过久。

2. 临床表现

(1)心率加快、寒战、高热(体温多在38℃以上甚至≥40℃)。

(2)颈项强直,脑膜刺激征阳性。

(3)外周血白细胞计数增高,以中性粒细胞增高为主,脑脊液培养存在致病菌。

3. 预防措施

(1)更换引流瓶(袋)时应严格无菌操作。

(2)更换引流装置前将引流管夹闭,以免管内引流物逆流入脑室。

(3)接口处予以无菌纱布包裹,并每天更换。

(4)每次更换引流装置时留取脑脊液标本送检。

4. 处理措施

(1)严密观察脑脊液性状,如出现混浊、呈毛玻璃状或有絮状物时,提示可能发生颅内感染,立即报告医生。

(2)根据医嘱调整引流管高度,以引流出感染的脑脊液,配合医生采集脑脊液标本做细菌培养和药敏试验。

三、脑室出血

1. 发生原因　引流速度过快。

2. 临床表现

(1)引流液突然变成鲜红色,外流速度加快,引流量增多。

(2)CT(计算机体层成像)或MRI(磁共振成像)可见脑室出现新高密度灶、脑室变形扩大。

3. 预防措施　更换引流装置前将引流管夹闭,调整引流瓶(袋)入口高于侧脑室角10~15cm,妥善固定后开放引流,早期注意引流速度,避免引流过快。

4. 处理措施　及时调整引流瓶(袋)入口高度,并立即报告医生。

第二十七节　新生儿暖箱使用并发症预防与处理

一、发热

1. 发生原因
(1)暖箱位置放置不佳。
(2)暖箱性能不完善。

2. 临床表现　体温增高,肛温大于37.8℃。

3. 预防措施
(1)根据患儿体重、胎龄及出生日龄调节箱内温度。
(2)检查暖箱性能,及时发现并排除暖箱故障。
(3)暖箱应放置在24℃~26℃室温中,避免放置在阳光直射、有对流风或取暖设备附近。

4. 处理措施
(1)严密观察病情,注意观察患儿是否存在一般情况差、吃奶减少、面色苍白或发绀等改变。
(2)排查患儿发热原因,如有感染,应进一步做好有关感染的处理。

二、继发感染

1. 发生原因
(1)暖箱消毒不彻底。

(2)工作人员手卫生不达标。

2. 临床表现　患儿经住院治疗，病情稳定，情况好转，在暖箱内正常体温维持一段时间后，突然出现发热或体温过低，同时伴有精神反应差、吃奶减少、呕吐、腹胀、面色苍白或发绀、尿量减少、皮肤花纹等异常，应高度怀疑继发感染。

3. 预防措施

(1)工作人员箱内操作、检查，接触患儿前必须洗手，防止交叉感染。

(2)保持暖箱的清洁。

(3)湿化器水箱每天用消毒液浸泡消毒后更换新鲜无菌湿化用水，以免细菌滋生，机箱下面的空气净化垫每月清洁1次，如已破损则应更换；暖箱使用期间每天用消毒液擦拭暖箱内外，然后用清水再擦拭一遍。

(4)长期睡暖箱患儿每周更换暖箱1次，患儿出暖箱或更换暖箱时，将暖箱彻底消毒1次，取出水箱，用消毒液浸泡灭菌，用水冲净，暖箱内外用消毒液擦拭，再用暖箱专用消毒机消毒。

(5)定期对水箱及暖箱玻璃罩内外进行细菌培养，以检查清洁、消毒的质量。

(6)如培养出致病菌，应将暖箱移出病房，彻底消毒，防止交叉感染。

4. 处理措施

(1)更换清洁暖箱或根据病情将患儿移至辐射抢救台保温。

(2)将患儿使用过的暖箱进行彻底、严格的消毒。

(3)严密观察病情变化，防止感染性休克等并发症的发生。

(4)根据医嘱做好抗感染相应对症支持处理。

三、体温过低

1. 发生原因

护理操作未集中进行，开箱门次数较多和(或)时间较长；操作结束后未及时关闭箱门，导致箱内温度波动较大。

2. 临床表现　患儿体温降低，低于36℃。

3. 预防措施

(1)给患儿穿单衣入暖箱。

(2)尽可能集中在箱内进行护理操作，如喂奶、换尿片、清洗皮肤、观察病情及检查等，避免频繁开箱门，以避免箱内外温差对体温的影响。

(3)如确因工作需要暂出暖箱进行检查，也应注意在保暖措施下进行，避免患儿受凉。

4. 处理措施

(1)暂时提高箱温 0.5℃~1.0℃，1 小时后复测体温，恢复正常后将箱温调节至原来水平。

(2)严密观察患儿病情，排除患儿病情变化的可能，如果患儿出现精神反应较前差、吃奶减少、面色苍白或发绀、尿量减少、腹胀、皮肤花纹等异常，应高度怀疑继发感染等病情变化，立即报告医师，并做好相应处理。

四、脱水

1. 发生原因

(1)暖箱内温湿度不适宜。箱内温度过高、湿度过低时，患儿出汗增多，容易造成患儿脱水。

(2)患儿补水不及时。

2. 临床表现　患儿皮肤干燥、体重减轻、体重不增或增长不理想。

3. 预防措施

(1)根据患儿体重、胎龄及出生日龄调节箱内温度及湿度。

(2)出生时体重越低、胎龄越小的患儿所需温度及湿度越高，一般情况下，箱内湿度应维持在 55%~65%。

(3)水箱内及时添加无菌湿化用水。

4. 处理措施　设置适宜患儿的箱内温度及湿度，根据医嘱及时补充水分。

第二十八节　光照疗法并发症预防与处理

一、发热

1. 发生原因

(1)荧光灯的热能所致。

(2)光疗装置通风不良。

(3)天气炎热。

2. 临床表现　发热为最常见的现象之一，体温常达 38℃~39℃，有时达 39℃以上，患儿出汗、烦躁、哭闹、周身皮肤潮红、尿少，极少引起惊厥。

3. 预防措施

(1)调整灯管与小儿的距离，上方灯管与玻璃板之间距离以 40cm 左右为宜。

(2)在双面光疗中，下方灯管与玻璃板之间的距离可以缩短到 20~25cm。

(3)光疗时室温保持在 22℃~24℃。

(4)保持箱温在 30℃~33℃，并每小时记录箱温 1 次。

（5）应用冷光源自动调节婴儿蓝光箱温度，患儿体温波动小，可大大减少箱内外温差过大而引起的发热。

（6）光疗时每小时测体温、呼吸1次，患儿体温维持在36.5℃~37.5℃，光疗结束后每4小时测体温1次，连续观察2天。

4. 处理措施

（1）体温过高时，患儿如发热，可拉开光疗箱侧窗散热降温。

（2）超过38℃给予降温处理，以物理降温为主。

（3）当体温超过39℃时，可用温水浴或温水擦浴，水温宜在33℃~35℃，擦浴部位为前额、四肢、腹股沟及腋下，忌用乙醇擦浴。

（4）各种退热药对新生儿易产生毒性作用，或药物剂量稍大，引起虚脱，新生儿应慎用。

二、贫血

1. 发生原因

（1）母婴血型不合溶血症患儿接受光照后可能继续有贫血现象，是因抗体继续存在。

（2）光疗时维生素B_2被氧化，使红细胞内维生素B_2水平降低，从而使辅酶Ⅱ的产生受抑制，导致G-6-PD（葡萄糖-6-磷酸脱氢酶缺乏症）及谷胱甘肽还原酶活性减低加重溶血，使G-6-PD缺陷患儿贫血加重。

2. 临床表现　皮肤黏膜苍白、黄疸反跳等。

3. 预防措施　观察贫血的程度，监测血红蛋白浓度，及时停止光疗。

4. 处理措施

（1）轻症不需特殊处理。

（2）贫血严重者予以输血。

三、腹泻

1. 发生原因

（1）光疗分解产物经肠道排出时刺激肠壁引起。

（2）光疗时可增加肠蠕动50%，食物通过肠道加快，加上乳糖吸收不良，胆酸盐排泄增多，导致腹泻排稀绿便，大便水分丢失增加2~3倍，排氯、钠、钾增多。

2. 临床表现　大便稀薄呈绿色，每天4~5次，最早于光疗3~4小时即可出现。

3. 预防措施　注意补充水分，除保证输液量外，每小时给患儿喂水或母乳10~20ml，尽量减少患儿水分丢失。

4. 处理措施

(1) 注意患儿皮肤护理,新生儿皮肤柔嫩,大小便刺激皮肤易引起红臀,因此要及时更换尿布,清洗后涂上护臀软膏或油保护,预防红臀出现。

(2) 记录 24 小时出入量,每天测体重 1 次。

(3) 一般情况下,轻症可不予处理,停止光疗后腹泻很快停止。

(4) 重症可改去乳糖奶方。

四、体温过低

1. 发生原因

(1) 在寒冷季节,室温过低。

(2) 低出生体重儿,由于保暖不够,引起低体温。

(3) 由于新生儿中枢神经系统发育尚未健全,体温易受外界环境的影响,特别是裸露,如箱温过低易发生体温过低。

2. 临床表现　反应减弱,吞咽动作不协调,喂奶时易发生呕吐、误吸、呼吸、心率变慢,肢端皮肤凉,易合并各种感染等。

3. 预防措施

(1) 光疗时每小时记录体温、呼吸 1 次,同时记录箱温,应设置箱温为 30℃~33℃,患儿体温维持在 36.5℃~37.5℃,光疗结束后每 4 小时测体温 1 次,连续观察 2 天。

(2) 在寒冷季节,应提高室温以提高箱温。

(3) 应用毯式黄疸光疗仪进行光疗,将光垫紧贴患儿背部或胸部,主机置于暖箱外,由此既能使患儿生活在适宜的环境中,又能进行黄疸治疗。

4. 处理措施

(1) 在已采取预防体温过低措施的情况下,患儿体温仍过低,通知医生,停止光疗。

(2) 采用逐渐复温的方法。先将患儿放入 26℃~28℃ 暖箱中,每小时提高箱温 1℃,直至 30℃~33℃,通常在 12~24 小时内体温恢复正常。

(3) 在复温过程中注意补充能量,限制液体入量,纠正酸中毒和微循环障碍以及应用抗菌药物防治感染。

五、皮疹

1. 发生原因　原因尚不明,可能与光照射和血小板减少有关。

2. 临床表现　光疗 1~24 小时后即可出现,表现为斑丘疹、色素沉着或瘀点,分布于面部、躯干及下肢,持续数小时,消失后可再度出现。

3. 预防措施

(1)光疗前先洗澡，清洁皮肤，减少感染机会。
(2)采用多次短时蓝光照射疗法，可减轻皮疹。
(3)合理调整灯管与玻璃板的距离。
(4)光疗结束后再次进行全身沐浴或擦身。

4. 处理措施

(1)可用炉甘石樟脑洗剂外涂皮疹处。
(2)轻者停止光疗后皮疹很快消退，一般不需特殊处理。

六、呕吐

1. 发生原因　新生儿胃容量较小，食管较松弛，胃呈水平位，幽门括约肌发育较好而贲门括约肌发育较差，肠道蠕动的神经调节功能及分泌胃酸和蛋白酶的功能较差。由于光疗时改变了原来舒适的环境，患儿特别容易烦躁、哭闹，从而易发生呕吐。

2. 临床表现　患儿呕吐为非喷射状，呕吐物为奶水或乳块等。

3. 预防措施　对于烦躁不安患儿，遵医嘱予以镇静剂，如苯巴比妥。

4. 处理措施

(1)把患儿头偏向一侧，清除口、鼻腔内乳汁，注意呕吐情况，防止误吸造成窒息。
(2)照射期间患儿呕吐，应通知医生，及时静脉补液，以防脱水。

七、维生素 B_2 缺乏与溶血

1. 发生原因

(1)光疗超过24小时，可以造成机体内维生素 B_2 缺乏。维生素 B_2 吸收光线高峰在450nm，这正是蓝光对胆红素起作用的最大光谱。因此胆红素与维生素 B_2 同时分解，造成维生素 B_2 缺乏。
(2)由于维生素 B_2 水平降低，影响黄素腺嘌呤二核苷酸(FAD)的合成，导致红细胞谷胱甘肽还原酶(GR)活性降低(GR 是以 FAD 为辅酶的黄素蛋白酶)，可使溶血加重。

2. 临床表现

(1)维生素 B_2 缺乏主要表现为口角炎，即口角部湿润、发白、糜烂、表皮剥脱、形成溃疡，以及唇炎、舌炎、增生性结膜炎、畏光、流泪、烧灼感或痒感、脂溢性皮炎。
(2)溶血主要表现为光疗黄疸反跳明显，贫血加重，或出现血红蛋白尿。

3. 预防措施

（1）光疗同时和光疗后短期补充维生素 B_2 可防止继发于 GR 活性降低所致的溶血。

（2）剂量为光疗时维生素 B_2 5mg，每日 3 次，口服；光疗结束，改为每日 1 次，连服 3 日。

4. 处理措施

（1）已发生维生素 B_2 缺乏时，可肌内注射维生素 B_2，每日 5~10mg，同时给予复合维生素 B 族片剂。

（2）出现溶血者，根据病情程度进行处理，程度较轻者，动态观察血红蛋白的变化；贫血较重，有输血指征时应予以输血治疗。

八、皮肤破损

1. 发生原因

（1）光疗时患儿全身裸露，指甲超出指端，活动时易划破脸及前胸的皮肤；双足反复与床平面有机玻璃摩擦，可使外踝皮肤擦伤；下肢活动度大，易与尿垫固定胶贴摩擦，擦伤大腿前侧皮肤。

（2）由于光疗时水分摄入增加，患儿大小便也明显增加，新生儿皮肤柔嫩，大小便刺激皮肤易引起红臀。

（3）光疗时改变了原来舒适的环境，使患儿特别容易烦躁不安、哭闹、出汗，导致患儿活动增加，皮肤摩擦次数增多。

（4）特别瘦小的患儿，因光疗时骶尾部长时间压迫或摩擦，易引起皮损。

2. 临床表现　患儿脸部及前胸皮肤划伤、外踝皮肤擦伤、双大腿前侧及骶尾部皮肤擦伤、红臀等。

3. 预防措施

（1）光疗前剪短指甲，包裹患儿手足，防止抓破皮肤。

（2）包裹时不宜太紧，以免影响循环。

（3）暴露足趾，便于观察趾端循环。

（4）及时更换尿垫。

（5）清洗后臀部涂上护臀软膏保护，预防红臀出现。

4. 处理措施

（1）已发生皮肤破损者伤处可外涂 0.5% 聚维酮碘溶液消毒，然后用无菌纱布包扎。

（2）出现红臀者勤换尿布，勤清洗，局部外涂护臀软膏或油并可进行紫外线冷光治疗。

（3）对于营养不良出现低蛋白血症者可静脉输注白蛋白或血浆。

九、青铜症

1. 发生原因

（1）患儿在光疗前就有肝功能障碍。

（2）由于胆汁淤积，照光后阻止了胆管对胆红素光氧化产物的排泄。

2. 临床表现　患儿皮肤呈青铜色，血及尿呈暗灰棕色。

3. 预防措施

（1）重度黄疸患儿，如血胆红素>427.5μmol/L，往往发生胆汁淤积。

（2）光疗前必须检测结合胆红素，如>68.4μmol/L，可引起青铜症，不能继续光疗。

（3）在光疗过程中，加强巡视，注意患儿全身情况。

4. 处理措施

（1）一旦发现有皮肤青紫者，及时停止光疗，并做好记录。

（2）青铜症一般不需做特殊处理，停止光疗后，可以逐渐消退，但消退需要时间较长。

十、眼和外生殖器损伤

1. 发生原因

（1）由于医护人员粗心大意，光疗时未给患儿遮挡眼睛和外生殖器。

（2）光疗时患儿烦躁不安，将遮挡眼睛和外生殖器的用物扯脱。

2. 临床表现

（1）眼损伤主要表现为球结膜充血、角膜溃疡、视网膜损伤等。

（2）生殖器损伤主要表现为生殖细胞破坏等。

3. 预防措施

（1）光疗时必须用黑眼镜（或黑纸、黑布）保护新生儿眼睛，并用尿布遮住会阴部。

（2）光疗期间仔细检查患儿眼睛及外生殖器遮挡情况，防止光疗过程中患儿哭闹、烦躁不安等情况导致遮挡物脱落。

4. 处理措施

（1）一旦出现损伤，立即停止光疗。

（2）发生眼损伤者，进行对症处理，局部应用滴眼液。

十一、低钙血症

1. 发生原因　原因尚不明确，可能由于光疗导致维生素D减少，影响钙、磷代谢，从而出现低钙血症。

2. 临床表现　一般无临床症状，严重者可以引起呼吸暂停、抽搐、发绀，甚至危及生命。

3. 预防措施　光疗期间注意监测血清钙离子浓度。

4. 处理措施

(1)出现低钙血症，立即停止光疗，一般可恢复。

(2)严重者，口服或静脉补充钙剂。

第二十九节　氧气吸入法操作并发症预防与处理

一、无效吸氧

1. 发生原因

(1)中心供氧站或氧气瓶气压低，吸氧装置连接不紧密。

(2)吸氧管扭曲、堵塞、脱落。

(3)吸氧流量未达病情要求。

(4)气管切开患者采用鼻导管(鼻塞)吸氧，氧气从套管溢出，未能有效进入气管及肺。

(5)气道内分泌物过多未及时吸出，导致氧气不能进入呼吸道。

2. 临床表现　患者自感空气不足、呼吸困难、胸闷、烦躁、不能平卧。查体：呼吸急促、缺氧症状无改善、氧分压下降、口唇及指(趾)甲床发绀、鼻翼扇动等。呼吸频率、节律、深浅度均发生改变。

3. 预防措施

(1)检查氧气装置、供氧压力、管道连接是否漏气，发现问题及时处理。

(2)吸氧前检查吸氧管的通畅性，将吸氧管放入冷开水内，观察气泡溢出情况。

(3)吸氧管要妥善固定，避免脱落、移位。

(4)在吸氧过程中随时检查吸氧导管有无堵塞，尤其是对使用鼻导管吸氧者，鼻导管容易被分泌物堵塞，影响吸氧效果。

(5)遵医嘱或根据患者的病情调节吸氧流量。

(6)对气管切开的患者，采用气管套管供给氧气。

(7)及时清除呼吸道分泌物，保持气道通畅。分泌物多的患者，宜取平卧位，头偏向一侧。

(8)吸氧过程中，严密观察患者缺氧症状有无改善，并定时监测患者的血氧饱和度。

4. 处理措施

（1）出现无效吸氧，立即查找原因，采取相应的处理措施，恢复有效的氧气供给。

（2）报告医师，对症处理。

二、呼吸道黏膜干燥

1. 发生原因

（1）氧气湿化瓶内湿化液不足，氧气湿化不充分，尤其是患者发热、呼吸急促或张口呼吸，导致体内水分蒸发过多，加重气道黏膜干燥。

（2）吸氧流量过大，氧浓度>60%。

2. 临床表现　出现呼吸道刺激症状：刺激性咳嗽，无痰或痰液黏稠，不易咳出。部分患者有鼻出血或痰中带血。

3. 预防措施

（1）及时补充氧气湿化瓶内的湿化液。对发热患者，及时做好对症处理。对有张口呼吸习惯的患者，做好解释工作，争取其配合改用鼻腔呼吸，利用鼻前庭黏膜对空气的加温加湿功能，减轻气道黏膜干燥的发生。对病情严重者，可用湿纱布覆盖口腔，定时更换。

（2）根据患者缺氧情况调节氧流量，轻度缺氧为1～2L/min，中度缺氧为2～4L/min，重度缺氧为4～6L/min，小儿为1～2L/min。吸氧浓度控制在45%以下。

（3）可使用加温加湿吸氧装置，防止气道黏膜干燥。

4. 处理措施　对于气道黏膜干燥者，给予超声雾化吸入，超声雾化器可随时调节雾量的大小，并能对药液温和加热。

三、氧中毒

1. 发生原因　氧治疗中发生氧中毒临床上极为少见。一般认为在安全的"压力－时程"阈限内是不会发生氧中毒的，但患者在疲劳、健康水平下降、精神紧张等情况下对氧过敏或耐力下降时可发生。吸氧持续时间超过24小时、氧浓度高于60%，高浓度氧进入人体后产生的过氧化氢、过氧化物基、羟基和单一态激发氧，能导致细胞酶失活和核酸损害，从而使细胞死亡。这种损伤最常作用于肺血管细胞，早期毛细血管内膜受损，血浆渗入间质和肺泡中引起肺水肿，最后导致肺实质改变。

2. 临床表现　氧中毒的程度主要取决于吸入气的氧分压及吸入时间。氧中毒的特点是肺实质改变，如肺泡壁增厚、出血。一般情况下连续吸纯氧6小时后，患者即可有胸骨后灼热感、咳嗽、恶心、呕吐、烦躁不安、面色苍白、胸痛；吸氧 24 小时后，肺活量可减少；吸纯氧 1~4 天后可发生进行性呼吸困难。有时可出现视力或精神障碍。

3. 预防措施

（1）严格掌握吸氧指征、停氧指征，选择恰当的给氧方式。

（2）严格控制吸氧浓度，一般吸氧浓度不超过 45%。

（3）根据氧疗情况，及时调整吸氧流量、浓度和时间，避免长时间高流量吸氧。

（4）对氧疗患者做好健康教育，告诫患者吸氧过程中勿自行随意调节氧流量。

（5）吸氧过程中，经常做血气分析，动态观察氧疗效果。

4. 处理措施

（1）一旦发现患者发生氧中毒，立即降低吸氧流量。

（2）报告医生，对症处理。

四、晶体后纤维组织增生

晶体后纤维组织增生仅见于新生儿，以早产儿多见，是一种增殖性视网膜病变，其特征为视网膜新生血管形成、纤维增殖以及由此产生的牵引性视网膜脱离，最终导致视力严重受损甚至失明。

1. 发生原因　新生儿，尤其是早产低体重儿，长时间高浓度氧气吸入会引起此并发症。

2. 临床表现　视网膜血管收缩、视网膜纤维化，临床上可造成视网膜变性、脱离、继发性白内障、继发性青光眼、斜视、弱视，最后出现不可逆的失明。

3. 预防措施

（1）对新生儿，尤其是早产低体重儿勿长时间、高浓度吸氧，吸氧浓度小于 40%。

（2）对于曾长时间高浓度吸氧后出现视力障碍的患儿应定期行眼底检查。

（3）停止用氧时，尽量采用逐渐降低氧浓度的方法，而不是突然停止。

（4）严格掌握早产儿吸氧的指征、浓度、时间和方法。在对危重儿救治过程中，氧疗应采取"就低不就高"的原则，能用口罩、面罩、鼻导管等一般的氧疗方式，就不建议采用机械通气。

4. 处理措施　已发生晶体后纤维组织增生者，应早日行手术治疗。

五、腹胀

1. 发生原因

（1）多见于新生儿，鼻导管插入过深，因新生儿上呼吸道相对较短，易误入食管。

(2)全麻术后患者咽腔收缩、会厌活动度变小、食管入口括约肌松弛，舌体后移，咽腔因插管而水肿，使气体排出不畅，咽部成为一个气体正压区。此时氧气的吸入流量大，正压更加明显，迫使气体进入消化道。

2. 临床表现　缺氧症状加重。患者烦躁、腹胀明显、腹壁张力大，呼吸急促表浅，胸式呼吸减弱，口唇青紫，脉搏细速，呈急性表现，严重者危及生命。

3. 预防措施

(1)正确掌握鼻导管的使用方法。插管不宜过深，成人在使用单鼻孔吸氧时鼻导管插入的深度以2cm为宜。

(2)新生儿鼻导管吸氧时，必须准确测量长度，注意插入方法，插入鼻导管时可将患儿头部稍向后仰，避免导管进入食管，插入不可过深。

(3)用鼻塞吸氧法、鼻前庭或面罩吸氧法能有效地避免此并发症的发生。

4. 处理措施　如发生急性腹胀，及时进行胃肠减压和肛管排气。

六、感染

1. 发生原因

(1)吸氧终端装置污染。吸氧管道、氧气湿化瓶、湿化瓶内湿化液等容易发生细菌生长。

(2)插管动作粗暴导致鼻腔黏膜破损，而患者机体免疫力低下，抵抗力差易发生感染。

2. 临床表现　患者出现局部或全身感染症状，如畏寒、发热、咳嗽、咳痰、败血症等。

3. 预防措施

(1)每日更换吸氧管、氧气湿化瓶及湿化瓶内湿化液，湿化瓶每日消毒。

(2)湿化瓶内液体为灭菌处理的冷开水、蒸馏水。

(3)每日口腔护理2次。

(4)插管动作宜轻柔，以保护鼻腔黏膜的完整性，避免发生破损。

4. 处理措施

(1)如有感染者，去除引起感染的原因。

(2)应用抗生素抗感染治疗。

七、鼻出血(鼻衄)

1. 发生原因

(1)插鼻导管动作过猛或反复操作所致；部分患者鼻中隔畸形，而操作者按常规方法插管，使鼻黏膜损伤，引起鼻出血。

(2)鼻导管过粗或质地差。

(3)长时间吸氧者,鼻导管与鼻咽部分泌物粘连、干涸,在更换鼻导管时,鼻咽部的黏膜被外力撕扯导致出血。

(4)长时间较高浓度吸氧,且湿化不足,导致鼻黏膜过度干燥、破裂。

2. 临床表现　鼻腔黏膜干燥、出血,血液自鼻腔流出。

3. 预防措施

(1)正确掌握插管技术,插管时动作轻柔。如有阻力,要排除鼻中隔畸形的可能,切勿强行插管。必要时改用鼻塞法吸氧或面罩法吸氧。

(2)选择质地柔软、粗细合适的吸氧管。

(3)长时间吸氧者,注意保持室内湿度,做好鼻腔湿化工作,防止鼻腔黏膜干燥。拔出鼻导管前,如发现鼻导管与鼻黏膜粘连,应先用湿棉签或液体石蜡湿润,再轻旋鼻导管,等结痂物松脱后再拔管。

4. 处理措施

(1)如发生鼻衄,及时报告医生,进行局部止血处理,如使用血管收缩剂或局部压迫止血。

(2)对鼻衄出血量多、经上述处理无效者,请耳鼻喉科医生行后鼻孔填塞。

八、肺组织损伤

1. 发生原因　给患者进行氧疗时,在没有调节氧流量的情况下,直接与鼻导管连接进行吸氧,导致大量高压、高流量氧气在短时间内冲入肺组织所致。

2. 临床表现　呛咳、咳嗽,严重者产生气胸。

3. 预防措施

(1)在调节氧流量后,供氧管方可与鼻导管连接。

(2)原面罩吸氧患者在改用鼻导管吸氧时,要及时将氧流量降低。

4. 处理措施　及时报告医师,对症处理。

九、烧伤

1. 发生原因　吸氧装置连接不紧密,导致氧气外漏。室内使用明火,如进行针灸、拔火罐等操作,或患者用腈纶质地的衣物摩擦易产生静电,导致火灾发生。

2. 临床表现　烧伤严重程度不同,临床表现亦不同。Ⅰ度:达角质层,轻度红、肿、热、痛,感觉过敏,不起水疱,表面干燥。浅Ⅱ度:达真皮层,剧痛,感觉过敏,温度增高,有水疱,基底潮湿,均匀发红,水肿明显。深

Ⅱ度：达真皮深层，有附件残留，可有或无水疱，基底湿润苍白，有小出血点，水肿明显，痛觉迟钝，拔毛时痛。Ⅲ度：损伤至皮肤全层，甚或包括皮下组织、肌肉、骨骼，呈皮革样、蜡白或焦黄、炭化，感觉消失，无水疱，干燥，干后可见栓塞静脉呈树枝状，痂下水肿，拔毛不痛。

3. 预防措施

（1）注意安全用氧，严禁烟火。

（2）为患者吸氧时要妥善固定吸氧装置，防止氧气外漏。

（3）患者吸氧时要着棉质外衣。勿穿着用腈纶材料做的枕巾和衣服，避免由衣服或头发与枕巾摩擦产生静电火花而引起火灾。

4. 处理措施

（1）一旦发生火灾，要保持冷静，及时关闭氧源。

（2）如患者烧伤，按烧伤处理。

十、过敏反应

1. 发生原因

（1）并发急性肺水肿时，使用20%～30%酒精进行氧气湿化，而患者对酒精过敏。

（2）患者对吸氧管材料或胶布过敏。

2. 临床表现 呼吸困难加重，患者球结膜充血，皮肤瘙痒。或接触吸氧管的鼻腔肿胀、疼痛。面部贴胶布的皮肤发红、起水疱，甚至皮肤溃烂。

3. 预防措施

（1）详细询问患者过敏史，包括药物、用物等。

（2）酒精过敏者，湿化液禁用酒精。

4. 处理措施 发生过敏反应者，及时去除过敏原，给予抗过敏及对症治疗。

十一、呼吸抑制

1. 发生原因

（1）慢性缺氧患者高浓度给氧。因慢性缺氧患者长期二氧化碳分压高，其呼吸主要靠缺氧刺激颈动脉体和主动脉弓化学感受器，沿神经上传至呼吸中枢，反射性地引起呼吸。高浓度给氧，则缺氧反射性刺激呼吸的作用消失，导致呼吸抑制，二氧化碳蓄积更严重。

（2）吸氧过程中，患者或家属擅自调节吸氧装置，加大氧气流量。

2. 临床表现 神志模糊，嗜睡，脸色潮红，呼吸浅、慢、弱，皮肤湿润，情绪不稳，行为异常。

3. 预防措施

（1）对缺氧和二氧化碳蓄积并存者，应以低流量、低浓度持续给氧为宜，维持患者 PaO_2 在 60mmHg 即可。

（2）对慢性呼吸衰竭患者采用限制性给氧，常用低流量持续鼻导管（或）鼻塞吸氧。氧浓度 24%~33%，氧流量控制在 1~3L/min。

（3）对患者及家属强调低流量吸氧的特点和重要性。避免患者或家属擅自调大吸氧流量。

（4）加强病情观察，将慢性呼吸衰竭患者用氧情况列为床边交班内容。

（5）在血气分析动态监测下调整用氧浓度，以纠正低氧血症、不升高 $PaCO_2$（动脉血二氧化碳分压）为原则，一般用氧浓度以 24% 为宜，若在连续用呼吸兴奋剂时，给氧浓度可适当增大，但不超过 29%。

4. 处理措施

（1）一旦发生高浓度吸氧后病情恶化，不能立即停止吸氧，应调整氧流量为 1~2L/min 后继续给氧，同时应用呼吸兴奋剂。

（2）加强呼吸道管理，保持呼吸道通畅，促进二氧化碳排出。

（3）经上述处理无效者应建立人工气道进行人工通气。

第三十节 吸痰技术并发症预防与处理

一、低氧血症

1. 发生原因

（1）吸痰过程中供氧中断，导致缺氧或低氧血症。

（2）吸痰时负压抽吸将肺内富氧气体吸出，从吸痰管周围卷入的气体是氧浓度较低的空气，导致吸入氧浓度降低。

（3）吸痰时卷入气体量不足以及气道内注水易引起小气道阻塞和肺不张，导致低氧血症。

（4）吸痰操作过程反复、刺激咽喉部引起咳嗽，使呼吸频率下降，引起缺氧。

（5）患者原有缺氧性疾病，吸痰前未将吸氧浓度提高，吸痰时可带走氧气，致使吸痰后患者缺氧。

（6）吸痰时负压过高、时间过长、吸痰管外径过粗、置管过深等均可造成低氧血症。

（7）使用呼吸机的患者，在吸痰过程中脱离呼吸机的时间过长。

2. 临床表现　根据缺氧程度的不同，其临床表现也有差别。初期表现为呼吸加深加快、脉搏加强、脉率加快、血压升高、肢体协调动作差等；缺氧进一步加重时，表现为疲劳、精细动作失调、注意力减退、反应迟钝、思维紊乱似酒醉者；严重时，出现头痛、发绀、眼花、恶心、呕吐、耳鸣、全身发热，不能自主运动和说话，很快出现意识丧失、心跳减弱、血压下降、抽搐、张口呼吸，甚至呼吸停止，继而心跳停止，临床死亡。

3. 预防措施

（1）吸痰管口径的选择要适当，使其既能够将痰液吸出，又不会阻塞气道。

（2）吸痰过程中患者若有咳嗽，可暂停操作，让患者将深部痰液咳出后再继续吸痰。

（3）刺激气管隆嵴处易引起患者的咳嗽反射，不宜反复刺激。

（4）吸痰不宜深入至支气管处，否则易堵塞呼吸道。

（5）使用呼吸机的患者，在吸痰过程中不宜使患者脱离呼吸机的时间过长，一般应少于15秒。

（6）吸痰前后给予高浓度吸氧，机械通气患者可给予100%纯氧5分钟，以提高血氧浓度。

（7）尽量避免因护士工作繁忙而未及时给患者吸痰导致的严重后果。

（8）吸痰时密切观察患者心率、心律、动脉血压和血氧饱和度的变化。

4. 处理措施

（1）已经发生低氧血症者，立即加大吸氧流量或给予面罩加压吸氧，酌情适时静注阿托品、氨茶碱、地塞米松等药物。

（2）必要时进行机械通气。

二、呼吸道黏膜损伤

1. 发生原因

（1）吸痰管质量差，质地僵硬、粗糙，管径过大，容易损伤气管黏膜。

（2）操作不当、缺乏技巧，例如动作粗暴、插管次数过多、插管过深、用力过猛、吸引时间过长、负压过大等，均可致使黏膜损伤。

（3）固有鼻腔黏膜柔嫩，血管丰富，如有炎症时充血肿胀，鼻腔更加狭窄，加上长时间吸入冷气（氧气），使鼻腔黏膜干燥，经鼻腔吸痰时易造成损伤。

（4）烦躁不安、不合作患者，由于头部难固定，在插吸痰管过程中，吸痰管的头部容易刮伤气管黏膜，造成黏膜损伤。

（5）呼吸道黏膜有炎症水肿及炎性渗出，黏膜脆弱，易受损。

2. 临床表现

（1）气道黏膜受损可吸出血性痰。

（2）纤维支气管镜检查可见受损处黏膜糜烂、充血肿胀、渗血甚至出血。

（3）口唇黏膜受损可见表皮破溃，甚至出血。

3. 预防措施

（1）使用优质、前端钝圆有多个侧孔、后端有负压调节孔的吸痰管，吸引前先蘸无菌蒸馏水或生理盐水使其润滑。

（2）选择型号适当的吸痰管。成人一般选用12～14号吸痰管；婴幼儿多选用10号；新生儿常选用6～8号，如从鼻腔吸引尽量选用6号。有气管插管者，可选择外径小于1/2气管插管内径的吸痰管。

（3）吸痰管的插入长度。插入的长度为患者有咳嗽或恶心反应即可，有气管插管者，则超过气管插管1～2cm，避免插入过深损伤黏膜；插入时动作轻柔，特别是从鼻腔插入时，不可蛮插，不要用力过猛；禁止带负压插管；抽吸时，吸痰管必须旋转向外拉，严禁提插。

（4）每次吸痰的时间不宜超过15秒。若痰液一次未吸净，可暂停3～5分钟再次抽吸。吸痰间隔时间，应视痰液黏稠程度与痰量而定。

（5）每次吸痰前先将吸痰管放于生理盐水中以测试导管是否通畅和吸引力是否适宜，以调节合适的吸引负压。一般成人40.0～53.3kPa，儿童<40.0kPa，婴幼儿13.3～26.6kPa，新生儿<13.3kPa。在吸引口腔分泌物时，通过手控制负压孔，打开、关闭反复进行，直至吸引干净。

（6）对于不合作的患儿，可告知家属吸痰的必要性，取得家长的合作，固定好患儿的头部，避免患儿头部摇摆。对于烦躁不安和极度不合作者，吸痰前可酌情予以镇静。

4. 处理措施

（1）为患者行口腔护理时，仔细观察口腔黏膜有无损伤，牙齿有无松动，如发现口腔黏膜糜烂、渗血等，可用口泰（或朵贝尔氏液）、双氧水（过氧化氢）、碳酸氢钠擦拭以预防感染。及时提醒医生处置松动的牙齿，以防脱落引起误吸。

（2）鼻腔黏膜损伤者，可外涂四环素软膏。

（3）发生气管黏膜损伤时，可用生理盐水加庆大霉素或丁胺卡那霉素（阿米卡星）等抗生素进行超声雾化吸入。

三、感染

1. 发生原因

（1）没有严格执行无菌技术操作。没有戴无菌手套；使用的吸痰管消毒不严格或一次性吸痰管外包装破裂致使吸痰管被污染；吸痰管和冲洗液更换不及时；用于吸口鼻咽与吸气管内分泌物的吸痰管混用；等等。

（2）经口腔吸痰失去了鼻腔对空气的加温作用，特别是黏膜中的海绵状血管，当冷空气流经鼻腔时则发生热交换，将气流的温度提高，未加温的空气直接进入下呼吸道，致使黏膜血管收缩，血供减少，局部抵抗力下降导致感染；失去了鼻腔对空气的清洁作用，致使空气中的细菌进入到肺内；失去了鼻腔对空气的加湿作用，致使下呼吸道分泌物黏稠，使纤毛运动障碍，分泌物不易咳出，结痂，可致下呼吸道炎症改变。

（3）前述各种导致呼吸道黏膜损伤的原因，严重时均可引起感染。

2. 临床表现

（1）口鼻局部黏膜感染时，出现局部黏膜充血、肿胀、疼痛，有时有脓性分泌物。

（2）肺部感染时出现寒战、高热、痰多、黏液痰或脓痰，听诊肺部有湿啰音，X线检查可发现散在或片状阴影，痰液培养可找到致病菌。

3. 预防措施

（1）吸痰时严格遵守无菌技术操作原则。采用无菌吸痰管，使用前认真检查有无灭菌、外包装有无破损等。准备两套吸痰管，一套用于吸气管内分泌物，一套用于吸口腔及鼻咽腔分泌物，两者不能混用。如用一条吸痰管，则应先吸气管内的痰，后吸口、鼻腔分泌物；吸痰管及用物固定专人使用，放置有序；吸痰时洗手，戴无菌手套；吸痰管一次性使用，冲洗吸痰管液用生理盐水或灭菌蒸馏水，注明口腔、气管；冲洗液8小时更换一次；吸引瓶内吸出液应及时更换，不超过其高度的70%～80%。

（2）吸痰所致的感染几乎都发生在呼吸道黏膜损伤的基础上，所有防止呼吸道黏膜损伤的措施均适合于防止感染。

4. 处理措施

（1）加强口腔护理，一般常规使用生理盐水和1:2000洗必泰（氯己定）溶液。

（2）痰液黏稠者，应用生理盐水40ml加庆大霉素8万U加糜蛋白酶4000U行雾化吸入，每日3次，必要时根据患者的症状给予地塞米松或氨茶碱，以便稀释痰液，易于排痰或吸痰。

（3）发生局部感染者，给予对症处理。出现全身感染时，行血培养，做药物敏感试验。根据药敏试验结果选择抗生素静脉用药。

四、心律失常

1. 发生原因

（1）在吸痰过程中，吸痰管在气管导管内反复吸引时间过长，造成患者短暂性呼吸道不完全阻塞以及肺不张引起缺氧和二氧化碳蓄积。

(2)吸引分泌物时吸痰管插入较深,吸痰管反复刺激气管隆嵴引起迷走神经反射,严重时致呼吸、心搏骤停。

(3)吸痰刺激使儿茶酚胺释放增多或导管插入气管刺激其感受器所致。

(4)前述各种导致低氧血症的原因,严重时均可引起心律失常甚至心搏骤停。

2. 临床表现　在吸痰过程中患者出现各种快速型或缓慢型心律失常。轻者可无症状,重者可影响血流动力学而致乏力、头晕等症状。原有心脏病者可因此而诱发或加重心绞痛或心力衰竭。听诊心律不规则,脉搏触诊间歇脉搏缺如;严重者可致心搏骤停,确诊有赖于心电图检查。

3. 预防措施　因吸痰所致的心律失常几乎都发生在低氧血症的基础上,所有防止低氧血症的措施均适合于防止心律失常。

4. 处理措施

(1)如发生心律失常,立即停止吸引,退出吸痰管,并给予吸氧或加大吸氧浓度。

(2)一旦发生心搏骤停,立即施行准确有效的胸外心脏按压,开放静脉通道,同时准备行静脉、气管内或心内注射肾上腺素等复苏药物。心电持续监测,准备好除颤仪、心脏起搏器,自主心跳恢复后予以降温措施行脑复苏。留置导尿管,采取保护肾功能措施,纠正酸碱平衡失调和水、电解质紊乱。

五、阻塞性肺不张

1. 发生原因

(1)吸痰管外径过大,吸引时氧气被吸出的同时,进入肺内的空气过少。

(2)吸痰时间过长、压力过高。

(3)痰痂形成阻塞吸痰管,造成无效吸痰。

2. 临床表现　肺不张的临床表现轻重不一,急性大面积的肺不张,可出现咳嗽、喘鸣、咯血、咳脓痰、畏寒和发热,或因缺氧出现唇、甲发绀。X线胸片呈按肺叶、段分布的致密阴影。

3. 预防措施

(1)根据患者的年龄、痰液的性质选择型号合适的吸痰管。有气管插管者,选用外径小于气管插管1/2的吸痰管,吸引前测量吸引管的长度,将吸引管插至超出气管插管末端1~2cm的位置进行浅吸引。

(2)采用间歇吸引的办法。将拇指交替按压和放松吸痰管的控制口,可以减少对气道的刺激。

(3)每次操作最多吸引3次,每次持续不超过15秒,同时查看负压压力,避免压力过高。拔吸引管时应边旋转边退出,使分泌物脱离气管壁,可以减少肺不张和气管痉挛。

（4）插入吸痰管前检测吸痰管是否通畅，吸痰过程中必须注意观察吸痰管是否通畅，防止无效吸引。

（5）加强肺部体疗，每1～2小时协助患者翻身一次，翻身的同时给予自下而上、自边缘而中央的叩背体疗，使痰液排出。翻身时可以仰卧—左侧卧—仰卧—右侧卧来交替翻身，使痰液易于通过体位引流进入大气道，防止痰痂形成。还可利用超声雾化吸入法湿化气道，稀释痰液。

（6）吸痰前后听诊肺部呼吸音的情况，并密切观察患者的呼吸频率、呼吸深度、血氧饱和度、血气分析结果及心率的变化。

4. 处理措施

（1）给予吸氧，必要时予以机械通气。

（2）肺不张一经明确，根据引起的原因采取必要的措施，如应使患侧处于最高位，以利于引流或及时行气管切开，以保证进行充分的气道湿化和吸痰。

（3）有时需借助纤维支气管镜对肺不张的部位进行充分吸引、冲洗，以排除气道阻塞，并嘱患者深呼吸以促进肺复张。

（4）阻塞性肺不张常合并感染，需酌情应用抗生素。

六、气管痉挛

1. 发生原因　有哮喘病史长期发作的患者，因插管刺激使气管痉挛，加重缺氧。

2. 临床表现　气管痉挛常表现为呼吸困难、喘鸣和咳嗽。

3. 预防措施　为防止气管痉挛，对气道高度敏感的患者，可吸引前用1%利多卡因少量滴入，也可给予组胺拮抗剂，如扑尔敏（氯苯那敏）4mg口服，每日3次。

4. 处理措施　气管痉挛发作时，应暂停气道吸引，给予β_2受体兴奋剂吸入。

第三十一节　洗胃技术并发症预防与处理

一、吸入性肺炎

1. 发生原因

（1）轻中度昏迷患者，因意识不清、洗胃不合作，洗胃液大量注入未被吸出，引起反射性呕吐，洗胃液被吸入呼吸道。

（2）拔除胃管时没有捏紧胃管末端，使胃管内液体流入气管内导致吸入性肺炎。

2. 临床表现

（1）患者表现为呛咳，常咳出浆液样泡沫痰，带血或伴发热。

（2）肺部听诊闻及湿啰音。

3. 预防措施

（1）洗胃时采用左侧卧位，头稍低偏向一侧，确保胃管在胃内，拔管时反折或夹住胃管出口端以防止反流。

（2）烦躁患者可视情况给予镇静剂。

（3）昏迷患者洗胃时宜谨慎，最好在洗胃前行气管插管，将气囊充气，以避免胃液吸入呼吸道。

（4）洗胃过程中，保持灌入液量与抽出液量平衡，严密观察并记录洗胃出入液量。

（5）洗胃毕，协助患者多翻身、拍背，以利于痰液排出。

4. 处理措施

（1）发现误吸、胃内反流时，立即停止洗胃，取头低右侧卧位，立即通知医生紧急处理，用纤维支气管镜或气管插管将异物取出。同时采用呼气末加压呼吸支持。

（2）为避免左心室负担过重和胶体渗入肺间质，可使用利尿剂，必要时使用糖皮质激素。

（3）如合并感染，可根据医嘱选用敏感抗菌药物治疗，并监测生命体征。

二、虚脱及寒冷反应

1. 发生原因

（1）洗胃过程中患者恐惧、躁动不安、恶心、呕吐，机械性刺激迷走神经，出现心动过缓。

（2）洗胃液过凉等因素造成。

2. 临床表现　患者面色苍白、口唇发绀、周身皮肤湿冷、寒战、脉搏细弱。

3. 预防措施

（1）清醒患者洗胃前做好心理疏导，尽可能消除患者紧张、恐惧的情绪，以取得合作，必要时加用适当镇静剂。

（2）洗胃液温度应控制在25℃～38℃。

4. 处理措施　注意给患者保暖，及时更换浸湿衣物。

三、窒息

1. 发生原因

（1）清醒患者可因胃管或洗胃液的刺激引起呕吐反射，昏迷患者因误吸而窒息。

(2) 严重有机磷中毒患者因毒物对咽喉部的刺激造成喉头水肿，易导致呼吸道阻塞。

(3) 胃管的位置判断错误，洗胃液误入气管引起窒息。

2. 临床表现　患者表现为呕吐过程中突然出现躁动不安、呼吸困难、发绀、呛咳，严重者可致心搏骤停。

3. 预防措施

(1) 插管前在胃管上涂一层润滑剂，以减少对喉头的摩擦和刺激。

(2) 患者取侧卧位，及时清除口腔及鼻腔分泌物，保持呼吸道通畅。

(3) 熟练掌握胃管置入技术。

(4) 胃管置入后，确认胃管在胃内后方可进行洗胃操作。

(5) 确认胃管在胃内的方法一般包括抽吸胃液法、听气过水声法和观察有无气泡法。

(6) 洗胃前备好氧气、吸引器、气管插管、呼吸机、心脏起搏器等装置和设备。

4. 处理措施

(1) 发现窒息时，立即停止洗胃，患者取侧卧位，及时清除口腔及鼻腔分泌物。

(2) 及时报告医生，进行心肺复苏及必要的抢救措施。

四、胃肠道感染

1. 发生原因　洗胃机未消毒或消毒不彻底，洗胃液被污染等。

2. 临床表现　洗胃后1天内出现恶心、呕吐、腹泻、发热。

3. 预防措施　洗胃机启用前应经过消毒；选用的胃管、压舌板应为无菌物品，洗胃液清洁且未被污染，其他辅助用物清洁。

4. 处理措施　发生胃肠炎后及时应用抗菌药物。

五、急性胃扩张

1. 发生原因

(1) 洗胃管孔被食物残渣堵塞，造成活瓣作用，使洗胃液体只进不出，多灌少排，进液量明显大于出液量，导致急性胃扩张。

(2) 洗胃过程中未及时添加洗胃液，药液吸空或药管吸头一部分甚至全部浮出药液面。使空气吸入胃内，造成急性胃扩张。

2. 临床表现　胃区迅速膨隆或突起，呕吐反射消失，洗胃液吸出困难。

3. 预防措施

(1) 洗胃前准备好足量的洗胃液，以防洗胃过程中因洗胃液不足导致空气吸入胃内。

(2)食物中毒患者,洗胃前应先刺激咽喉部,加速催吐,以防食物堵塞胃管。

(3)昏迷患者采取小剂量灌洗更为安全可靠;洗胃过程中,严密观察并记录每次出入液体量,保持灌入液量与抽出液量平衡。

(4)吸出或注入洗胃液时压力适度。

(5)当抽吸无液体流出时,及时判断是胃管阻塞还是胃内液体被抽空。

(6)严密观察病情变化,如神志、瞳孔、呼吸、血压及胃区是否膨隆等。

4. 处理措施

(1)确认患者已发生急性胃扩张,协助患者取半坐卧位,将头偏向一侧,并查明原因。

(2)如因洗胃管孔被食物残渣堵塞引起,立即更换胃管,重新插入将胃内容物吸出。

(3)如为洗胃过程中空气吸入胃内引起,则应用负压吸引将空气吸出。

(4)立即停止操作,并通知医生做相应处理。清醒患者发生急性胃扩张时可行催吐,以促进胃内液体排出。

六、顽固性呃逆

1. 发生原因

(1)洗胃液温度过低刺激膈神经。

(2)胃部反复机械性冲吸影响膈肌功能。

2. 临床表现

(1)喉间呃呃连声,持续不断,声短且频繁发作,患者不能自我控制。

(2)轻者数分钟或数小时后呃逆消除,重者昼夜发作不停,严重影响患者的呼吸、休息、睡眠。

3. 预防措施　洗胃液温度要适宜,以 25℃～38℃ 为宜。

4. 处理措施

(1)一旦发生呃逆,拇指轮流重按患者两侧攒竹穴,每侧每次按压 1 分钟,多能缓解。

(2)舌下含服硝苯地平(心痛定)10mg,必要时肌内注射盐酸氯丙嗪 25～50mg。

七、胃穿孔

1. 发生原因

(1)多见于误食强酸强碱等腐蚀性毒物而洗胃者。

(2)患者患有活动性消化性溃疡、近期有上消化道出血、肝硬化并发食管静脉曲张等洗胃禁忌证者。

(3)洗胃管堵塞使出入量不平衡，短时间内急性胃扩张，继续灌入液体，导致胃壁过度膨胀，造成破裂。

(4)医务人员操作不慎，大量气体被吸入胃内致胃破裂。

2. 临床表现

(1)腹部隆起，撕裂样剧烈疼痛，并伴面色苍白、冷汗、洗出血性液体、脉搏细速、全腹压痛及反跳痛、腹肌紧张等。

(2)腹部平片可发现膈下游离气体，腹部 B 超检查可见腹腔有积液。

3. 预防措施

(1)服强酸、强碱等腐蚀性药物的患者切忌洗胃，以免造成穿孔。

(2)根据毒物性状予以物理性拮抗剂，如牛奶、豆浆、蛋清液、米汤等保护胃黏膜。

(3)严格掌握洗胃适应证、灌入液量等。

4. 处理措施

(1)发生急性胃穿孔时，先采用非手术治疗，行胃肠减压、输液及抗感染治疗。

(2)必要时紧急手术。

八、咽喉及食管黏膜损伤或水肿

1. 发生原因

(1)插管时患者不配合，反复拔出后强行插管，导致咽喉部及食管黏膜损伤。

(2)插管时动作不轻柔，操作不正确。

(3)胃管管径过粗。

2. 临床表现　口腔内可见血性分泌物，洗胃后 1 天患者诉咽喉疼痛、吞咽困难。

3. 预防措施

(1)清醒的患者做好解释工作，尽量取得其配合。

(2)合理、正确使用开口器，操作轻柔，严禁动作粗暴。

(3)选用合适的胃管，并用润滑油润滑。

4. 处理措施

(1)咽喉部黏膜损伤者，可给予消炎药物雾化吸入。

(2)食管黏膜损伤者可适当使用制酸剂及黏膜保护剂。

九、低钾血症

1. 发生原因　洗胃液量大、洗胃时间长，使胃液大量丢失，K^+、Na^+被排出，同时因脱水治疗及应用激素和输入过多葡萄糖等，可引起和加重低血钾。

2. 临床表现　低钾血症患者可出现恶心、呕吐、腹胀、神志淡漠和心电图改变，如T波低平或倒置、ST段降低、Q-T间期延长、U波出现等表现。

3. 预防措施

（1）尽量使用等渗洗胃液。

（2）每次灌入量以300~500ml为宜，防止一次性注入太多液体；洗胃后常规检查血钾。

4. 处理措施

（1）根据患者临床表现结合实验室检查，明确诊断后可酌情于洗胃后口服补达秀或10%枸橼酸钾口服溶液。

（2）必要时根据医嘱给予静脉补钾。

十、中毒加剧

1. 发生原因

（1）洗胃液选用不当，如敌百虫中毒者，应用碱性洗胃液，使敌百虫转化为毒性更强的敌敌畏。

（2）洗胃液灌入过多，造成急性胃扩张，增加胃内压力，促进毒物吸收。

（3）洗胃液过热，易烫伤食管、胃黏膜或使血管扩张，促进毒物吸收。

2. 临床表现　清醒患者意识逐渐变模糊，昏迷患者脉搏细速、血压下降等。

3. 预防措施

（1）毒物的理化性质不明时，选用温清水洗胃。

（2）洗胃时先抽吸胃内浓缩的毒物后再灌注洗胃液，避免毒物被稀释后进入肠道内被吸收。

（3）保持灌入液量与抽出液量平衡，严格记录洗胃出入液量。

4. 处理措施　立刻通知医生进行抢救，给予强心、升压治疗。

十一、急性水中毒

1. 发生原因

（1）洗胃时，多灌少排，导致胃内水贮存，压力增高，洗胃液进入肠内吸收，超过肾脏排泄能力，血液稀释，渗透压下降，从而引起水中毒。

（2）洗胃导致失钠，水分过多进入体内，使机体水盐比例失调，发生水中毒。

（3）洗胃时间过长，增加了水的吸收量。

2. 临床表现

（1）早期患者出现烦躁表现，神志由清醒转为嗜睡，重者出现球结膜水肿、呼吸困难、癫痫样抽搐、昏迷等。

（2）肺水肿者出现呼吸困难、发绀、呼吸道分泌物增多等表现。

3. 预防措施

（1）选用粗胃管，对洗胃液量大的患者常规使用脱水剂、利尿剂。

（2）洗胃过程中应严密观察病情变化，如神志、瞳孔大小、呼吸情况、血压及上腹部是否膨隆等。

（3）对洗胃时间相对较长者，应在洗胃过程中常规查电解质水平，并随时观察有无眼球结膜水肿及病情变化等。

（4）对昏迷患者采用小剂量灌洗更为安全。

（5）洗胃时每次灌注液量为300~500ml，并保持灌洗出入液量平衡。

（6）为暂时无法弄清楚因何物引起的急性中毒患者洗胃时，最好先选用1000~1500ml温清水洗胃，再更换为0.9%~1%的温盐水洗胃至清亮、无味为止，以免引起水中毒。

4. 处理措施

（1）出现水中毒应及时处理，轻者禁水可自行恢复，重者立即给予3%~5%高渗氯化钠溶液静脉滴注，及时纠正机体的低渗状态。

（2）出现脑水肿时，应及时应用甘露醇、地塞米松纠正。

（3）出现抽搐、昏迷者，立即用开口器、舌钳（纱布包缠）保护舌头，同时加用镇静药，加大吸氧流量，加用床栏保护患者，防止坠床。

（4）肺水肿严重、出现呼吸衰竭者，及时行气管插管，给予人工机械通气。

第三十二节　心肺复苏术并发症预防与处理

一、肋骨骨折

1. 发生原因

（1）胸外心脏按压时，用力过大或用力不当，加冲击式猛压；按压位置不当，用力方向与胸壁不垂直，按压动作呈摇摆样，松开按压时双手离开胸壁等，均可引起肋骨骨折。

(2)患者本身年龄较大骨质疏松，肋骨弹性减弱，胸外心脏按压时，胸部受到前后挤压，使囊中线附近非受力部位的肋骨向外过度弯曲而发生折断。骨折多在肋骨中段，断端向外移位，易刺伤胸壁软组织，产生胸壁血肿。

2. 临床表现

(1)局部疼痛是肋骨骨折最明显的症状，且随咳嗽、深呼吸或身体转动等运动而加重，有时患者可同时自己听到或感觉到肋骨骨折处有"咯噔咯噔"的骨摩擦感。

(2)胸壁血肿，胸部疼痛以及胸廓稳定性受破坏，可使呼吸幅度受限、呼吸浅快和肺泡通气减少，患者不敢咳嗽，痰潴留，从而引起下呼吸道分泌物梗阻、肺实变或肺不张。

(3)多根肋骨骨折时出现连枷胸，吸气时，胸腔负压增加，软化部分胸壁向内凹陷；呼气时，胸腔压力增高，损伤的胸壁浮动凸出，这与其他胸壁的运动相反，称为"反常呼吸运动"。反常呼吸运动可使两侧胸腔压力不平衡，纵隔随呼吸而向左右来回移动，称为"纵隔摆动"，影响血液回流，造成循环功能紊乱，是导致和加重休克的重要因素之一。连枷胸时胸痛和胸廓稳定性破坏更为严重，反常呼吸运动更使呼吸运动受限、咳嗽无力、肺活量及功能残气量减少，肺顺应性和潮气量降低，常伴有严重的呼吸困难及低氧血症。

(4)按压胸骨或肋骨的非骨折部位(胸廓挤压试验)而出现骨折处疼痛(间接压痛)，或直接按压肋骨骨折处出现直接压痛阳性或可同时听到骨擦音、手感觉到骨摩擦感和肋骨异常幅度。

(5)X线胸片上大都能够显示肋骨骨折。

3. 预防措施

(1)行胸外心脏按压时，按压应平稳、有规律、不间断地进行，不要左右摆动；不能冲击式猛压，放松时掌根不要离开胸骨定位点，以免造成下次按压部位错误。

(2)根据患者的年龄和胸部弹性施加按压力量。对于老年患者，按压时酌情降低压力。

4. 处理措施

(1)单处肋骨骨折的治疗原则是止痛、固定和预防肺部感染。

①止痛：可口服或注射止痛剂。对疼痛较剧者，肋间神经阻滞或痛点封闭有较好的止痛效果，且能有效改善呼吸和咳嗽功能。肋间神经阻滞可用0.5%或1%普鲁卡因5ml注射于脊柱旁5cm处的骨折肋骨下缘。痛点封闭是将普鲁卡因直接注射于肋骨骨折处，每处10ml。必要时阻滞或封闭可12~24小时重复一次，也可改用长效镇痛剂。注意穿刺不可过深，以免刺破胸膜。

②宽胶布固定胸壁：半环式胶布固定具有稳定骨折和缓解疼痛的功效，方法是用 5~7cm 宽的胶布数条，在呼气状态下自后而前、自下而上做叠瓦式粘贴胸壁，相互重叠 2~3cm，两端需超过前后正中线 3cm，范围包括骨折肋骨上、下各 1 根肋骨。但是，因其止痛效果并不理想、限制呼吸且有皮肤过敏等并发症，故而除在转送伤员时才考虑应用外，一般不应用，或应用多头胸带或弹力束胸带，效果更好。

③预防肺部并发症：鼓励患者早期下床活动、咳嗽、排痰，给予抗生素和祛痰剂。

（2）对于多根多处肋骨骨折（连枷胸）的处理，除了上述原则以外，尤其注意尽快消除反常呼吸运动、保持呼吸道通畅和充分供氧、纠正呼吸与循环功能紊乱和防止休克。当胸壁软化范围小或位于背部时，反常呼吸运动可不明显或不严重，可采用局部夹垫加压包扎。但是，当浮动幅度达 3cm 以上时可引起严重的呼吸与循环功能紊乱，当超过 5cm 或为双侧连枷胸（软胸综合征）时，可迅速导致死亡，必须进行紧急处理。首先暂时予以夹垫加压包扎，然后进行肋骨牵引固定。以往多用巾钳重力牵引，方法是在浮动胸壁的中央选择 1~2 根能持力的肋骨，局麻后分别在其上、下缘用尖刀刺一小口，用布钳将肋骨钳住，注意勿损伤肋间血管和胸膜，用牵引绳系于钳尾部，通过滑车用 2~3kg 重量牵引 2 周左右。目前，已根据类似原理设计出多种牵引器，是用特制的钩代替巾钳，用胸壁外固定牵引架代替滑车重力牵引，方法简便，患者能够起床活动且便于转送。

（3）对需行开胸手术的患者，可同时对肋骨骨折进行不锈钢丝捆扎和缝扎固定或用克氏针做骨髓内固定。目前已不主张对连枷胸患者一律应用控制性机械通气来消除反常呼吸运动（呼吸内固定法），但对于伴有严重肺挫伤且并发急性呼吸衰竭的患者，及时进行气管内插管或气管切开后应用呼吸机治疗，仍有其重要地位。

二、损伤性血、气胸

1. **发生原因** 胸外心脏按压时，用力过大过猛或用力不当，导致肋骨骨折，骨折端刺破胸膜腔，形成气胸；刺破胸部血管，引起血胸。

2. **临床表现** 气胸主要表现：伤侧肺部分萎陷，萎陷在 30% 以下者，多无明显症状。超过 30% 可出现胸闷、气急、干咳；大量积气时可发生呼吸困难；体检可见伤侧胸部隆起，气管向健侧移位，呼吸运动和语颤减弱，叩诊呈过度回响或鼓音，听诊呼吸音减弱或消失；X 线检查显示患侧肺萎缩，其外缘可见一条细线，为肺组织与气胸的分界线，无肺纹理可见，呼气时肺脏体积缩小。伴有血胸时，少量出血多无明显症状；中等量以上的血胸（出血量为 500~1000ml)可表现为失血性休克及呼吸循环功能紊乱的症状,如面色苍白、口渴、血压下降、脉搏细速、呼吸急促、发绀、贫血等。X线检查可见伤侧胸膜腔积液阴影及液平面,纵隔向健侧移位。化验检查见血红蛋白、红细胞计数及压积减低。

3. 预防措施

(1)行胸外心脏按压时,按压应平稳、有规律、不间断地进行,不要左右摆动;不能冲击式猛压,放松时掌根不要离开胸骨定位点,以免造成下次按压部位错误。

(2)根据患者的年龄和胸部弹性施加按压力量。对于老年患者,按压时酌情降低压力。

4. 处理措施

(1)若为闭合性气胸,气体量小时无须特殊处理,气体可在2~3周内自行吸收;量较多时可每日或隔日行胸腔穿刺排气一次,每次抽气量不超过1L,直至肺大部分复张,余下的气体可自行吸收。

(2)若为张力性气胸,可安装胸腔闭式引流装置将气体持续引出;如果针尖在深部改变方向使破口扩大再加上正压机械通气,气胸急剧加重形成张力性气胸,这时应提醒外科医生尽早行剖胸探查,处理肺部破裂口。

(3)患者由于气胸的存在,往往会出现血氧饱和度下降,所以要给患者吸氧,必要时行机械辅助通气。但需注意,气胸患者行机械通气必须常规进行胸腔闭式引流。

(4)血气胸在肺复张后出血多能自行缓解,若出血不止,除抽气排液和适当输血外,应考虑开胸结扎出血的血管。

(5)在进行上述处理的同时,应用抗生素防治感染。

三、心脏创伤

1. 发生原因 胸外心脏按压时,前下胸壁直接受压力撞击,可在心脏接受压力的部位或其对侧造成创伤,一般伤情较轻,多为心脏挫伤。

2. 临床表现 心脏创伤的临床表现取决于创伤的部位和严重程度。心脏轻度挫伤可不呈现临床症状,少数伤员诉心前区痛。心电图检查可无异常征象。如挫伤引致心电图改变,表现也多种多样且时常改变,常见的为室性或室上性期前收缩,其他心律失常如房性或室性心动过速、结性心律、房室传导阻滞也可见到,偶见 ST-T 异常和心肌梗死的征象。实验室检查可有心肌酶增高,包括 GOT(谷草转氨酶)、CK(肌酸激酶)、CK-MB(肌酸激酶同工酶)、LDH(乳酸脱氢酶)等,一般升高超过正常上限2倍有临床意义。

3. 预防措施

（1）行胸外心脏按压时，按压应平稳、有规律、不间断地进行，不要左右摆动；不能冲击式猛压，放松时掌根不要离开胸骨定位点，以免造成下次按压部位错误。

（2）根据患者的年龄和胸部弹性施加按压力量。对于老年患者，按压时酌情降低压力。

4. 处理措施

（1）伤员需卧床休息，做心电监护。

（2）给予相应的抗心律失常药物治疗，纠正低血钾。

（3）对有充血性心力衰竭或心房颤动且心室率快的患者给予洋地黄。

四、胃、肝、脾破裂

1. 发生原因　通常由于胸外心脏按压时，按压位置过低，用力过重所致。

2. 临床表现　胃破裂临床上极为罕见，其临床表现以腹膜炎为主。伤后有恶心、呕吐伴持续性剧烈腹痛和明显腹膜刺激征，肝浊音界缩小，肠鸣音减弱或消失，稍后可有体温升高、脉快、呼吸深快、血压下降等。实验室检查：白细胞计数增高，中性粒细胞比例增高。直立位透视可发现膈下游离气体。腹腔穿刺可抽得混浊的液体。肝、脾破裂也少见，其临床表现以腹腔内出血症状为主。患者面色苍白、出冷汗、脉搏细弱、血压下降，有时可有明显腹胀和移动性浊音。肝破裂会伴有大量胆汁外溢。实验室检查：红细胞、血红蛋白、红细胞比容下降，白细胞计数略有增高，腹腔穿刺抽出不凝固血液，对诊断有确定意义。但有时肝或脾损伤表现为中央型（肝、脾实质深部）或被膜下（肝、脾实质周边部分）破裂，可无明显腹腔内出血表现，而在伤后数月或数周，由于被膜下血肿继续增大或激发感染，致使被膜破裂发生急性大出血导致休克。肝破裂时血清谷丙转氨酶（GPT）的活性增高，在损伤后12小时达到伤前的4～5倍。

3. 预防措施

（1）行胸外心脏按压时，按压应平稳、有规律、不间断地进行，不要左右摆动；不能冲击式猛压，放松时掌根不要离开胸骨定位点，以免造成下次按压部位错误。

（2）根据患者的年龄和胸部弹性施加按压力量。对于老年患者，按压时酌情降低压力。

（3）严密观察病情，定时检测体温、脉搏、呼吸、血压，注意有无面色苍白、出冷汗、四肢发冷等休克症状，并了解腹痛、腹胀、呕吐以及腹部体征的变化。

4. 处理措施

（1）对疑有内脏破裂者，应禁食。禁食期间需输液以维持水、电解质平衡及供应热量，并记录出入液体量。在确定诊断前，禁用吗啡类药物，以免掩盖病情，延误诊断。

（2）发生胃破裂者，可行裂孔修补术或胃部分切除术。

（3）肝破裂的处理原则是彻底清创、确切止血、通畅引流。根据肝破裂范围，可采用不同的处理方法：①裂口不深或在肝缘，创缘较整齐者，在清创术后可将裂口直接缝合。②裂口较大、较深，裂口内有不易控制的动脉出血，可考虑结扎肝固有动脉或其分支，结扎前先试行阻断该动脉血流，观察其止血效果，确有效时方可进行结扎。

（4）如脾破裂，争取做缝合修补术；破损严重不能做缝合修补时，行脾切除术。

五、栓塞

1. 发生原因　胸外心脏按压发生肋软骨分离和肋骨骨折时骨髓内脂肪滴可进入肺循环导致栓塞。

2. 临床表现　潜伏期12~36小时或更长。在潜伏期内患者可无症状，而后突然出现呼吸困难、心动过速、发热（体温可达39℃以上）、发绀、烦躁不安、易激动、谵妄，继之昏迷。体检可见上胸部、腋窝及颈部有瘀斑，甚至也见于结膜及眼底视网膜。X线胸片显示正常，或有弥漫性小片状密度增高阴影，也有线样纹理增多，上述阴影似从肺门处向外辐射。实验室检查见贫血、血小板降低、血红蛋白下降、显微镜下可发现外伤部位的静脉血内有脂肪颗粒、血沉增快、PaO_2（动脉血氧分压）降低及一些凝血实验异常。静脉内的脂肪颗粒液可用冷冻法及滤过法测定。滤过法是使静脉血经$8\mu m$孔的Millipore过滤器，将留下的脂肪颗粒用苏丹Ⅲ染色即可显示出。

3. 预防措施　按压力量恰当，防止发生肋骨骨折。

4. 处理措施

（1）发生栓塞后，最重要的是吸氧，一般吸氧浓度达50%以上，必要时做气管插管，并用呼气末正压通气（PEEP）。

（2）应用肾上腺皮质激素，临床上激素首选甲基氰化泼尼松，剂量为30mg/kg，于8小时内静脉滴入。及时使用激素后可防止低氧血症、凝血功能异常及血小板下降。

（3）必要时进行抗凝治疗。

第七章

基础护理操作考核评分标准

第一节　铺备用床操作考核评分标准

项目	总分	评分细则	评分等级			
			A	B	C	D
仪表	5	仪表端庄，服装整洁。	5	4	3	2
评估	6	1. 铺备用床检查病床是否安全，铺麻醉床了解患者手术部位及麻醉方法；	3	2	1	0
		2. 注意同室患者心理反应，做好解释。	3	2	1	0
操作前准备	8	1. 环境宽敞、整洁，根据需要移开床边桌椅；	3	2	1	0
		2. 备齐用物，物品按照使用顺序放置得当；	3	2	1	0
		3. 着装符合要求，戴口罩，无长指甲。	2	1	0	0
操作过程	大单 24	1. 翻床垫（根据需要）；	2	1	0	0
		2. 大单放置正确（正反面、中线位置）；	4	3	2	1
		3. 床头床尾包紧，中线正（偏斜<3cm）；	6	5	4	3
		4. 床角整齐、美观；	4	3	2	1
		5. 铺橡胶单、中单铺法正确；	3	2	1	0
		6. 外观平整、美观。	5	4	3	2
	被套 30	1. 被套展开正确，中线正；	3	2	1	0
		2. 棉胎展开正确；	3	2	1	0
		3. 棉被套法正确，内外无皱褶；	5	4	3	2
		4. 被头端无虚边；	3	2	1	0
		5. 系带正确；	3	2	1	0
		6. 备用床叠被规整，中线正；麻醉床被头与床头距离适中，被尾折叠正确；	5	4	3	2
		7. 棉被放置位置适宜；	3	2	1	0
		8. 外观平整、美观。	5	4	3	2

续表

项目		总分	评分细则	评分等级			
				A	B	C	D
操作过程	枕套	6	1. 两角充实，中线正； 2. 枕头开口背门，放置正确。	4 2	3 1	2 0	1 0
操作后		10	1. 床旁桌椅放回原处； 2. 用物处理规范。	4 6	3 5	2 4	1 3
评价		5	1. 动作轻柔、节力、准确； 2. 无掀抖、重复和床单落地动作。	3 2	2 1	1 0	0 0
提问		6	说明铺备用床及麻醉床的目的。	6	5	4	3
总分		100					

第二节　轴线翻身法操作考核评分标准

项目		总分	评分细则	评分等级			
				A	B	C	D
仪表		5	仪表端庄，服装整洁。	5	4	3	2
沟通技巧		5	表情自然、语言亲切、流畅、通俗易懂，能完整体现护理要求。	5	4	3	2
评估与指导		5	1. 了解病情、意识状态及配合能力； 2. 观察损伤部位、伤口和管路情况； 3. 告知翻身的目的和方法，取得配合。	2 1 2	1 0 1	0 0 0	0 0 0
操作前准备		5	1. 洗手，戴口罩； 2. 三名护士到位共同完成，动作协调，操作到位。	3 2	2 1	1 0	0 0
操作过程	安全与舒适	5	关爱患者，注意保暖。	5	4	3	2

续表

项目		总分	评分细则	评分等级			
				A	B	C	D
操作过程	操作中	50	1. 核对； 2. 帮助患者移去枕头，松开被尾及颈托，将患者双手臂放于胸前，然后平移至两位操作者同侧床旁； 3. 一位护士站在患者头侧，固定患者头部，翻身时该护士沿纵轴向上略加牵引，以便头、颈随躯干一起缓慢移动。另两位护士站于患者同侧，由一护士喊口令，以便动作同步； 4. 护士双脚前后分开，第二操作者将双手分别置于患者远侧肩部、腰背部，第三操作者将双手分别置于患者远侧腰部和臀部。三位使头、颈、肩、腰、髋保持在同一水平线上，翻转至侧卧位； 5. 将一小软枕放于患者颈部合适位置，一软枕放于患者背部支持身体，另一软枕放于患者两膝之间并使双膝呈自然弯曲状。	10 10 10 10 10	8 8 8 8 8	6 6 6 6 6	4 4 4 4 4
操作后		5	1. 说明翻身的意义，不按规定要求面临的风险； 2. 准确记录翻身时间。	3 2	2 1	1 0	0 0
评价		15	1. 保持脊椎平直，翻身角度未超过60°； 2. 未扭曲或者旋转患者的头部，体位舒适； 3. 翻身时保暖并防坠床。	5 5 5	4 4 4	3 3 3	2 2 2
提问		5	轴线翻身的目的及操作中的注意事项。	5	4	3	2
总分		100					

第三节 协助患者移向床头法操作考核评分标准

项目	总分	评分细则	评分等级			
			A	B	C	D
仪表	5	仪表端庄，服装整洁。	5	4	3	2
沟通技巧	5	表情自然、语言亲切、流畅、通俗易懂，能完整体现护理要求。	5	4	3	2

续表

项目		总分	评分细则	评分等级			
				A	B	C	D
评估与指导		5	1. 了解病情、意识状态、肌力、配合能力、体重、约束、管路等情况； 2. 告知、指导其目的、方法、注意事项，取得合作。	2 3	1 2	0 1	0 0
操作前准备		5	1. 备齐物品，按顺序放置； 2. 环境宽敞、整洁，移开桌、椅等障碍物。	2 3	1 2	0 1	0 0
操作过程	安全与舒适	10	1. 移动时注意患者安全和身体保暖； 2. 保护好患者身上携带的导管、造口，处理方法正确。	5 5	4 4	3 3	2 2
	一人帮助患者移向床头法	50	1. 视病情放平床头，枕头横立于床头； 2. 患者体位正确：仰卧屈膝，双手握住床头板，双脚蹬床面； 3. 护士用手稳住患者双脚，在其臀部提供助力，使上移成功； 4. 放回枕头，抬高床头，整理床单位。	10 10 15 15	8 8 13 13	6 6 11 11	4 4 9 9
	两人帮助患者移向床头法	50	1. 视病情放平床头，枕头横立于床头，未撞患者头部； 2. 护士两人分别站在床的两侧，交叉托住患者颈、肩及腰臀部，两人同时用力，协调地将患者抬起，移向床头（亦可两人同侧，一人托住颈、肩及腰部，另一人托住臀部及腘窝，同时抬起患者移向床头）； 3. 放回枕头，抬高床头，整理床单位。	20 20 10	18 18 8	16 16 6	14 14 4
操作后		10	1. 整理好床单位及物品，给予患者一定安抚； 2. 依据患者病情，恢复舒适、安全体位。	5 5	4 4	3 3	2 2
评价		5	1. 移动方法正确、安全、节力； 2. 患者无不适感觉。	3 2	2 1	1 0	0 0
提问		5	协助患者移向床头时应给予哪些指导内容。	5	4	3	2
总分		100					

第四节　协助患者由床上移至平车法操作考核评分标准

项目		总分	评分细则	评分等级			
				A	B	C	D
仪表		5	仪表端庄，服装整洁。	5	4	3	2
沟通技巧		10	表情自然，语言亲切、流畅、通俗易懂，能完整体现护理要求。	10	8	6	4
评估与指导		10	1. 了解患者病情、意识状态、肌力、配合能力、体重、约束、管路等情况； 2. 告知、指导其目的、方法、注意事项，取得合作。	5 5	4 4	3 3	2 2
操作前准备		5	1. 备齐物品，按顺序放置，检查平车安全性； 2. 环境安排合理，移开桌、椅等障碍物。	2 3	1 2	0 1	0 0
操作过程	安全与舒适	10	1. 移动时注意患者安全和身体保暖； 2. 保护好患者身上携带的导管、造口，处理方法正确； 3. 推车移动平稳（路面、过双向门等）。	4 3 3	3 2 2	2 1 1	1 0 0
	单人挪动法	40	1. 核对，向患者做好解释工作，协助患者穿衣； 2. 平车紧靠床边； 3. 固定平车； 4. 协助患者挪动身体，姿势正确； 5. 患者卧于平车或床的中央，掩紧盖被； 6. 再次核对，推车方法正确，防止患者滚落。	5 5 5 10 5 10	4 4 4 8 4 8	3 3 3 6 3 6	2 2 2 4 2 4
	三人移动法	40	1. 向患者解释后协助穿衣； 2. 平车大轮端接床尾放置（100°~130°），固定平车； 3. 护士站病床旁钝角内； 4. 三名护士同侧两手分别伸入患者头、肩胛、背、臀、腘窝、小腿部； 5. 抱起患者移至平车中央，盖好盖被，推车移动时平稳、安全； 6. 再次核对，随时观察患者的病情变化。	5 5 5 10 5 10	4 4 4 8 4 8	3 3 3 6 3 6	2 2 2 4 2 4

续表

项目	总分	评分细则	评分等级			
			A	B	C	D
操作后	10	1. 整理好床单位及物品，给予患者安抚； 2. 依据患者病情，恢复舒适、安全体位。	5 5	4 4	3 3	2 2
评价	5	1. 移动方法正确、安全、节力； 2. 患者无不适感觉。	3 2	2 1	1 0	0 0
提问	5	协助患者平车移动时的注意事项。	5	4	3	2
总分	100					

第五节 患者保护性约束法操作考核评分标准

项目	总分	评分细则	评分等级			
			A	B	C	D
仪表	5	仪表端庄，服装整洁。	5	4	3	2
沟通技巧	5	表情自然，语言亲切、流畅、通俗易懂，能完整体现护理要求。	5	4	3	2
评估与指导	14	1. 评估患者病情，意识状态，肢体活动度，约束部位皮肤色泽、温度及完整性等； 2. 评估保护具的种类和时间； 3. 告知并指导约束必要性和保护用具的使用方法，取得配合。	5 5 4	4 4 3	3 3 2	2 2 1
操作前准备	5	1. 备齐用物、按照使用顺序合理放置； 2. 取得患者同意或签订同意书。	3 2	2 1	1 0	0 0
操作过程（肢体约束法）	36	1. 核对，暴露约束部位方法正确； 2. 棉垫包裹约束部位腕部、踝部（或肩部），注意保暖； 3. 将保护带打成双套结套在棉垫外，稍拉紧，使之不松脱； 4. 将保护带系进行固定； 5. 为患者盖被，整理床单位及用物，再次核对。	6 6 12 6 6	4 4 10 4 4	2 2 8 2 2	0 0 6 0 0

续表

项目	总分	评分细则	评分等级			
			A	B	C	D
操作后	10	1. 遇兴奋冲动患者能宽容，做好保护工作，对持续保护的患者做到2～3小时松解一次； 2. 定时观察患者约束部位皮肤情况。	5 5	4 4	3 3	2 2
评价	20	1. 被约束的患者安全，保证治疗的顺利； 2. 对约束患者有爱心，保护为非惩罚性的； 3. 被约束患者（或家属）能与医护人员合作。	5 5 10	4 4 8	3 3 6	2 2 4
提问	5	约束患者时需评估哪些内容及如何对约束患者及家属进行指导。	5	4	3	2
总分	100					

第六节　无菌技术操作考核评分标准

项目		总分	评分细则	评分等级			
				A	B	C	D
仪表		5	仪表端庄，服装整洁。	5	4	3	2
评估		5	操作环境和物品符合无菌技术要求。	5	4	3	2
操作前准备		5	1. 操作台宽敞、干净、整洁； 2. 备齐用物，并按节力及无菌操作要求放置； 3. 着装符合要求，摘除首饰，无长指甲，洗手，戴口罩。	1 2 2	0 1 1	0 0 0	0 0 0
操作过程	无菌钳使用	12	1. 检查用物名称、有效期、灭菌效果及包装完整性； 2. 使用（取、放、用）方法正确，符合无菌操作要求； 3. 注明启用时间及责任人。	3 6 3	2 4 2	1 2 1	0 0 0

续表

项目		总分	评分细则	评分等级			
				A	B	C	D
操作过程	无菌包使用	13	1. 检查用物名称、有效期、灭菌效果及包装完整性；	2	1	0	0
			2. 开包方法正确，无污染（揭外、左、右、内角）；	3	2	1	0
			3. 取用无菌物品不跨越无菌区；	3	2	1	0
			4. 用毕按原折痕包内、右、左、外角，不污染；	3	2	1	0
			5. 注明开包时间。	2	1	0	0
	无菌容器使用	12	1. 容器开盖方法正确、无污染；	2	1	0	0
			2. 取、放无菌物品方法正确，不跨越无菌区；	3	2	1	0
			3. 取无菌物品不触及无菌容器边缘；	3	2	1	0
			4. 物品取出后未使用，不可再放回；	2	1	0	0
			5. 容器盖子用毕即盖严、方法正确、无污染，注明开启时间。	2	1	0	0
	无菌溶液使用	12	1. 核对瓶签，检查药液质量；	2	1	0	0
			2. 开瓶盖方法正确、无污染；	3	2	1	0
			3. 倒液方法正确、无污染；	4	3	2	1
			4. 盖瓶口方法正确、无污染，标明开瓶时间。	3	2	1	0
	铺无菌盘	12	1. 治疗盘清洁、干燥；	2	1	0	0
			2. 取、用、铺治疗巾方法正确且无污染；	4	3	2	1
			3. 扇形折叠无菌面向上、无污染；	2	1	0	0
			4. 无菌物品放置合理、不跨越无菌区；	2	1	0	0
			5. 边缘折叠整齐、无污染。	2	1	0	0
	无菌手套使用	13	1. 洗手，检查手套型号、灭菌日期及包装完整性；	3	2	1	0
			2. 取、戴手套方法正确、无污染；	6	4	2	0
			3. 脱手套方法正确，用后处理正确。	4	3	2	1
评价		5	1. 动作准确、熟练、节力；	2	1	0	0
			2. 操作过程中无污染。	3	2	1	0
提问		6	各项无菌操作的注意事项。	6	5	4	3
总分		100					

第七节 穿、脱隔离衣操作考核评分标准

项目		总分	评分细则	评分等级			
				A	B	C	D
仪表		5	仪表端庄，服装整洁。	5	4	3	2
评估		5	1. 穿隔离衣的环境条件及物品标准； 2. 根据患者病情及需隔离的类别设定环境。	2 3	1 2	0 1	0 1
操作前准备		10	1. 取下手表，洗手，戴口罩； 2. 卷衣袖至肘上； 3. 检查隔离衣有无破损、是否完整。	4 3 3	3 2 2	2 1 1	1 0 0
操作过程	穿隔离衣	40	1. 拿取隔离衣方法正确； 2. 穿衣袖方法正确、无污染； 3. 系好领扣，无污染； 4. 扎袖口方法正确、无污染； 5. 后襟对齐折叠方法正确、无污染； 6. 腰带打扣方法正确，未污染工作服。	4 10 8 8 6 4	3 8 6 6 4 3	2 6 4 4 2 2	1 4 2 2 0 0
	脱隔离衣	30	1. 解腰带、衣扣方法正确； 2. 解袖口、披袖方法正确且无污染； 3. 手浸泡、消毒方法正确(范围、方法、时间)； 4. 解衣领方法正确； 5. 脱袖方法正确、无污染； 6. 双手退出脱衣方法正确； 7. 挂衣方法正确。	3 6 5 2 6 4 4	2 5 4 1 5 3 3	1 4 3 0 4 2 2	0 3 2 0 3 1 1
评价		5	1. 动作熟练、准确； 2. 清洁区与污染区概念清楚。	3 2	2 1	1 0	0 0
提问		5	说明穿脱隔离衣的注意事项。	5	4	3	2
总分		100					

第八节　口腔护理技术操作考核评分标准

项目		总分	评分细则	评分等级			
				A	B	C	D
仪表		5	仪表端庄，服装整洁。	5	4	3	2
沟通技巧		5	表情自然，语言亲切、流畅、通俗易懂，能完整体现护理要求。	5	4	3	2
评估与指导		8	1. 了解患者病情、意识状态、自理能力、心理状态、生活方式、合作程度及有无凝血功能障碍；	2	1	0	0
			2. 评估口腔黏膜情况及有无活动性义齿；	2	1	0	0
			3. 询问患者是否有传染病；	2	1	0	0
			4. 做好解释工作，取得患者的配合。	2	1	0	0
操作前准备		6	1. 洗手，戴口罩，无长指甲；	2	1	0	0
			2. 根据病情需要准备药液及用物；	2	1	0	0
			3. 备齐用物，放置合理。	2	1	0	0
操作过程	安全与舒适	10	1. 患者接受操作的环境舒适；	2	1	0	0
			2. 患者体位舒适（侧卧或头偏向一侧）；	2	1	0	0
			3. 活动性义齿处理正确；	3	2	1	0
			4. 使用棉球前后数量清点一致。	3	2	1	0
	操作中	50	1. 擦拭口唇，温开水漱口；	2	1	0	0
			2. 颌下放治疗巾，弯盘位置适当；	3	2	1	0
			3. 正确使用压舌板、开口器等；	5	4	3	2
			4. 夹取棉球方法正确、无脱落；	5	4	3	2
			5. 棉球湿度适宜；	5	4	3	2
			6. 擦洗顺序、方法正确无遗漏，擦洗完漱口；	10	8	6	4
			7. 口腔疾患处理正确；	5	4	3	2
			8. 擦洗过程中随时问问患者的感受；	5	4	3	2
			9. 帮助患者擦净面部；	5	4	3	2
			10. 操作中不污染床单及患者衣服。	5	4	3	2
操作后		5	1. 协助患者恢复舒适卧位，整理床单位；	1	1	0	0
			2. 正确处理使用后的物品；	2	1	0	0
			3. 指导患者正确的漱口方法及意义。	2	1	0	0

续表

项目	总分	评分细则	评分等级			
			A	B	C	D
评价	6	1. 动作轻柔、准确、节力； 2. 清洁区与非清洁区观念明确，无交叉污染； 3. 患者口腔清洁、无异味，患者舒适。	2 2 2	1 1 1	0 0 0	0 0 0
提问	5	口腔护理的注意事项。	5	4	3	2
总分	100					

第九节　生命体征监测技术操作评分标准

项目	总分	评分细则	评分等级			
			A	B	C	D
仪表	5	仪表端庄，服装整洁。	5	4	3	2
沟通技巧	5	表情自然、语言亲切、流畅、通俗易懂，能完整体现护理要求。	5	4	3	2
评估与指导	10	1. 了解患者近日生命体征波动情况； 2. 了解患者测量前的活动、休息情况； 3. 了解患者肢体功能情况； 4. 向患者做好解释工作，并取得配合。	3 2 2 3	2 1 1 2	1 0 0 1	0 0 0 0
操作前准备	4	1. 洗手，戴口罩； 2. 备齐用物，放置合理。	2 2	1 1	0 0	0 0
体温测量	15	1. 测量前后核对方法正确，核对内容完整； 2. 患者体位摆放正确； 3. 操作程序正确； 4. 测量结果准确。	3 2 6 4	2 1 5 3	1 0 4 2	0 0 3 1
脉搏测量	15	1. 测量前后核对方法正确，核对内容完整； 2. 患者体位摆放正确； 3. 操作程序正确； 4. 测量结果准确。	3 2 6 4	2 1 5 3	1 0 4 2	0 0 3 1

续表

项目	总分	评分细则	评分等级 A	B	C	D
呼吸测量	15	1. 正确核对及评估患者，分散患者注意力； 2. 患者体位摆放正确； 3. 操作程序正确； 4. 测量结果准确。	3 2 6 4	2 1 5 3	1 0 4 2	0 0 3 1
血压测量	15	1. 测量前后核对方法正确，核对内容完整； 2. 患者体位摆放正确； 3. 操作程序正确； 4. 测量结果准确。	3 2 6 4	2 1 5 3	1 0 4 2	0 0 3 1
操作后	4	1. 协助患者取舒适卧位并整理床单位； 2. 正确处理用物； 3. 洗手，及时记录测量结果，有异常情况及时告知医生。	1 2 1	0 1 0	0 0 0	0 0 0
评价	4	1. 动作轻柔，对患者有爱伤意识； 2. 清洁区与非清洁区观念明确。	2 2	1 1	0 0	0 0
提问	8	各项操作注意事项。	8	6	4	2
合计	100					

第十节　血糖监测技术操作考核评分标准

项目	总分	评分细则	评分等级 A	B	C	D
仪表	5	仪表端庄，服装整洁。	5	4	3	2
沟通技巧	5	表情自然，语言亲切、流畅、通俗易懂，能完整体现护理要求。	5	4	3	2
评估与指导	5	1. 了解患者进食时间； 2. 了解患者当日应用药物情况； 3. 做好解释工作，取得患者的配合。	2 2 1	1 1 0	0 0 0	0 0 0
操作前准备	10	1. 洗手，戴口罩； 2. 备齐用物，合理放置。	4 6	3 4	2 2	1 0

续表

项目		总分	评分细则	评分等级			
				A	B	C	D
操作过程	安全与舒适	10	1. 环境安静、清洁、舒适； 2. 核对医嘱； 3. 核对血糖仪上的代码与试纸代码是否一致。	2 3 5	1 2 4	0 1 3	0 0 2
	操作中	45	1. 协助患者取舒适卧位； 2. 准备采血针，安装血糖试纸，开启血糖仪； 3. 选择适宜的采血部位； 4. 规范采血； 5. 滴血量准确，无试纸污染现象； 6. 指导患者穿刺后用棉签按压1~3分钟； 7. 正确读取血糖值并记录，血糖异常时及时告知医生。	5 6 6 10 6 6 6	4 4 4 8 4 4 4	3 2 2 6 2 2 2	2 0 0 4 0 0 0
操作后		5	1. 协助患者恢复舒适体位，整理床单位； 2. 洗手，整理用物。	2 3	1 2	0 1	0 0
评价		10	1. 严格执行无菌技术操作； 2. 动作轻柔，患者痛苦小； 3. 使用后的物品处理正确，避免交叉感染。	4 3 3	3 2 2	2 1 1	1 0 0
提问		5	血糖监测的注意事项。	5	4	3	2
总分		100					

第十一节 乙醇拭浴法操作考核评分标准

项目	总分	评分细则	评分等级			
			A	B	C	D
仪表	5	仪表端庄，服装整洁。	5	4	3	2
沟通技巧	5	表情自然，语言亲切、流畅、通俗易懂，能完整体现护理要求。	5	4	3	2
评估与指导	5	1. 了解病情、意识状态、局部组织状态、皮肤情况； 2. 解释，取得合作；	2 3	1 2	0 1	0 0

续表

项目		总分	评分细则	评分等级			
				A	B	C	D
操作前准备		5	1. 洗手，戴口罩； 2. 备齐用物，放置合理。	2 3	1 2	0 1	0 0
操作过程	安全与舒适	10	1. 环境安静、清洁（关门窗、围屏风、调节室温）； 2. 患者体位舒适、安全； 3. 注意保护患者隐私。	3 4 3	2 3 2	1 2 1	0 1 0
	酒精拭浴	55	1. 核对医嘱和患者； 2. 松开盖被不过多暴露； 3. 冰袋放置部位正确； 4. 脱衣方法正确； 5. 身下垫毛巾； 6. 擦浴方法正确； 7. 擦浴部位、顺序正确，无遗漏； 8. 酒精浓度和温度适宜（25%~35%、30℃）； 9. 擦浴中，注意保护患者的隐私； 10. 观察反应，及时处理； 11. 擦毕穿衣、裤方法正确； 12. 测量体温及记录方法正确； 13. 再次核对，30分钟后及时测体温。	5 5 5 5 5 5 5 5 2 3 2 3 5	4 4 4 4 4 4 4 4 1 2 1 2 4	3 3 3 3 3 3 3 3 0 1 0 1 3	2 2 2 2 2 2 2 2 0 0 0 0 2
操作后		5	1. 助患者取舒适体位，整理床单位； 2. 用物处理正确，洗手。	2 3	1 2	0 1	0 0
评价		5	1. 动作轻柔、准确、节力； 2. 患者感觉舒适，体温下降。	3 2	2 1	1 0	0 0
提问		5	对行物理降温的患者如何进行指导及操作的注意事项。	5	4	3	2
总分		100					

第十二节 鼻饲技术操作考核评分标准

项目		总分	评分细则	评分等级			
				A	B	C	D
仪表		5	仪表端庄，服装整洁。	5	4	3	2
沟通技巧		5	表情自然，语言亲切、流畅、通俗易懂，能完整体现护理要求。	5	4	3	2
评估与指导		6	1. 了解患者年龄、病情、意识状态及合作程度； 2. 了解患者鼻腔状况：有无鼻中隔偏曲、阻塞等； 3. 做好解释工作，取得患者的配合。	2 2 2	1 1 1	0 0 0	0 0 0
操作前准备		5	1. 洗手，戴口罩，无长指甲； 2. 备齐用物，放置合理。	2 3	1 2	0 1	0 0
操作过程	安全与舒适	10	1. 环境安静、清洁； 2. 患者体位舒适，让患者放松、配合； 3. 操作中做好心理护理； 4. 操作过程中注意观察患者有无异常。	2 2 2 4	1 1 1 3	0 0 0 2	0 0 0 1
	插胃管	30	1. 颌下铺巾； 2. 清洁并检查鼻腔； 3. 滑润导管并检查是否通畅； 4. 插管方法正确，深度适宜（清醒者、昏迷者）； 5. 正确处理插管中出现的情况（恶心、咳嗽等）； 6. 正确判断胃管的位置； 7. 胃管固定牢固、美观。	2 2 3 10 6 5 2	1 1 2 8 5 4 1	0 0 1 6 4 3 0	0 0 0 4 3 2 0
	鼻饲	20	1. 正确查对鼻饲医嘱； 2. 喂食步骤正确、速度适宜； 3. 喂食鼻饲量适宜、温度适宜； 4. 完毕后用适量温水冲洗，清洁管腔； 5. 正确处理胃管末端。	5 5 4 3 3	4 4 3 2 2	3 3 2 1 1	2 2 1 0 0
操作后		5	1. 妥善安置患者，整理床单位； 2. 用物处理正确并记录。	2 3	1 2	0 1	0 0
评价		8	1. 动作轻柔，有爱伤意识； 2. 步骤正确，患者舒适、无不良反应； 3. 区分清洁区及污染区，无交叉污染。	2 4 2	1 3 1	0 2 0	0 1 0

续表

项目	总分	评分细则	评分等级			
			A	B	C	D
提问	6	检查胃管在胃内的方法、胃管置入术及鼻饲的注意事项。	6	5	4	3
总分	100					

第十三节 胃肠减压术操作考核评分标准

项目		总分	评分细则	评分等级			
				A	B	C	D
仪表		5	仪表端庄，服装整洁。	5	4	3	2
沟通技巧		5	表情自然，语言亲切、流畅、通俗易懂，能完整体现护理要求。	5	4	3	2
评估与指导		6	1. 了解病情、意识状态、鼻腔等情况； 2. 了解患者自理、合作程度、耐受力及心理反应； 3. 做好解释工作，取得患者的配合。	2 2 2	1 1 1	0 0 0	0 0 0
操作前准备		5	1. 洗手、戴口罩； 2. 备齐用物，放置合理； 3. 指导患者放松，在插管过程中协调配合。	1 2 2	0 1 1	0 0 0	0 0 0
操作过程	安全与舒适	8	1. 环境安静、舒适； 2. 患者体位舒适； 3. 注意观察患者心理反应。	2 2 4	1 1 3	0 0 2	0 0 1

续表

项目		总分	评分细则	评分等级			
				A	B	C	D
操作过程	胃肠减压	47	1. 核对医嘱、清洁鼻腔、评估鼻腔情况；	3	2	1	0
			2. 取舒适卧位、颌下铺巾、放置弯盘位置合理；	3	2	1	0
			3. 检查胃管是否通畅、标记长度、润滑胃管；	6	5	4	3
			4. 插胃管方法正确；	6	5	4	3
			5. 插管过程随时观察患者的反应；	4	3	2	1
			6. 胃管插入长度适中；	5	4	3	2
			7. 检查胃管在胃内的方法正确；	6	4	2	0
			8. 胃管固定牢固、美观；	4	3	2	1
			9. 接胃肠减压器方法正确、记录引流量；	4	3	2	1
			10. 协助患者擦净面部；	2	1	0	0
			11. 检查胃管是否通畅，胃肠减压器是否完好、无漏气。	4	3	2	1
	停胃肠减压	5	1. 核对医嘱、拔管方法正确；	3	2	1	0
			2. 协助患者清洁面部。	2	1	0	0
操作后		4	1. 协助患者整理床单位，恢复舒适卧位；	2	1	0	0
			2. 用物处理正确，洗手后记录。	2	1	0	0
评价		10	1. 操作规范，动作轻柔，患者痛苦小；	3	2	1	0
			2. 胃肠减压期间，胃管无脱落、阻塞、扭曲；	3	2	1	0
			3. 治疗效果明显，患者的腹胀、腹痛感减轻，能够配合治疗。	4	3	2	1
提问		5	胃肠减压的目的及注意事项。	5	4	3	2
总分		100					

第十四节 导尿术操作考核评分标准

项目	总分	评分细则	评分等级			
			A	B	C	D
仪表	5	仪表端庄，服装整洁。	5	4	3	2

续表

项目		总分	评分细则	评分等级			
				A	B	C	D
沟通技巧		5	表情自然，语言亲切、流畅、通俗易懂，能完整体现护理要求。	5	4	3	2
评估与指导		6	1. 了解病情、膀胱充盈度、会阴部皮肤黏膜情况； 2. 了解患者自理、合作程度、耐受力及心理反应； 3. 做好解释工作，取得患者的配合。	2 2 2	1 1 1	0 0 0	0 0 0
操作前准备		4	1. 洗手，戴口罩，无长指甲； 2. 备齐用物，放置合理； 3. 指导患者放松，在插管过程中协调配合。	1 1 2	0 0 1	0 0 0	0 0 0
操作过程	安全与舒适	8	1. 环境安静、舒适（关门窗、围屏风）； 2. 核对医嘱，保护患者隐私，注意心理反应； 3. 患者体位舒适，注意保暖。	2 4 2	1 3 1	0 2 0	0 1 0
	导尿	56	1. 术者体位正确，符合力学原理； 2. 核对解释后臀下铺巾； 3. 清洁、初步消毒会阴方法正确，再次清洁双手； 4. 打开导尿包无污染，放置合理； 5. 使用血管钳和物品无污染； 6. 戴无菌手套方法正确、无污染； 7. 铺洞巾方法正确、无污染； 8. 滑润导尿管无污染； 9. 消毒阴唇/阴茎、尿道口方法正确； 10. 更换血管钳后插管方法正确； 11. 插管深度适宜，观察尿液及引流情况； 12. 拔管方法正确并擦净外阴。	2 1 5 3 4 4 6 6 10 8 5 2	1 0 4 2 3 3 5 5 8 6 4 1	0 0 3 1 2 2 4 4 6 4 3 0	0 0 2 0 1 1 3 3 4 2 2 0
操作后		4	1. 协助患者整理衣裤及床单位，恢复舒适卧位； 2. 用物处理正确，洗手后记录。	2 2	1 1	0 0	0 0
评价		7	1. 动作轻柔，有爱伤观念； 2. 步骤正确，无菌观念强； 3. 注意保护患者的隐私、保暖。	2 3 2	1 2 1	0 1 0	0 0 0
提问		5	导尿的注意事项。	5	4	3	2
总分		100					

第十五节　大量不保留灌肠技术操作考核评分标准

项目		总分	评分细则	评分等级			
				A	B	C	D
仪表		5	仪表端庄，服装整洁。	5	4	3	2
沟通技巧		5	表情自然，语言亲切、流畅、通俗易懂，能完整体现护理要求。	5	4	3	2
评估与指导		7	1. 了解病情、意识状态、肛门部皮肤黏膜状况及灌肠的目的；	2	1	0	0
			2. 了解患者自理、合作程度及心理状况；	2	1	0	0
			3. 做好解释工作，取得患者的配合。	3	2	1	0
操作前准备		6	1. 洗手，戴口罩；	2	1	0	0
			2. 备齐用物，放置合理；	2	1	0	0
			3. 指导患者放松，在操作过程中协调配合。	2	1	0	0
操作过程	安全与舒适	6	1. 环境安静、舒适（关门窗、围屏风）；	2	1	0	0
			2. 认真核对医嘱，保护患者隐私；	2	1	0	0
			3. 患者体位正确、舒适，注意保暖。	2	1	0	0
	灌肠	56	1. 取合适卧位，退裤至膝部，臀下铺巾；	4	3	2	1
			2. 灌肠筒高度适宜（40～60cm）；	6	5	4	3
			3. 肛管润滑充分；	2	1	0	0
			4. 排气方法正确，溶液不沾湿床单、地面；	4	3	2	1
			5. 插管动作轻柔，手法正确；	6	5	4	3
			6. 肛管插入深度适宜；	6	5	4	3
			7. 固定肛管不脱出、不漏液；	4	3	2	1
			8. 观察液体流入情况，不畅时，处理正确；	5	4	3	2
			9. 随时了解患者耐受情况并正确指导；	5	4	3	2
			10. 拔管方法正确（夹管无回流、滴液）；	6	5	4	3
			11. 拔出肛管放置妥当；	4	3	2	1
			12. 向患者交代注意事项。	4	3	2	1
操作后		5	1. 协助患者整理床单位，恢复舒适卧位；	2	1	0	0
			2. 用物处理正确，洗手后记录。	3	2	1	0
评价		5	1. 动作轻柔，患者痛苦小；	2	1	0	0
			2. 操作规范、方法正确、熟练；	2	1	0	0
			3. 注意保护好患者的隐私。	1	0	0	0

续表

项目	总分	评分细则	评分等级			
			A	B	C	D
提问	5	不保留灌肠的注意事项。	5	4	3	2
总分	100					

第十六节　膀胱冲洗技术操作考核评分标准

项目	总分	评分细则	评分等级			
			A	B	C	D
仪表	5	仪表端庄，服装整洁。	5	4	3	2
沟通技巧	5	表情自然，语言亲切、流畅、通俗易懂，能完整体现护理要求。	5	4	3	2
评估与指导	10	1. 了解病情，尿液的性状，有无尿频、尿急、尿痛、膀胱憋尿感，是否排尽尿液及尿管通畅情况。	5	4	3	2
		2. 指导、解释，取得合作。	5	4	3	2
操作前准备	5	1. 洗手，戴口罩；	2	1	0	0
		2. 备齐用物，放置合理，冲洗液温度适宜。	3	2	1	0
操作过程	56	1. 核对；	8	6	4	2
		2. 将膀胱冲洗液悬挂在输液架上，将冲洗管与冲洗液连接，Y形管一头连接冲洗管，另外两头分别连接导尿管和尿袋。连接前对各个连接部进行消毒；	8	6	4	2
		3. 打开冲洗管，夹闭尿袋，根据医嘱调节冲洗速度；	8	6	4	2
		4. 夹闭冲洗管，打开尿袋，排出冲洗液；	8	6	4	2
		5. 在持续冲洗过程中，观察患者的反应及冲洗液的量及颜色；	8	6	4	2
		6. 评估冲洗液入量和出量，膀胱有无憋胀感；	8	6	4	2
		7. 冲洗完毕，取下冲洗管，消毒导尿管口接尿袋，妥善固定，位置低于膀胱，以利引流尿液。	8	6	4	2

续表

项目	总分	评分细则	评分等级			
			A	B	C	D
操作后	14	1. 执行无菌技术，未发生污染； 2. 整理床单位，协助患者取舒适卧位，做好护理记录。	7 7	5 5	3 3	1 1
提问	5	膀胱冲洗技术的目的及注意事项。	5	4	3	2
总分	100					

第十七节　口服给药法操作考核评分标准

项目		总分	评分细则	评分等级			
				A	B	C	D
仪表		5	仪表端庄，服装整洁。	5	4	3	2
沟通技巧		5	表情自然，语言亲切、流畅、通俗易懂，能完整体现护理要求。	5	4	3	2
评估与指导		10	1. 了解患者病情、用药史、过敏史及能否自理服药； 2. 评估患者有无口腔或食管疾患，有无恶心、呕吐等不适症状； 3. 评估患者心理反应，能否遵医嘱服药； 4. 做好解释工作，取得患者的配合。	3 2 2 3	2 1 1 2	1 0 0 1	0 0 0 0
操作前准备		5	1. 洗手，戴口罩； 2. 根据医嘱准备所需药物及用物； 3. 核对医嘱、服药本、小药卡。	1 2 2	0 1 1	0 0 0	0 0 0
操作过程	安全与舒适	6	1. 医嘱核对正确，用物准备齐全、放置合理； 2. 患者服药体位舒适、安全（如昏迷及精神异常等患者）； 3. 指导患者掌握特殊药物服用方法及注意要点。	2 2 2	1 1 1	0 0 0	0 0 0

续表

项目		总分	评分细则	评分等级 A	B	C	D
操作过程	操作中	53	1. 取药前检查药物名称、剂量、浓度、有效期等；	10	8	6	4
			2. 取片剂剂量、方法正确；	5	4	3	2
			3. 取粉剂剂量、方法正确；	5	4	3	2
			4. 取水剂剂量、方法正确；	5	4	3	2
			5. 取油剂剂量、方法正确；	5	4	3	2
			6. 摆完后整理药柜及用物；	5	4	3	2
			7. 再次双人核对；	5	4	3	2
			8. 发药前再次核对（"三查八对"）；	5	4	3	2
			9. 协助服药的方法正确（老人、小儿、病重者、鼻饲者、不能自理者）；	5	4	3	2
			10. 因故不能服药者做好交接班。	3	2	1	0
操作后		6	1. 观察患者服药后效果及有无不良反应；	3	2	1	0
			2. 正确处理用物，收回药杯清洁消毒方法正确；	2	1	0	0
			3. 洗手，做好护理记录。	1	0	0	0
评价		5	1. 操作动作熟练、规范；	2	1	0	0
			2. 严格执行查对制度。	3	2	1	0
提问		5	口服给药应给患者的指导内容及注意事项。	5	4	3	2
总分		100					

第十八节 雾化吸入法操作考核评分标准

项目	总分	评分细则	评分等级 A	B	C	D
仪表	5	仪表端庄，服装整洁。	5	4	3	2
沟通技巧	5	表情自然，语言亲切、流畅、通俗易懂，能完整体现护理要求。	5	4	3	2
评估与指导	6	1. 评估患者病情、排痰情况及合作程度；	2	1	0	0
		2. 评估患者呼吸道是否感染、通畅，患者面部及口腔黏膜有无感染、破损等；	2	1	0	0
		3. 做好解释工作，取得患者的配合。	2	1	0	0

续表

项目		总分	评分细则	评分等级			
				A	B	C	D
操作前准备		5	1. 洗手，戴口罩； 2. 备齐用物，放置合理； 3. 检查雾化器是否处于完好备用状态。	1 2 2	0 1 1	0 0 0	0 0 0
操作过程	安全与舒适	4	1. 环境安静、清洁、舒适； 2. 核对医嘱及患者用药情况； 3. 患者体位舒适，注意保暖。	1 2 1	0 1 0	0 0 0	0 0 0
	操作中	58	1. 核对正确； 2. 正确配置药物； 3. 患者体位摆放正确； 4. 操作程序正确； 5. 水槽内有足够的冷水； 6. 指导患者配合方法正确； 7. 雾化时间正确。	10 10 4 10 10 10 4	8 8 3 8 8 8 3	6 6 2 6 6 6 2	4 4 1 4 4 4 1
操作后		6	1. 正确处理用物； 2. 洗手、做好护理记录； 3. 注意观察患者病情变化，有异常及时告知医生。	2 2 2	1 1 1	0 0 0	0 0 0
评价		6	1. 操作顺序正确、熟练； 2. 正确指导患者雾化吸入和排痰。	3 3	2 2	1 1	0 0
提问		5	如何指导患者进行正确的雾化吸入。	5	4	3	2
总分		100					

第十九节 皮内注射法操作考核评分标准

项目	总分	评分细则	评分等级			
			A	B	C	D
仪表	5	仪表端庄，服装整洁。	5	4	3	2
沟通技巧	5	表情自然，语言亲切、流畅、通俗易懂，能完整体现护理要求。	5	4	3	2

续表

项目	总分	评分细则	评分等级			
			A	B	C	D
评估与指导	5	1. 了解病情、药物过敏史及局部皮肤状况； 2. 解释操作目的及注意事项，并取得配合。	2 3	1 2	0 1	0 0
操作前准备	5	1. 洗手，戴口罩； 2. 备齐用物，放置合理。	2 3	1 2	0 1	0 0
操作过程 - 安全与舒适	10	1. 认真核对医嘱，并详细询问过敏史； 2. 环境安静，患者体位舒适。	8 2	6 1	4 0	2 0
操作过程 - 抽吸药液	20	1. 检查无菌物品正确； 2. 取用注射器、针头正确且无污染； 3. 抽吸药液方法正确； 4. 消毒药瓶、抽吸药液无污染，抽吸后放置正确； 5. 配制药液正确。	4 4 4 4 4	3 3 3 3 3	2 2 2 2 2	1 1 1 1 1
操作过程 - 注射	25	1. 核对，选择注射部位正确； 2. 消毒方法正确(方法、范围、无菌)； 3. 排气方法正确、不浪费药； 4. 再次核对，绷紧皮肤，持针正确； 5. 进针角度、深度适宜； 6. 注射剂量准确，皮丘符合要求，核对。	4 4 3 4 5 5	3 3 2 3 4 4	2 2 1 2 3 3	1 1 0 1 2 2
操作后	15	1. 向患者交代注意事项正确(不远离、不按揉、有不适及时告知)； 2. 用物处置得当； 3. 由两名护士准确观察反应(时间、结果、判断)； 4. 洗手，执行签字。	5 3 5 2	4 2 4 1	3 1 3 0	2 0 2 0
评价	5	1. 严格查对制度和无菌技术； 2. 操作流畅，判断准确。	3 2	2 1	1 0	0 0
提问	5	皮内注射的目的及注意事项。	5	4	3	2
总分	100					

第二十节 皮下注射法操作考核评分标准

项目		总分	评分细则	评分等级			
				A	B	C	D
仪表		5	仪表端庄，服装整洁。	5	4	3	2
沟通技巧		5	表情自然，语言亲切、流畅、通俗易懂，能完整体现护理要求。	5	4	3	2
评估与指导		5	1. 了解病情，药物过敏史及局部皮肤状况； 2. 解释指导操作目的及配合、注意事项。	2 3	1 2	0 1	0 0
操作前准备		4	1. 备齐用物，放置合理； 2. 洗手，戴口罩。	2 2	1 1	0 0	0 0
操作过程	安全与舒适	7	1. 环境清洁、舒适； 2. 患者卧位正确，注意保暖； 3. 认真检查有无断针或刺伤神经等安全隐患。	1 3 3	0 2 2	0 1 1	0 1 1
	抽吸药液	25	1. 核对； 2. 检查药物及无菌物品； 3. 安瓿、药瓶使用正确（切割、消毒、打开方法）； 4. 取注射器时方法正确，针头无污染； 5. 抽吸药液的方法正确、无污染，剂量准确； 6. 无菌注射盘的使用正确、无污染。	4 4 4 4 3 6	3 3 3 3 2 5	2 2 2 2 1 4	1 1 1 1 0 3
	注射	35	1. 注射前，向患者解释并再次核对； 2. 正确选择注射部位，定位准确； 3. 消毒皮肤范围、方法正确； 4. 再次核对，排气手法正确、无污染和药液浪费； 5. 进针稳、准，角度、深度适宜； 6. 注药前抽回血，注药速度适宜； 7. 关心患者，密切观察并询问患者反应； 8. 拔针方法正确，针眼按压方式正确； 9. 再次核对。	4 5 4 3 6 4 4 3 2	3 4 3 2 5 3 3 2 1	2 3 2 1 4 2 2 1 0	1 2 1 0 3 1 1 0 0
操作后		3	1. 整理治疗车，使用过的物品处理正确； 2. 协助患者恢复卧位，洗手；执行签字。	1 2	0 1	0 0	0 0

续表

项目	总分	评分细则	评分等级			
			A	B	C	D
评价	6	1. 严格查对制度和无菌技术； 2. 操作流畅，效果好。	3 3	2 2	1 1	0 0
提问	5	如何对皮下注射的患者进行指导及操作的注意事项。	5	4	3	2
总分	100					

第二十一节 肌内注射法操作考核评分标准

项目		总分	评分细则	评分等级			
				A	B	C	D
仪表		5	仪表端庄，服装整洁。	5	4	3	2
沟通技巧		5	表情自然、语言亲切、流畅、通俗易懂，能完整体现护理要求。	5	4	3	2
评估与指导		5	1. 了解患者病情、合作程度、注射部位状况及过敏史、用药史； 2. 向患者解释方法、目的、注意事项、药物作用，取得配合。	2 3	1 2	0 1	0 0
操作前准备		4	1. 洗手，戴口罩； 2. 备齐用物，放置合理。	2 2	1 1	0 0	0 0
操作过程	安全与舒适	7	1. 环境清洁、舒适； 2. 患者卧位正确，注意保暖； 3. 认真检查有无断针或刺伤神经等安全隐患。	1 3 3	0 2 2	0 1 1	0 0 0
	抽吸药液	25	1. 核对； 2. 检查药物及无菌物品； 3. 安瓿、药瓶使用正确（割锯、消毒、打开方法）； 4. 取注射器时方法正确，针头无污染； 5. 抽吸药液的方法正确、无污染，剂量准确； 6. 无菌注射盘的使用正确、无污染。	4 4 4 4 3 6	3 3 3 3 2 5	2 2 2 2 1 4	1 1 1 1 0 3

续表

项目		总分	评分细则	评分等级			
				A	B	C	D
操作过程	注射	35	1. 注射前，向患者解释并再次核对； 2. 协助患者取正确卧位，正确选择注射部位、定位准确； 3. 消毒皮肤范围、方法正确； 4. 再次核对，排气手法正确、无污染和药液浪费； 5. 进针稳、准，角度、深度适宜； 6. 注药前抽回血，注药速度适宜； 7. 关心患者，密切观察并询问患者反应； 8. 拔针方法正确、针眼按压方法正确； 9. 核对。	4 5 4 3 6 4 4 3 2	3 4 3 2 5 3 3 2 1	2 3 2 1 4 2 2 1 0	1 2 1 0 3 1 1 0 0
操作后		3	1. 整理治疗车，使用过的物品处理正确； 2. 协助患者恢复卧位，洗手，执行签字。	1 2	0 1	0 0	0 0
评价		6	1. 严格查对制度和无菌技术。 2. 操作流畅，效果好。	3 3	2 2	1 1	0 0
提问		5	如何对肌内注射患者进行指导及操作的注意事项。	5	4	3	2
总分		100					

第二十二节 静脉注射法操作考核评分标准

项目	总分	评分细则	评分等级			
			A	B	C	D
仪表	5	仪表端庄，服装整洁。	5	4	3	2
沟通技巧	5	表情自然、语言亲切、流畅、通俗易懂，能完整体现护理要求。	5	4	3	2
评估与指导	5	1. 评估患者身体状况及局部皮肤、血管状况； 2. 讲解目的、用药后可能的反应； 3. 解释操作方法及指导配合。	2 1 2	1 0 1	0 0 0	0 0 0

第七章 基础护理操作考核评分标准

续表

项目		总分	评分细则	评分等级			
				A	B	C	D
操作前准备		5	1. 洗手，戴口罩； 2. 备齐用物，放置合理。	2 3	1 2	0 1	0 0
操作过程	安全与舒适	5	1. 核对医嘱、治疗卡； 2. 患者卧位正确、舒适、保暖。	3 2	2 1	1 0	0 0
	抽药	25	1. 核查药液及无菌物品方法正确； 2. 割锯药瓶时方法正确、无污染； 3. 药瓶（安瓿）消毒时方法正确、无污染； 4. 取用注射器针头无污染； 5. 抽药方式正确、剂量准确、无污染； 6. 抽药后放置于无菌盘中，无污染。	5 3 2 5 5 5	4 2 1 4 4 4	3 1 0 3 3 3	2 0 0 2 2 2
	注射	35	1. 再次核对患者及医嘱、选择穿刺静脉； 2. 系止血带部位、方法正确； 3. 消毒皮肤范围、方法正确； 4. 排气方法正确，无药液浪费和污染； 5. 穿刺一针见血（退针一次扣1分）； 6. 有回血后及时"二松"（拳、止血带），固定针头； 7. 缓慢注射，并观察局部和全身情况； 8. 拔针、按压正确； 9. 核对医嘱，执行后签字。	5 5 2 3 5 5 5 2 3	4 4 1 2 4 3 4 1 2	3 3 0 1 3 3 3 0 1	2 2 0 0 2 2 2 0 0
操作后		5	1. 治疗车及物品用后处理正确，洗手； 2. 密切观察用药反应。	3 2	2 1	1 0	0 0
评价		5	1. 操作规范、熟练； 2. 遵守无菌技术与核对制度。	2 3	1 2	0 1	0 0
提问		5	如何对静脉注射的患者进行评估及指导。	5	4	3	2
总分		100					

第二十三节 静脉输液法操作考核评分标准

项目		总分	评分细则	评分等级			
				A	B	C	D
仪表		5	仪表端庄，服装整洁。	5	4	3	2
沟通技巧		5	表情自然，语言亲切、流畅、通俗易懂，能完整体现护理要求。	5	4	3	2
评估与指导		10	1. 了解患者病情、用药史、过敏史、自理及合作程度；	2	1	0	0
			2. 了解药物对血管的影响程度；	2	1	0	0
			3. 评估患者的穿刺部位皮肤情况及血管情况；	3	2	1	0
			4. 做好解释工作，取得患者的配合。	3	2	1	0
操作前准备		5	1. 洗手，戴口罩；	2	1	0	0
			2. 备齐用物，放置合理。	3	2	1	0
操作过程	安全与舒适	5	1. 环境安静、舒适；	1	0	0	0
			2. 嘱患者排尿后取舒适体位，并注意保暖；	1	0	0	0
			3. 认真核对医嘱、输液卡，严格执行查对制度。	3	2	1	0
	准备药液	16	1. 检查输液器、药液；	3	2	1	0
			2. 取用输液器、注射器、针头无污染；	4	3	2	1
			3. 药瓶(安瓿)处理消毒方法正确、无污染；	2	1	0	0
			4. 抽药、加药剂量准确，方法正确；	5	4	3	2
			5. 连接输液器方法正确、无污染。	2	1	0	0
	输液	40	1. 核对并向患者解释；	4	3	2	1
			2. 选择血管方法正确，尊重患者意愿；	4	3	2	1
			3. 消毒皮肤范围、方法正确，系止血带位置恰当；	4	3	2	1
			4. 一次排气成功，并检查有无气泡，药液无浪费(一次不成功为 D)；	3	2	1	0
			5. 液面高度适宜；	4	3	2	1
			6. 进针稳准，一针见血(退针一次扣 1 分)；	5	4	3	2
			7. 穿刺后及时"三松"(止血带、调节器、拳)；	6	5	4	3
			8. 正确固定针头(牢固、美观)，注明穿刺时间及穿刺者；	4	3	2	1
			9. 合理调节滴速，再次查对患者及药液；	3	2	1	0
			10. 交代注意事项，填写输液卡。	3	2	1	0

续表

项目	总分	评分细则	评分等级 A	B	C	D
操作后	4	1. 协助整理床单位； 2. 正确处理用物，洗手，执行签字。	2 2	1 1	0 0	0 0
评价	5	1. 操作步骤正确、流畅、动作轻柔，患者痛苦小； 2. 严格执行无菌技术操作及查对制度。	3 2	2 1	1 0	0 0
提问	5	密闭式输液技术的注意事项及调节输液速度的注意事项。	5	4	3	2
总分	100					

第二十四节　浅静脉留置针输液法操作考核评分标准

项目		总分	评分细则	评分等级 A	B	C	D
仪表		5	仪表端庄，服装整洁。	5	4	3	2
沟通技巧		5	表情自然，语言亲切、流畅、通俗易懂，能完整体现护理要求。	5	4	3	2
评估与指导		5	1. 观察患者病情变化，了解穿刺局部皮肤及血管情况； 2. 解释静脉留置针目的、方法、体位等，并结合情况予以指导。	2 3	1 2	0 1	0 0
操作前准备		5	1. 洗手，戴口罩； 2. 备齐用物，放置合理。	3 2	2 1	1 0	0 0
操作过程	安全与舒适	5	1. 为患者选择舒适的穿刺体位； 2. 核对医嘱、输液卡。	3 2	2 1	1 0	0 0

续表

项目		总分	评分细则	评分等级			
				A	B	C	D
操作过程	操作中	50	1. 再次核对并向患者解释；	5	4	3	2
			2. 消毒方法正确，选择血管恰当；	10	8	6	4
			3. 使用静脉留置针方法正确、节力；	10	8	6	4
			4. 抽出针芯方法正确；	5	4	3	2
			5. 输液器与肝素帽连接正确；	5	4	3	2
			6. 无菌透明膜固定牢固、舒适，注明穿刺日期和时间、穿刺者；	5	4	3	2
			7. 调节滴速，再次核对；	5	4	3	2
			8. 协助患者取舒适卧位，将呼叫器放置于患者可及处。	5	4	3	2
操作后		10	1. 整理用物，处理方法正确；	3	2	1	0
			2. 洗手，记录执行情况；	3	2	1	0
			3. 向患者交代注意事项(不按揉、防进水)。	4	3	2	1
评价		10	1. 患者穿刺局部无肿胀、渗漏；	3	2	1	0
			2. 为患者提供必要的自我防护知识；	3	2	1	0
			3. 操作中严格遵守无菌操作与查对制度。	4	3	2	1
提问		5	患者行静脉留置针的目的及注意事项。	5	4	3	2
总分		100					

第二十五节　静脉输血法操作考核评分标准

项目	总分	评分细则	评分等级			
			A	B	C	D
仪表	5	仪表端庄，服装整洁。	5	4	3	2
沟通技巧	5	表情自然、语言亲切、流畅、通俗易懂，能完整体现护理要求。	5	4	3	2
评估与指导	5	1. 评估患者病情、输血史、合作程度及血管情况；	2	1	0	0
		2. 解释、指导，取得患者的配合。	3	2	1	0

续表

项目	总分	评分细则	评分等级			
			A	B	C	D
操作前	10	1. 洗手，戴口罩，备齐用物，放置合理； 2. 核对医嘱，血袋包装上7项和血袋完整情况、血液质量检查无误； 3. 输血前双人"三查八对"。	2 4 4	1 3 3	0 2 2	0 1 1
操作中	50	1. 输血前再次双人核对； 2. 患者体位摆放正确； 3. 操作顺序正确； 4. 按照无菌技术原则穿刺； 5. 合理调节输血速度； 6. 再次核对，签输液卡； 7. 注意观察有无输血反应，并及时告知医师； 8. 患者安全舒适。	5 5 5 10 10 5 5 5	4 4 4 8 8 4 4 4	3 3 3 6 6 3 3 3	2 2 2 4 4 2 2 2
操作后	10	1. 处理用物方法正确； 2. 不良反应告知，输血袋用后低温保存24小时； 3. 操作结束洗手、记录。	3 5 2	2 4 1	1 3 0	0 2 0
评价	10	1. 操作熟练、无菌、按要求核对； 2. 穿刺部位正确、滴速适宜，符合医嘱要求。	5 5	4 4	3 3	2 2
提问	5	输血前应核对哪些项目及输血的注意事项。	5	4	3	2
合计	100					

第二十六节 痰标本采集技术操作考核评分标准

项目	总分	评分细则	评分等级			
			A	B	C	D
仪表	5	仪表端庄，服装整洁。	5	4	3	2
沟通技巧	5	表情自然、语言亲切、流畅、通俗易懂，能完整体现护理要求。	5	4	3	2

续表

项目	总分	评分细则	评分等级			
			A	B	C	D
评估与指导	10	1. 了解身体状况、合作程度及心理状态； 2. 观察口腔黏膜有无异常及咽部情况； 3. 讲解痰标本采集的目的、方法、采集时间及配合要点。	3 3 4	2 2 3	1 1 2	0 0 1
操作前准备	10	1. 患者晨起并漱口； 2. 按所采集的标本备齐用物； 3. 洗手，戴口罩。	3 4 3	2 3 2	1 2 1	0 1 0
操作过程 安全与舒适	10	1. 环境安静、整洁、光线充足； 2. 帮助患者选择合理的舒适体位； 3. 向患者做好操作前解释工作。	3 3 4	2 2 3	1 1 2	0 0 1
操作过程 留取痰标本	40	1. 核对患者床号、姓名及痰标本项目； 2. 指导或帮助患者按要求排痰； 3. 核对，注明标本留取时间，并按要求送检。	10 15 15	8 13 13	6 11 11	4 9 9
操作后	10	1. 协助患者取舒适卧位，整理床单位； 2. 整理用物，洗手。	5 5	4 4	3 3	2 2
评价	5	1. 动作轻巧、熟练、无污染； 2. 患者无不适主诉。	3 2	2 1	1 0	0 0
提问	5	进行痰标本采集时如何指导患者及操作的注意事项。	5	4	3	2
总分	100					

第二十七节 静脉采血技术操作考核评分标准

项目	总分	评分细则	评分等级			
			A	B	C	D
仪表	5	仪表端庄，服装整洁。	5	4	3	2
沟通技巧	5	表情自然、语言亲切、流畅、通俗易懂，能完整体现护理要求。	5	4	3	2

续表

项目		总分	评分细则	评分等级			
				A	B	C	D
评估与指导		5	1. 了解病情，观察局部皮肤、血管状况； 2. 解释采血目的、方法； 3. 指导按压，取得配合。	2 1 2	1 0 1	0 0 0	0 0 0
操作前准备		5	1. 洗手，戴口罩； 2. 备齐用物（标本容器），放置合理。	2 3	1 2	0 1	0 0
操作过程	安全与舒适	5	1. 环境清洁、舒适、光线明亮； 2. 认真核对医嘱、检验单及患者； 3. 患者舒适，注意保暖。	2 2 1	1 1 0	0 0 0	0 0 0
	采血	60	1. 核对患者、检验项目、容器与标签； 2. 检查无菌物品的内容、方法正确； 3. 取用消毒剂、无菌物品无污染； 4. 系止血带部位适宜； 5. 皮肤消毒方法正确，再次核对； 6. 用注射器、针头的方法正确且无污染； 7. 穿刺进针角度、深度适宜； 8. 穿刺一针见血（退针一次扣1分）； 9. 有回血后固定注射器、针头适宜； 10. 采血量正确； 11. 松止血带、拔针方法正确； 12. 指导患者按压穿刺部位； 13. 血标本注入标本瓶方法正确； 14. 核对医嘱，执行签字。	5 5 5 5 5 3 2 5 5 5 5 3 2 5	4 4 4 4 4 2 1 4 4 4 4 2 1 4	3 3 3 3 3 1 0 3 3 3 3 1 0 3	2 2 2 2 2 0 0 2 2 2 2 0 0 2
操作后		5	1. 协助患者取舒适卧位； 2. 物品用后处理正确并洗手。	2 3	1 2	0 1	0 0
评价		5	1. 操作熟练； 2. 遵守无菌技术与核对制度。	3 2	2 1	1 0	0 0
提问		5	采集血标本前后为患者做哪些指导及操作注意事项。	5	4	3	2
总分		100					

第二十八节　动脉采血技术操作考核评分标准

项目		总分	评分细则	评分等级			
				A	B	C	D
仪表		5	仪表端庄，服装整洁。	5	4	3	2
沟通技巧		5	表情自然，语言亲切、流畅、通俗易懂，能完整体现护理要求。	5	4	3	2
评估与指导		10	1. 向患者解释操作方法、目的； 2. 了解患者身体状况、吸氧状况、穿刺部位皮肤及动脉搏动情况等； 3. 告知平静呼吸意义、穿刺点的按压及保护。	4 3 3	3 2 2	2 1 1	1 0 0
操作前准备		5	1. 洗手，戴口罩； 2. 备齐用物并放置正确。	2 3	1 2	0 1	0 0
操作过程	安全与舒适	10	1. 患者接受操作的环境舒适； 2. 患者体位舒适； 3. 帮助或指导患者按压穿刺部位。	2 4 4	1 3 3	0 2 2	0 1 1
	操作中	45	1. 核对，选择动脉（桡动脉、股动脉）； 2. 抽少量肝素（0.5ml），湿润注射器后推掉余液； 3. 暴露穿刺部位，消毒穿刺部位皮肤，再次核对； 4. 操作者消毒左手示指、中指，穿刺方法正确； 5. 采集的血标本量适中； 6. 指导患者正确呼吸，采血过程中随时询问患者的感受； 7. 拔针后针尖斜面隔绝空气方法正确； 8. 采集的血液与肝素混匀； 9. 操作后核对并立即送检。	5 5 6 8 5 5 5 2 4	4 4 4 6 4 4 4 1 3	3 3 2 4 3 3 3 0 2	2 2 0 2 2 2 2 0 1
操作后		5	1. 整理用物； 2. 指导患者正确按压局部并保持穿刺部位清洁、干燥。	2 3	1 2	0 1	0 0

续表

项目	总分	评分细则	评分等级			
			A	B	C	D
评价	10	1. 严格执行查对制度； 2. 严格执行无菌操作技术； 3. 操作熟练、规范。	4 3 3	3 2 2	2 1 1	1 0 0
提问	5	血标本采集的目的及为患者采动脉血标本时的注意事项。	5	4	3	2
总分	100					

第二十九节 输液泵的使用操作考核评分标准

项目		总分	评分细则	评分等级			
				A	B	C	D
仪表		5	服装整洁，仪表端庄。	5	4	3	2
沟通技巧		5	表情自然，语言亲切、流畅、通俗易懂，能完整体现护理要求。	5	4	3	2
评估与指导		10	1. 观察病情，了解输液目的及药物作用； 2. 输液处局部皮肤及血管情况； 3. 告知患者目的及用泵后的相关事项。	3 3 4	2 2 3	1 1 2	0 0 1
操作前准备		5	1. 检查泵等是否处于备用状态； 2. 洗手、戴口罩。	3 2	2 1	1 0	0 0
操作过程	安全与舒适	5	1. 认真查对医嘱单； 2. 患者体位舒适、安全； 3. 环境整洁、舒适。	2 2 1	1 1 0	0 0 0	0 0 0

续表

项目	总分	评分细则	评分等级			
			A	B	C	D
操作过程	输液泵使用	55	1. 再次核对医嘱及输液治疗计划；	3	2	1	0
			2. 与患者做好沟通；	2	1	0	0
			3. 放置输液泵方法正确；	3	2	1	0
			4. 顺利连接电源；	2	1	0	0
			5. 输液管气体排尽；	10	8	6	4
			6. 输液泵与输液器接装正确；	10	8	6	4
			7. 遵医嘱调整输液速度、输液量，按开始键；	8	6	4	2
			8. 核对，签输液卡；	10	8	6	4
			9. 协助患者取舒适体位；	3	2	1	0
			10. 认真观察患者对输液的整体反应。	4	3	2	1
操作后	5	1. 协助患者取舒适体位，整理床单位；	1	0	0	0
		2. 处理使用过用物的方法正确；	2	1	0	0
		3. 洗手，记录，执行签字。	2	1	0	0
评价	5	1. 严格查对制度和无菌技术；	3	2	1	0
		2. 操作动作熟练、节力。	2	1	0	0
提问	5	使用输液泵的目的及注意事项。	5	4	3	2
总分	100					

第三十节　脑室引流管的护理操作考核评分标准

项目	总分	评分细则	评分等级			
			A	B	C	D
仪表	5	仪表端庄，服装整洁。	5	4	3	2
沟通技巧	5	表情自然，语言亲切、流畅、通俗易懂，能完整体现护理要求。	5	4	3	2
评估与指导	10	1. 了解病情、生命体征、头痛情况；	4	3	2	1
		2. 向患者解释操作方法、目的；	3	2	1	0
		3. 指导卧位、注意不移动引流袋位置等。	3	2	1	0
操作前准备	5	1. 洗手，戴口罩；	2	1	0	0
		2. 备齐用物，放置合理。	3	2	1	0

续表

项目		总分	评分细则	评分等级			
				A	B	C	D
操作过程	安全与舒适	10	1. 环境安静、清洁、舒适； 2. 核对医嘱，观察患者有无引流管滑脱、扭曲、受压、折叠、成角等迹象； 3. 患者体位舒适，注意保暖。	3 4 3	2 3 2	1 2 1	0 1 0
	引流	50	1. 推车至床旁，核对并解释，评估患者病情； 2. 观察脑脊液引流量、颜色、性质及引流速度； 3. 打开无菌治疗巾及引流袋，无污染； 4. 换引流袋及更换头部无菌治疗垫巾； 5. 若引流不通畅，处理正确； 6. 引流管口穿刺部位干燥； 7. 引流管固定妥善，无受压、扭曲、折叠、成角，保证系统密闭性； 8. 引流袋悬高于脑平面10~15cm。	5 5 5 4 8 6 9 8	4 4 4 3 7 5 8 7	3 3 3 2 6 4 7 6	2 2 2 1 5 3 6 5
操作后		10	1. 使用后物品处理正确； 2. 告诉患者不能随意移动引流袋位置； 3. 告诉患者不能随意调节引流速度； 4. 告诉患者保持伤口敷料清洁，不可抓挠伤口； 5. 洗手、记录。	2 2 2 2 2	1 1 1 1 1	0 0 0 0 0	0 0 0 0 0
提问		5	脑室引流的目的及注意事项。	5	4	3	2
总分		100					

第三十一节 新生儿暖箱的使用操作考核评分标准

项目	总分	评分细则	评分等级			
			A	B	C	D
仪表	5	仪表端庄，服装整洁。	5	4	3	2
沟通技巧	5	表情自然，语言亲切、流畅、通俗易懂，能完整体现护理要求。	5	4	3	2
评估与指导	5	1. 了解患儿的病情； 2. 告知患儿家属应用暖箱治疗的必要性。	3 2	2 1	1 0	0 0

续表

项目		总分	评分细则	评分等级			
				A	B	C	D
操作前准备		10	1. 暖箱使用前消毒合格； 2. 接通电源，检查暖箱各项显示是否正常； 3. 调节暖箱温度、湿度； 4. 箱内用物消毒合格。	2 3 3 2	1 2 2 1	0 1 1 0	0 0 0 0
操作过程	安全与舒适	10	1. 防止碰伤患儿； 2. 清洁皮肤，减少感染； 3. 核对姓名、床号； 4. 关闭箱门。	3 3 2 2	2 2 1 1	1 1 0 0	0 0 0 0
	操作中 进箱	25	1. 核对姓名、床号，测体重； 2. 患儿穿单衣，放入暖箱内，放入手法正确，关闭箱门； 3. 密切观察病情变化； 4. 各项操作集中进行； 5. 出箱治疗时，处理正确； 6. 使用情况交接班。	4 5 4 4 4 4	3 4 3 3 3 3	2 3 2 2 2 2	1 2 1 1 1 1
	出箱	20	1. 切断电源； 2. 患儿包裹舒适，保暖； 3. 消毒液擦拭，清洁暖箱，干燥备用。	10 5 5	8 4 4	6 3 3	4 2 2
操作后		10	1. 暖箱故障及时排除； 2. 出现报警信号，及时查找原因，妥善处理； 3. 长期使用者，每周更换暖箱，并彻底消毒，定期细菌培养。	3 3 4	2 2 3	1 1 2	0 0 1
评价		5	1. 患儿舒适、清洁，体温正常； 2. 动作轻柔、熟练，观察准确； 3. 操作规程正确、安全。	2 2 1	1 1 0	0 0 0	0 0 0
提问		5	早产儿使用暖箱的注意事项。	5	4	3	2
总分		100					

第三十二节 光照疗法操作考核评分标准

项目		总分	评分细则	评分等级			
				A	B	C	D
仪表		5	仪表端庄，服装整洁。	5	4	3	2
沟通技巧		5	表情自然，语言亲切、流畅、通俗易懂，能完整体现护理要求。	5	4	3	2
评估与指导		5	1. 了解患儿经皮胆红素值、体温、出入量； 2. 告知光照疗法的目的和必要性。	3 2	2 1	1 0	0 0
操作前准备		10	1. 洗手，戴口罩； 2. 检查光疗箱各项仪表是否正常； 3. 调节光疗箱温度、湿度； 4. 为患儿测体重、体温。	2 3 3 2	1 2 2 1	0 1 1 0	0 0 0 0
操作过程	安全与舒适	15	1. 防止碰伤患儿； 2. 清洁皮肤，减少感染； 3. 核对姓名、床号； 4. 剪指甲，戴眼罩，注意保护生殖器； 5. 关闭边门。	2 3 5 2 3	1 2 4 1 2	0 1 3 0 1	0 0 2 0 0
	操作中 进箱	40	1. 2~4小时测体温1次； 2. 单面疗法每2小时翻身1次； 3. 观察患儿病情变化及黄疸进展程度，并记录； 4. 保持光疗箱清洁； 5. 记录入箱时间及灯管开启时间。	8 8 8 8 8	6 6 6 6 6	4 4 4 4 4	2 2 2 2 2
	出箱	5	1. 切断电源； 2. 摘掉眼罩，衣着整洁、舒适，测体重。	2 3	1 2	0 1	0 0
操作后		5	1. 记录出箱时间； 2. 清洁光疗箱，干燥备用。	2 3	1 2	0 1	0 0
评价		5	动作轻柔、熟练，患儿安全舒适，认真交接班。	5	4	3	2
提问		5	光疗时的注意事项。	5	4	3	2
总分		100					

第三十三节 鼻塞(鼻导管)吸氧技术操作考核评分标准

项目		总分	评分细则	评分等级			
				A	B	C	D
仪表		5	仪表端庄,服装整洁。	5	4	3	2
沟通技巧		5	表情自然,语言亲切、流畅、通俗易懂,能完整体现护理要求。	5	4	3	2
评估与指导		6	1. 了解病情、意识状态及缺氧程度,鼻腔内状况;	2	1	0	0
			2. 了解患者合作程度及心理反应;	2	1	0	0
			3. 做好解释工作,取得患者的配合。	2	1	0	0
操作前准备		8	1. 洗手,戴口罩;	2	1	0	0
			2. 备齐用物,放置合理;	3	2	1	0
			3. 检查湿化瓶与导管的连接是否通畅。	3	2	1	0
操作过程	安全与舒适	10	1. 检查用氧安全(是否有漏气、明火、污染);	6	5	4	3
			2. 患者体位舒适,环境清洁,告知"四防"。	4	3	2	1
	吸氧	30	1. 清洁鼻腔;	2	1	0	0
			2. 开流量表开关,湿润导管并检查是否通畅;	4	3	2	1
			3. 测量长度,自鼻尖至耳垂距离2/3;	5	4	3	2
			4. 插鼻塞(鼻导管)方法正确;	5	4	3	2
			5. 鼻塞(鼻导管)插入深度合适;	5	4	3	2
			6. 导管固定牢固、美观;	3	2	1	0
			7. 根据患者病情需要正确调节氧气流量;	4	3	2	1
			8. 记录用氧时间。	2	1	0	0
	停止吸氧	20	1. 取下鼻塞(鼻导管)方法正确;	4	3	2	1
			2. 关闭氧气顺序正确;	5	4	3	2
			3. 帮助患者清洁面部;	3	2	1	0
			4. 记录停氧时间;	2	1	0	0
			5. 操作步骤正确(先拔管后关氧气表)。	6	5	4	3

续表

项目	总分	评分细则	评分等级 A	B	C	D
操作后	6	1. 妥善安置患者，恢复舒适卧位； 2. 整理用物，洗手并做好护理记录； 3. 告知患者有关用氧的注意事项。	2 2 2	1 1 1	0 0 0	0 0 0
评价	5	1. 动作熟练，步骤正确； 2. 注意观察患者用氧效果。	3 2	2 1	1 0	0 0
提问	5	鼻导管给氧的注意事项。	5	4	3	2
总分	100					

第三十四节 经鼻/口腔吸痰技术操作考核评分标准

项目		总分	评分细则	评分等级 A	B	C	D
仪表		5	仪表端庄，服装整洁。	5	4	3	2
沟通技巧		5	表情自然，语言亲切、流畅、通俗易懂，能完整体现护理要求。	5	4	3	2
评估与指导		10	1. 了解患者的意识状态、生命体征、吸氧流量； 2. 了解呼吸道分泌物的量、黏稠度、部位； 3. 对清醒者行指导、解释，取得患者的配合。	4 3 3	3 2 2	2 1 1	1 0 0
操作前准备		5	1. 检查吸引设备及管道连接是否处于备用状态； 2. 按需要备齐物品，放置合理； 3. 洗手，戴口罩，戴手套。	2 2 1	1 1 0	0 0 0	0 0 0
操作过程	安全与舒适	10	1. 向患者或家属告知吸痰配合及注意事项； 2. 协助患者采取舒适卧位； 3. 环境安静、舒适、整洁。	5 3 2	4 2 1	3 1 0	2 0 0

续表

项目	总分	评分细则	评分等级			
			A	B	C	D
操作过程	经鼻气管内吸痰 40	1. 携物品至患者旁，核对患者，协助患者取合适体位；	8	6	4	2
		2. 连接导管，接通电源，打开开关，检查吸引器性能，调节合适的负压；	8	6	4	2
		3. 连接吸痰管，滑润冲洗吸痰管；	8	6	4	2
		4. 插管深度适宜，吸痰时轻轻左右旋转吸痰管上提吸痰，生理盐水冲洗，每次抽吸时间不超过15秒；	8	6	4	2
		5. 吸痰毕，清洁患者的口鼻，关闭吸引器开关；	4	3	2	1
		6. 核对，帮助患者恢复舒适体位。	4	3	2	1
操作后	5	1. 物品处理，洗手，记录；	2	1	0	0
		2. 患者安置舒适，床单位整洁。	3	2	1	0
评价	15	1. 呼吸道通畅，无呼吸道痰鸣音；	5	4	3	2
		2. 操作过程中清洁、无污染；	5	4	3	2
		3. 操作方法正确，节力、有效。	5	4	3	2
提问	5	为患者经鼻、口腔吸痰时的注意事项。	5	4	3	2
总分	100					

第三十五节 洗胃技术操作考核评分标准

项目	总分	评分细则	评分等级			
			A	B	C	D
仪表	5	仪表端庄，服装整洁。	5	4	3	2
沟通技巧	5	表情自然，语言亲切、流畅、通俗易懂，能完整体现护理要求（按清醒患者考核）。	5	4	3	2
评估与指导	5	1. 了解病情，服毒物的名称、剂量及时间；	2	1	0	0
		2. 了解口鼻腔皮肤和黏膜情况；	1	0	0	0
		3. 安抚，争取合作、理解。	2	1	0	0
操作前准备	10	1. 检查洗胃机的性能及管道连接是否正确；	5	4	3	2
		2. 根据病情准备用物及洗胃液；	3	2	1	0
		3. 洗手，戴口罩，戴手套。	2	1	0	0

续表

项目		总分	评分细则	评分等级			
				A	B	C	D
操作过程	安全与舒适	10	1. 向患者及家属告知洗胃配合及注意事项； 2. 患者体位舒适（左侧卧位或去枕平卧头偏向一侧）； 3. 患者接受操作的环境舒适。	5 3 2	4 2 1	3 1 0	2 0 0
	口服洗胃法	45	1. 核对解释，患者取坐位或半坐位，取下患者的活动性义齿； 2. 将一次性围裙围至患者胸前，水桶放于患者面前； 3. 用压舌板刺激患者咽后壁或者舌根诱发呕吐，遵医嘱留取毒物标本送检； 4. 协助患者每次饮洗胃液 300～500ml，用压舌板刺激患者咽后壁或者舌根诱发呕吐，如此反复进行，直至洗出液水清、嗅之无味为止。	8 7 15 15	6 5 10 10	4 3 5 5	2 1 0 0
	自动洗胃机洗胃法	45	1. 核对并解释，接电源，打开电源开关； 2. 管道连接正确，调"洗胃次数为零"； 3. 围裙围于胸前，弯盘及纱布置于口角旁润滑胃管； 4. 插管方法正确，深度适宜； 5. 确定胃管在胃内； 6. 胃管连接洗胃机管道正确、牢固； 7. 按工作开关键，自动灌洗的方法正确； 8. 观察洗出液的量、颜色、气味，毒物不明时留取标本送检； 9. 严密观察病情、生命体征； 10. 洗毕停机的方法正确，拔管方法正确； 11. 核对，标本送检。	3 3 3 5 5 5 5 3 5 5 3	2 2 2 4 4 4 4 2 4 4 2	1 1 1 3 3 3 3 1 3 3 1	0 0 0 2 2 2 2 0 2 2 0
操作后		5	1. 清洁患者面部，协助患者漱口； 2. 洗胃机处理方法正确。	2 3	1 2	0 1	0 0
评价		10	1. 严格执行查对制度； 2. 灌注液量与洗出液量相等； 3. 洗出液无色、无味。	4 3 3	3 2 2	2 1 1	1 0 0
提问		5	洗胃的注意事项。	5	3	2	1
总分		100					

第三十六节 心肺复苏术操作考核评分标准

项目	总分	评分细则	评分等级			
			A	B	C	D
仪表	5	仪表端庄，服装整洁。	5	4	3	2
评估	10	1. 判断患者意识：呼叫患者、轻拍患者肩部。确认患者意识丧失，立即呼救，寻求他人帮助，记录时间；	3	2	1	0
		2. 同时判断患者呼吸、颈动脉搏动：判断时间为5~10秒。术者示指和中指指尖触及患者气管正中部（相当于喉结的部位），旁开两指，至胸锁乳突肌前缘凹陷处，扪颈动脉搏动。通过看、听、感觉（看：胸部有无起伏；听：有无呼吸音；感觉：有无气流逸出）三步骤来判断呼吸；	5	4	3	2
		3. 确认评估结果。	2	1	0	0
操作过程	胸外按压 25	1. 将患者仰卧于硬板床或地上，松解领扣，暴露胸部，松裤带；	5	4	3	2
		2. 按压部位：胸骨与双乳头连线中点；	5	4	3	2
		3. 按压幅度：使胸骨下陷成人5~6cm，儿童4~5cm；	5	4	3	2
		4. 按压手法：双手掌重叠手指翘起，掌根位于双乳头连线中点，双臂伸直、垂直、快速、用力按压；	5	4	3	2
		5. 按压频率：100~120次/分。	5	4	3	2
	开放气道 20	1. 检查有无颈椎骨折或脱位；	7	6	5	4
		2. 如有呼吸道分泌物，应当清理患者呼吸道，取下活动性义齿；	6	5	4	3
		3. 开放气道，方法适合。	7	6	5	4
	人工呼吸 20	1. 口对口人工呼吸：送气时捏住患者鼻子，呼气时松开，送气时间大于1秒，见胸廓抬起即可；	10	8	6	4
		2. 应用简易呼吸器：将简易呼吸器连接氧气，氧流量8~10L/min，一手固定面罩，另一手挤压简易呼吸器，每次送气400~600ml，频率每分钟10~12次。	10	8	6	4

续表

项目	总分	评分细则	评分等级			
			A	B	C	D
5个循环	10	1. 胸外按压：人工呼吸为30∶2； 2. 操作5个循环后再次判断颈动脉搏动及呼吸；未恢复，继续上述操作5个循环后再次判断，直至高级生命支持人员及仪器设备到达。	5 5	4 4	3 3	2 2
评价	5	动作迅速、准确、有效。	5	4	3	2
提问	5	心肺复苏基本生命支持技术评估患者的内容。	5	4	3	2
总分	100					

参考文献

[1] 中华人民共和国卫生部,中国人民解放军总后勤部卫生部.临床护理实践指南(2011 版)[M].北京:人民军医出版社,2011.

[2] 刘小明,石小毛,丁旭云.常用护理适宜技术规范手册[M].长沙:湖南科学技术出版社,2013.

[3] 宁宁,朱红.骨科护理手册[M].北京:科学出版社,2011.

[4] 陈孝平,汪建平.外科学[M].8 版.北京:人民卫生出版社,2013.

[5] 费舟.西京神经外科临床工作手册[M].西安:第四军医大学出版社,2012.

[6] 高玉芳,魏丽丽,修红.临床实用护理技术及常见并发症处理[M].北京:人民军医出版社,2014.

[7] 余咏,安琦.危重症急救技能操作实用手册[M].西安:第四军医大学出版社,2016.

[8] 中华人民共和国卫生部.医疗机构消毒技术规范:WS/T 367 - 2012[S].北京:中国标准出版社,2012.

[9] 中华人民共和国国家卫生和计划生育委员会.医院消毒供应中心 第 1 部分:管理规范:WS 310.1 - 2016[S/OL].[2016 - 12 - 27].http://www.nhc.gov.cn/ewebeditor/uploadfile/2017/01/20170105090443523.pdf.

[10] 中华人民共和国国家卫生和计划生育委员会.医院消毒供应中心 第 2 部分:清洗消毒及灭菌技术操作规范:WS 310.2 - 2016[S/OL].[2016 - 12 - 27].http://www.nhc.gov.cn/ewebeditor/uploadfile/2017/01/20170105090606684.pdf.

[11] 中华人民共和国国家卫生和计划生育委员会.医院消毒供应中心 第 3 部分:清洗消毒及灭菌效果监测标准:WS 310.3 - 2016[S/OL].[2016 - 12 - 27].http://www.nhc.gov.cn/ewebeditor/uploadfile/2017/01/20170105090648964.pdf.

[12] 中华人民共和国卫生部.医疗机构临床用血管理办法[S/OL].[2012 - 06 - 12].http://www.nhc.gov.cn/cms - search/xxgk/getManuscriptXxgk.htm? id = 3524ab9da32f4920a4c4068fdd0ab783.

[13] 中华人民共和国国家卫生和计划生育委员会.静脉治疗护理技术操作规范:WS/T 433 - 2013[S/OL].[2013 - 11 - 14].http://www.nhc.gov.cn/ewebeditor/uploadfile/2014/12/20141212142815390.PDF.

[14] 中华人民共和国国家质量监督检验检疫总局,中国国家标准化管理委员会.医院消毒卫生标准:GB 15982 - 2012[S/OL].[2012 - 06 - 29].http://www.

nhc. gov. cn/ewebeditor/uploadfile/2014/10/20141029163321351. pdf
[15] 2018美国心脏协会心肺复苏及心血管急救指南[EB/OL].[2018-11-07]. https://www.sohu.com/a/273786297_139908.
[16] 蔡文智,钟梅.助产学[M].西安:西安交通大学出版社,2015.
[17] 李小寒,尚少梅.基础护理学[M].5版.北京:人民卫生出版社,2014.
[18] 吴惠平,罗伟香.护理技术操作并发症预防及处理[M].北京:人民卫生出版社,2014.
[19] 王宇.手术室护理技术手册[M].4版.北京:人民军医出版社,2011.
[20] 崔焱.儿科护理学[M].5版.北京:人民卫生出版社,2012.
[21] 王卫平.儿科学[M].8版.北京:人民卫生出版社,2013.
[22] 中华医学会.临床技术操作规范·急诊医学分册[M].北京:人民军医出版社,2011.
[23] 叶文琴.急救护理[M].北京:人民卫生出版社,2012.
[24] 郭莉.手术室护理实践指南(2020年版)[M].北京:人民卫生出版社,2020.